SANA
TU MENTE

CURA
TU CUERPO

NICOLE J. SACHS

Traducción de: SUSANA OLIVARES

SANA TU MENTE CURA TU CUERPO

Un programa revolucionario para liberarte del dolor crónico y la ansiedad

Grijalbo *vital*

Papel certificado por el Forest Stewardship Council®

MIXTO
Papel | Apoyando la
silvicultura responsable
FSC
FSC® C180017

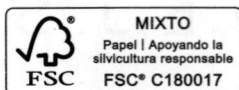

Penguin
Random House
Grupo Editorial

Sana tu mente, cura tu cuerpo
Un programa revolucionario para liberarte del dolor crónico y la ansiedad

Título original: *Mind Your Body. A Revolutionary Program to Release Chronic Pain and Anxiety*

Primera edición: septiembre, 2025

D. R. © 2025, Nicole J. Sachs
Esta edición es publicada mediante acuerdo con David Black Literary Agency
a través de International Editors and Yañez' Co.

D. R. © 2025, derechos de edición mundiales en lengua castellana:
Penguin Random House Grupo Editorial, S. A. de C. V.
Blvd. Miguel de Cervantes Saavedra núm. 301, 1er piso,
colonia Granada, alcaldía Miguel Hidalgo, C. P. 11520,
Ciudad de México

penguinlibros.com

D. R. © 2025, Susana Olivares, por la traducción
Página 230: extracto de *There's a Hole in My Sidewalk: The Romance of Self- Discovery*, de Portia Nelson.
D. R. © 1993 Portia Nelson. Reproducido con el permiso de Beyond Words / Atria Books,
un sello de Simon & Schuster LLC. Todos los derechos reservados.

ISBN: 978-607-386-330-8

Impreso en México – *Printed in Mexico*

El dolor mental es menos aparatoso que el dolor físico, pero es más común y también más difícil de tolerar. El intento frecuente de ocultar el dolor mental aumenta la desgracia; es más sencillo decir: "Me duele una muela", que afirmar: "Tengo roto el corazón".

—C. S. Lewis, *El problema del dolor*

Para Lisa,
quien tomó el susurro de un mensaje trascendental
y lo convirtió en un rugido

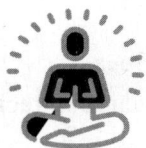

Índice

PARTE I

Tras bastidores, en tu cerebro

Aprende y cree: cómo abrirle la puerta a la sanación

PARTE II

El trabajo transformador

Prepárate: establece las bases para lograr un éxito inmejorable

PARTE III

Desaprender para reaprender

Reparentalización: rehabilita tu relación contigo mismo

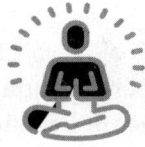

Prólogo

Recuerdo con absoluta claridad el primer día en que hablé con Nicole. Tanto ella como yo apenas nos iniciábamos en la medicina mente-cuerpo y el doctor Eric Sherman, uno de los primeros psicoterapeutas que trabajaron con el doctor John Sarno, sugirió que nos conociéramos.

Ese día, por casualidad, me encontraba en Denver, Colorado, en una sesión de capacitación de psicoterapia somática, por lo que Nicole y yo acordamos hablarnos por teléfono. Una vez que terminé la sesión de trabajo en turno, conduje hasta un café, me acomodé en una esquina silenciosa y le hablé por medio de mi iPhone recién estrenado.

En aquel entonces, el mundo de la medicina mente-cuerpo era de lo más solitario. En Estados Unidos sólo había algunos cuantos médicos y psicoterapeutas que estaban trabajando de acuerdo con este paradigma y nadie se encontraba conectado de manera digital en las formas en que ahora todos damos por sentadas.

A causa de lo anterior, recuerdo mi intenso deleite al descubrir que Nicole y yo hablábamos el mismo idioma. Intercambiamos historias acerca de nuestras propias travesías personales de sanación y comparamos notas sobre la manera en que trabajábamos con nuestros clientes y pacientes. Me percaté de que yo había asistido a una de las discusiones entre pacientes y expertos del doctor Sarno en la

Universidad de Nueva York, de esa misma ciudad, en la que Nicole fue una de las oradoras.

Y, más importante aún, Nicole y yo discutimos cómo colaborar de manera eficaz para que las personas que experimentaban dolores y otros síntomas crónicos pudieran beneficiarse de los puntos de vista y de las habilidades de ambos. Ese día empezamos a discutir la forma en que podríamos utilizar un enfoque de equipo para ofrecer las mejores estrategias tanto de medicina como de psicología para ayudar a las personas a sanar de la manera mente-cuerpo.

En esos primeros años, varios de mis pacientes se beneficiaron del sorprendente enfoque psicoterapéutico de Nicole de maneras que les cambiaron la existencia. Llevo décadas trabajando con personas que han presentado síntomas persistentes y que ahora viven sus vidas libres de dolor crónico gracias a las terapias que llevaron a cabo con el apoyo de Nicole.

Desde ese entonces, he tenido el honor de ver, de primera mano, la manera en que Nicole ha expandido su ayuda, de tratar con personas a nivel individual como psicoterapeuta a trabajar con docenas de ellas en sus talleres y con cientos en sus membresías, a millones más por vez a través de sus notables *podcast* y, ahora, por medio del maravilloso libro que estás a punto de leer.

Gracias a la oportunidad de observar de cerca el trabajo de Nicole durante los últimos 15 años, me emociona enormemente que estés a punto de experimentar su maestría y su pasión. Sé que ha dedicado su vida entera (o la parte de ella que no destina a la crianza de sus hijos) no sólo a difundir el mensaje relacionado con este método para la curación de síntomas crónicos, sino también a ser la mejor de las mejores para ayudar a dichas personas a sanar sus síntomas.

Sana tu mente, cura tu cuerpo es una colección sobresaliente de la trayectoria completa de Nicole. Logra que sea fácil escuchar su voz y su sabiduría en cada página a medida que te expone los aspectos esenciales de la sanación mente-cuerpo y te explica cómo sanar a través del uso del JournalSpeak. Cada página está colmada de su energía de la misma forma en que sucedió esa primerísima vez que charlamos; en sus reiterados recordatorios de respirar y de tratarte a ti mismo con amabilidad, así como en sus generosas ofertas de que tomes prestada su certeza en tu sanación si la tuya aún no cuenta con la fuerza suficiente.

Como sin duda sabes, el dolor crónico es una experiencia que te aísla de manera singular, como lo averigüé yo mismo durante mi recuperación del dolor y como lo experimenté de nuevo a inicios de mi trayectoria profesional. Tener a Nicole como colega durante estas décadas ha hecho que el campo en el que laboramos se sienta mucho menos solitario, pero, más importante todavía, tener a Nicole como recurso ha hecho que el tránsito a través de la enfermedad sea mucho menos aislante para cientos de mis pacientes, y para millones de personas en todo el mundo.

No sabes lo mucho que me entusiasma que hayas elegido a Nicole como guía a lo largo de tu trayecto, y te deseo lo mejor en tu futura travesía hacia la sanación.

—DOCTOR JOHN STRACKS

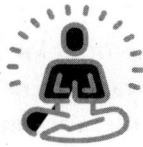

Nota de la autora

Se necesita decir
(en este momento y de mi parte)

Alrededor del planeta, hay cientos de millones de personas que están sufriendo de manera innecesaria.

Pertenecemos a todos los niveles socioeconómicos, géneros, religiones, etnicidades y comunidades. El hilo conductor que nos une es que nos han diagnosticado con algún tipo de síntoma crónico o de algún otro trastorno médico, en apariencia incurable, que nos limita de infinitas maneras. Con frecuencia debilitados, llevamos una vida ensombrecida, aislados a causa de nuestro dolor. Debido a estos problemas, es posible que se nos dificulte alcanzar el éxito en nuestro trabajo o en nuestras relaciones, y es mucho más probable que experimentemos depresión, ideas suicidas y trastornos de abuso de sustancias. Muchas veces ya probamos una variedad de medicamentos, cirugías, procedimientos alternativos y holísticos, además de otras intervenciones médicas, con la esperanza de encontrar aunque sea el más leve alivio y, con esa misma frecuencia, tal alivio nunca llega.

Las cosas no tienen que ser así.

Cuando la gente está intentando decidir si expresar algo desafiante, controvertido o que tiene el potencial de ser malentendido, es común que escuche este tipo de advertencia: "¿De verdad necesita decirse? ¿Necesita decirse en este instante? ¿Necesito decirlo yo?".

En este momento, sé que la respuesta es sí, sin duda, a todas las anteriores.

Si tienes que lidiar con algún dolor o alguna ansiedad crónicos, quiero que sepas que hay otra manera de proceder. Te enseñaré a estar bien. No es sólo que quiera hacerlo, *necesito* hacerlo. Es algo imperativo. Mi determinación de hacerlo me susurra por las noches. Me viene a la cabeza cuando estoy corriendo. Me sacude cuando estoy distraída y me motiva cuando estoy agotada. ¿Por qué? Porque este trabajo ha generado mi vida entera. Empezó cuando eliminé mis dolores y síntomas crónicos de todo tipo por completo, pero ése sólo fue el comienzo. Reconstruyó mis relaciones; encontró y reimaginó las raíces de mi perfeccionismo y codependencia; localizó y sanó a mi niña interior y, más importante aún, me permitió enseñar con el tipo de presencia y certeza que ofrece sanación duradera y autonomía personal a otros. Me hinco en adoración ante el poder de las herramientas que aprenderás a utilizar en las siguientes páginas. Me siento impactada a diario por las historias de vidas transformadas. Me siento vergonzosamente apasionada por compartirlas. En ocasiones, desespero por no tener una varita mágica que me permita trasplantar este conocimiento al cerebro de cada persona con la que me topo.

Comunicar este mensaje no ha sido cosa fácil. Hay infinidad de sutilezas que pueden malentenderse o provocar resistencia. Pero, sin que importe el desafío, persevero. No tengo otra opción. Aquí hay un poder superior en acción. Podría describirse como un camino espiritual o sería sencillo limitarse a decir que me sería imposible guardarme un conocimiento así de transformador sin pasar mi vida entera compartiéndolo.

En cualquier caso, ésta es una noticia fabulosa para ti porque, desde este preciso momento, estamos juntos en esto. Quédate conmigo y te maravillará aquello en lo que tu vida puede convertirse. No hay ningún líder ni guía igual a aquel que haya caminado a través de sus propios fuegos para darse la vuelta, tomarte de la mano y ayudarte a caminar a través de los tuyos. Me llamo Nicole Sachs y esto es lo que estamos a punto de hacer.

Con el propósito de facilitar nuestro recorrido, establezcamos un vocabulario compartido para no tener que desperdiciar energías analizando la sintaxis de las diferentes maneras de expresar algunos temas esenciales. Con ese fin, cuando digo *dolor*, te ruego que permitas que este término represente cualquier síntoma crónico que puedas estar experimentando, incluso a medida que se desplaza y se transforma. Esto incluye dolores musculares o nerviosos (de espalda, cuello, hombro, cadera, codo, rodilla, ciática, fibromialgia, dolores de cabeza/migrañas y demás), así como cualquier problema estomacal (síndrome de colon irritable [SCI], enfermedad inflamatoria intestinal [EII], sobrecrecimiento bacteriano del intestino delgado [SBID], síndrome de intestino permeable [SIP], distensión abdominal), exacerbaciones de síntomas autoinmunitarios, zumbido de oídos (acúfenos), ansiedad crónica, trastornos de pánico, trastorno obsesivo-compulsivo [TOC], trastorno depresivo persistente (distimia) y más. Si no pudiste encontrarte en esta lista, no te preocupes. Los anteriores no son más que ejemplos. En mi trayectoria profesional a lo largo de los últimos 25 años, he visto transformaciones de sintomatología de tal variedad y complejidad que sería imposible hacer un inventario de todas ellas.

En las presentes discusiones aprenderás que la mayoría de los trastornos crónicos se origina a partir de una desregulación del sistema nervioso. De manera confusa, le indica al cerebro que envíe señales de dolor, inflamación, constricción y espasmos musculares, neuralgias y otras manifestaciones físicas y experienciales para "protegerte y distraerte" de tu reserva emocional superada y reprimida. Comprenderás que todos nosotros, a menudo de manera inconsciente y durante años, hemos vivido en un estado sostenido de lucha o huida y que, a causa de ello, nuestra salud se ha visto mermada. Discutiremos todo esto con el más mínimo detalle, así que no te preocupes si al principio te resulta difícil de entender o de creer. Yo te ayudaré a llegar hasta ese punto. Mientras tanto, quiero que sepas que estoy decidida a entregarte tu vida de vuelta y que haré todo lo que esté en mi poder para lograrlo.

También hablaremos acerca de la ciencia del cerebro. A este efecto, estaré utilizando los términos *cerebro, sistema nervioso* y *amígdala* de manera más o menos alternada. También me referiré a la frase *lucha o huida* para representar la totalidad del fenómeno lucha/huida/parálisis/adulación. No hago esto con la intención de ser simplista, ni para sugerir que la complejidad de estas estructuras o procesos carece de importancia. Elegí cada palabra de este esfuerzo con un único fin en mente: *explicar la complejísima y sorprendente actividad que sucede en tu mente y tu cuerpo de la manera más digerible posible.* La presente obra es un manual de operaciones para cambiar tu vida, así que hagamos que sea fácil de seguir. Confía en mí, será un proceso muchísimo menos desagradable que los numerosos intentos ineficaces que has llevado a cabo en el pasado.

Ahora, tú y yo somos un equipo. A lo largo de esta travesía, nos acompañarán miles de personas que piensan de forma similar y que están caminando codo a codo con nosotros de manera audaz y valiente. Cada capítulo terminará con una de sus historias. Hasta donde me ha sido posible, utilicé sus propias palabras en sus relatos. Quiero que escuches sus voces, que sientas su energía, su desesperación, sus despertares y su gratitud. Esto es la vida real a todo color: la suya y, muy pronto, la tuya. Quiero que te des cuenta de que ya no estás solo en tus esfuerzos y de que ya no tienes que tener miedo.

Para iniciar nuestro viaje, lo único que voy a necesitar de tu parte es tu disposición, tu apertura mental y tu intención de reemplazar tu miedo con curiosidad. Empezaremos desde allí, juntos. Te mando mi amor, te mando mi confianza (toma la mía prestada hasta que puedas desarrollar la tuya) y te mando mi determinación. Esto podría resultar difícil, pero sé que puedes hacerlo.

Sinceramente,
NICOLE

PARTE I

TRAS BASTIDORES, EN TU CEREBRO

Aprende y cree: cómo abrirle la puerta a la sanación

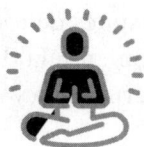

Capítulo 1

¿Qué es la medicina mente-cuerpo?

"

Al fin dejé de evitar los incendios el tiempo suficiente como
para permitirme arder y lo que aprendí es que soy como
esa zarza ardiente: el fuego del dolor no me consumirá.
Puedo arder y arder y vivir. Puedo vivir mientras ardo.
Soy a prueba de fuego.

—GLENNON DOYLE
"

Mi viaje al interior del fuego comenzó cuando era joven. A mis 19 años de edad, me encontraba acostada sobre la camilla de mi cirujano ortopédico, hundida en un dolor y un temor insoportables. Mi placa de rayos X brillaba sobre una pantalla mientras mi madre se retorcía las manos junto a mí. Estábamos a la espera de una segunda opinión que explicara mis síntomas. Mis padres me habían recogido de la universidad una semana antes de mis exámenes finales cuando un intolerable dolor en mi espalda baja había evitado que tan siquiera caminara hasta el baño, mucho menos que lograra terminar el semestre.

—Concuerdo —afirmó el médico—. El diagnóstico es espondilolistesis, un padecimiento degenerativo de la columna vertebral inferior. Para que evites estar en una silla de ruedas antes de los 40, necesitarás dejar ciertas actividades de inmediato y aceptar algunas realidades. Tendremos que reevaluar el tipo de ejercicio que puedes hacer y, de manera contundente, tendrás que dejar de usar tus patines.

Patinar como forma cotidiana de transporte era esencial para mi alegría y mi salud mental. Después de todo, ¡eran los noventa! En ese instante, sus palabras pusieron en tela de juicio mi sentido completo de identidad como alguien fuerte, sana y libre de hacer lo que quisiera.

Siguió adelante.

—No es nada recomendable que levantes cosas que pesen más de 10 kilos o que viajes en automóvil durante más de una hora. Tendrás que dormir en posiciones muy específicas para evitar el dolor y con el fin de estabilizar tu espalda. Deberás pensar muy a fondo antes de emprender cualquier tipo de viaje a través de un análisis de riesgo-beneficio, y lo más importante de todo es que aceptes que es muy poco probable que puedas embarazarte. El peso del bebé podría ocasionar una distensión vertebral que propiciaría daños irreversibles —este último dato resultó demasiado impactante como para procesarlo. ¿Una vida sin la familia vibrante que siempre imaginé? ¿Acaso podría llamarse una vida en absoluto?

Con base en lo que pudo ver en mis radiografías, el doctor nos explicó que la fusión espinal era el protocolo habitual. Sin embargo, por el hecho de que era joven y por demás sana, la operación podía esperar. Si estaba dispuesta a seguir las estrictas pautas para dormir, viajar y ejercitarme, podría posponer la cirugía el máximo tiempo posible. La recuperación implicaría semanas de tiempo perdido y una disminución de mi movilidad por el resto de mi existencia. Abrumada por este funesto pronóstico, sentí que sólo el presente parecía real. Y, sin embargo, lo que más me importaba en ese instante no se estaba discutiendo.

—¿La cirugía eliminará el dolor que estoy sintiendo? —pregunté, desesperada. El semblante y la energía del médico cambiaron cuando empezó a explicarme que la cirugía no garantizaba que mi dolor cesara.

Por primera vez en mi vida me percaté de que aunque eran de lo más hábiles para interpretar radiografías y reportar resultados, y que sin duda deseaban ayudar a sus pacientes, los doctores no tenían solución alguna para lo que me era más urgente: curar mi dolor. Éste fue un punto de inflexión para mí. Un silencioso escepticismo en su poder para sanarme, aunado a la inimaginable visión del futuro que estaban vaticinando para mí, se convirtieron en las semillas que más adelante germinarían hasta transformarse en mi deseo de comprender el dolor humano de manera más profunda. Necesitaba creer que había una mejor opción y no tuve otra alternativa más que dirigir mi atención a encontrarla.

● ● ●

Adelantémonos 30 años después: tengo 52 años de edad. Soy madre de tres hijos casi adultos y corredora descalza de playa. Viajo alrededor del mundo, manejo por todo el país de manera habitual para llevar y traer a mis hijos de sus respectivas universidades y duermo en la posición que más se me antoje. Resulta que ese médico, junto con los muchos otros que analizaron los resultados de mis estudios diagnósticos, estaba equivocado. Vieron una anormalidad en una placa radiológica y supusieron, aunque de manera comprensible, que ese hallazgo era el causante de mi dolor; pero no fue así.

Impulsada por la desesperación, en primera instancia, y después por curiosidad, inicié una sorprendente y, al final de cuentas, gratificante travesía para descubrir todo lo que me fuera posible acerca de la naturaleza, la causa y el tratamiento del dolor y otros sufrimientos crónicos. Empezó cuando obtuve un título universitario en psicología, seguido de una maestría en trabajo social clínico, y culminó con la práctica de la medicina mente-cuerpo en asociación con el consultorio del doctor John Sarno en el Centro Rusk de Rehabilitación del Centro Médico Langone de la Universidad de Nueva York. Llevo más de 20 años guiando a las personas que alguna vez se encontraban sumidas en lo que al parecer eran interminables dolores, padecimientos, enfermedades y ansiedad crónicos hacia la libertad total, a través de mi consulta privada, *podcast*, retiros y servicios en línea.

El dolor visto desde una nueva perspectiva

Para aquellos que no estén familiarizados con el doctor Sarno, fue un pionero de la medicina mente-cuerpo, un paradigma que cuestiona las arraigadas suposiciones del sistema médico imperante. Dicho de manera sencilla, la medicina mente-cuerpo reconoce la influencia que nuestros traumas almacenados y emociones reprimidas tienen sobre la ciencia cerebral subyacente a la salud de nuestros organismos. Cuando un individuo experimenta una enfermedad física, en especial si es crónica, el enfoque mente-cuerpo analiza el tema desde una perspectiva más amplia que busca comprender cómo nuestros sistemas físico, mental y emocional trabajan de manera conjunta para mantenernos sanos y salvos.

El modelo del doctor Sarno desafió el punto de vista occidental tradicional en el sentido de que el dolor o la incomodidad *se correlacionan de manera directa con la parte afectada del cuerpo* y que, por ende, deben tratarse en concordancia con eso. Su increíble trabajo científico descubrió que los síntomas físicos reales, incluidos el dolor crónico y la ansiedad, los padecimientos gastrointestinales, las exacerbaciones autoinmunitarias y, además, los problemas dermatológicos, no siempre estaban ligados a las patologías o a las anormalidades estructurales del cuerpo. Más bien, los traumas no procesados, los estresores psicosociales y las emociones reprimidas podían irse acumulando al paso del tiempo e inducir al cerebro a enviar señales de enfermedad o de sensación de lesiones. Se refirió a este padecimiento como síndrome de miositis tensional (SMT) y discutió su impacto en su innovador libro de 1984 *Mind over Back Pain: A Radically New Approach to the Diagnosis and Treatment of Back Pain* (Mente sobre el dolor de espalda: un radical y novedoso enfoque en el diagnóstico y tratamiento del dolor de espalda).

Sarno definió el SMT como un proceso que se activa cuando los síntomas agudos, como los dolores de cabeza tensionales o los músculos contraídos, se transforman en un padecimiento o diagnóstico crónico. Dentro de la comunidad mente-cuerpo, a menudo escucharás que las personas se refieren a sí mismas como "SMT*eros*" o que exclamen: "¡Estoy experimentando una exacerbación de mi SMT el día de hoy!". Estas siglas son un término global bajo el que reside un sinfín de padecimientos crónicos. Incluye dolores/espasmos/inflamaciones musculares de todos los tipos, ansiedad crónica, COVID largo, trastornos de pánico, síndrome de colon irritable, ciática, psoriasis, dolores pélvicos, fibromialgia, migrañas, trastornos de la piel, síntomas de enfermedades autoinmunitarias y muchos, muchos más. Esto dista de ser una lista exhaustiva, por lo que, como lo mencioné en la "Nota de la autora", con frecuencia me referiré al *dolor crónico* o a los *padecimientos crónicos* dentro de nuestras discusiones. Como averiguarás, no necesariamente importan los síntomas específicos con los que estés lidiando. La clave es comprender que justo de la misma manera en que analizamos el cuerpo para tratar de explicar las razones por las que estás experimentando estas sensaciones, también debemos analizar la ciencia cerebral subyacente a las mismas.

El doctor Sarno postuló una explicación mucho más amplia en cuanto a la génesis del dolor y de otros síntomas crónicos. En lugar de que existiera un vínculo directo entre la parte del cuerpo afectada y un origen o anormalidad física relacionados, sugirió que los procesos psicológicos de la persona, junto con la desregulación subyacente del sistema nervioso, eran los catalizadores de los padecimientos crónicos. En nuestra búsqueda de las razones para el dolor, inflamación, supresión del sistema inmunitario o cualquiera de las otras diversas manifestaciones de la enfermedad e incomodidad humanas, explicó que necesitábamos ver más allá de la parte del cuerpo implicada para encontrar el origen del dolor: el intento del cerebro de protegernos de las emociones difíciles y de los traumas almacenados.

Es frecuente que las personas se rían cuando les digo que encontré al doctor Sarno gracias a Rosie O'Donnell, pero después de que mi madre vio un episodio del *Show de Rosie* en el que él ayudó a una de sus productoras, Jeanette Barber, a sobreponerse a los dolores de pierna y tobillo tan intensos que necesitaba utilizar una silla de ruedas motorizada, me dijo que debería ver de qué se trataba. Después de leer su libro *Libérese del dolor de espalda*, quedé impactada cuando mis propios dolores empezaron a desaparecer.

Más tarde me convertí en paciente del doctor Sarno, abierta y dispuesta a pensar de nuevas e innovadoras maneras, y me transformé en una estudiosa de su trabajo; desarrollé sus teorías y sus prácticas hacia aquellas que me liberaron del dolor crónico para permitirme llevar la vida que tengo en la actualidad. Al paso del tiempo, también me convertí en su colega y canalizó a varios de sus pacientes a mi consultorio psicoterapéutico particular. Fue un honor que de forma regular se me pidiera ser conferencista junto con él en la Universidad de Nueva York y, cerca del final de su vida, nuestras conversaciones se dirigieron en su totalidad a la manera en que podía difundirse su trabajo a un creciente público global. El doctor Sarno estaba muy al tanto de que la combinación de mis antecedentes en psicoterapia y mi propia historia personal de éxito frente a un diagnóstico sombrío representaban un poderoso mensaje relacionado con su trabajo; uno que sé que estaba ilusionado de pensar que lo sobreviviría.

El dolor no está en tu cabeza

Con frecuencia me topo con clientes que, de inicio, malentienden los conceptos subyacentes a la medicina mente-cuerpo. La razón principal es que cuando las personas están sufriendo, pueden malinterpretar su mensaje al pensar que significa: "El dolor está en tu cabeza". Es fácil entender que esto puede hacer que las personas enfermas se resistan de manera importante después de haber soportado dolores y síntomas físicos crónicos y, a menudo, terribles, que han limitado sus vidas. Además, a causa de su énfasis indispensable en las experiencias emocionales, la gente supone, de forma errónea, que la medicina mente-cuerpo está sugiriendo que son mentalmente inestables, que están inventando sus síntomas o que son responsables de los mismos de alguna manera u otra. Esto no es así.

Además de lo anterior, se asocia de manera negativa con el término *psicosomático*, que se ha utilizado a lo largo de años de literatura científica para describir la forma en que el dolor emocional y mental se canaliza hacia el cuerpo. A pesar de que existen estudios científicos que han comprobado, una y otra vez, que el estrés y nuestras situaciones emocionales pueden influir en nuestra experiencia del dolor, el término acabó por confundirse con la hipocondría que, de nuevo, cuestiona el dolor y los sufrimientos reales del paciente de manera equivocada. En la actualidad, la mayoría de los científicos evita el uso del término. En lugar de ello, hablan de los síntomas psicofisiológicos; es decir, de síntomas físicos que se generan a partir de procesos psicológicos.

Al saber lo generalizada que es esta confusión, quiero enfatizar desde un principio que *el dolor no está en tu cabeza, pero la solución no se encuentra en alterar tu cuerpo a nivel físico*. Como te lo aclararé a través del tiempo que pasaremos juntos, la génesis de la mayoría de los padecimientos crónicos puede explicarse si comprendemos la manera en que el sistema nervioso, motivado por la respuesta de lucha o huida, envía señales de angustia que distraen nuestra atención de los "depredadores" que están ocasionando nuestro sufrimiento. Me oirás repetir esta misma idea en diversas maneras ya que he descubierto, a lo largo de años de práctica, que eso es lo que se necesita para reprogramar la forma en que piensas. Tan pronto como suceda ese cambio profundo en tus esquemas mentales, tu curación se acelerará de modo significativo.

Hablemos de la respuesta de lucha o huida. El sufrimiento y el dolor de todo tipo forman parte esencial de la condición humana. Por más inconveniente que resulte que seamos seres con sentimientos así de profundos, es algo inevitable. Las experiencias emocionales intensas son de las realidades más gozosas y, al mismo tiempo, más sobrecogedoras de la existencia humana, y nuestra salud y felicidad dependen de que nos percatemos de su poder. Cuando no sabemos cómo experimentar nuestras reacciones emocionales "inaceptables" ante la vida (vergüenza, desesperación, ira, pesar y terror), nuestro sistema nervioso nos distrae de esos sentimientos desafiantes con algo que considera más seguro: el dolor físico y la ansiedad. Este proceso de distracción da lugar a la modalidad predeterminada del cerebro cuando nos vemos enfrentados al peligro: la respuesta de lucha o huida.

Es casi seguro que hayas oído de este fenómeno. Las partes primigenias de tu cerebro tienen una tarea esencial: mantenerte con vida. Cuando te enfrentas a una situación peligrosa, la amígdala, una pequeña región en forma de almendra que se aloja en las profundidades de tu cerebro, se activa para ayudarte a responder de un modo que aumente tus probabilidades de sobrevivir. Le transmite señales a tus glándulas suprarrenales, que forman parte de tu sistema endocrino, para que empiecen a producir adrenalina, cortisol y otras hormonas más. Estos químicos aumentan tu frecuencia respiratoria y cardiaca, lo que garantiza que tus músculos, que ahora están tensos, tengan la energía necesaria para lo que sigue. ¡Es posible que únicamente tengas una sola oportunidad para salvar el pellejo, de forma que debes estar preparado!

Dependiendo de la situación, es posible que corras del peligro: huida. Si no hay a dónde correr, quizá te prepares para dar batalla: lucha. Sin embargo, aunque a menudo hablamos de lucha o huida como si sólo fueran las únicas dos opciones con el poder para salvarnos, existen otros dos estados que podrías utilizar al verte enfrentado a un peligro percibido. Puedes paralizarte y esperar a que el depredador no te vea mientras te confundes con el ambiente circundante, o bien puedes utilizar la adulación: decir o hacer lo que sea que se te ocurra para tratar de apaciguar la amenaza. En adelante, me referiré a esta respuesta sólo como lucha o huida para abreviarla, pero es importante que tengas en mente que la amígdala puede ayudar a preparar el cuerpo para algunas respuestas diferentes adicionales ante las tensiones o los peligros.

Sea que tu amígdala te indique que luches, huyas, te paralices o adules, esta reacción fisiológica más que documentada está diseñada sólo para durar un corto tiempo: justo el necesario para ponerte fuera de peligro. Sin embargo, cuando el depredador al que te enfrentas es una energía emocional reprimida en tu interior, puedes terminar atorado en ese estado a largo plazo. Es esto lo que produce tus síntomas crónicos, porque tu dolor o tu padecimiento terminan considerándose como "protección" en contra de daños adicionales.

Piénsalo de la siguiente manera: si te rompieras el tobillo y siguieras corriendo, podrías dañar tus huesos y tus ligamentos al grado de que jamás podrías volver a caminar. Un hueso fracturado genera dolor como protección, con el propósito de que reduzcas el ritmo y tomes las medidas necesarias para sanar. Lo mismo sucede en una infinidad de padecimientos crónicos: dado que tu cerebro y tu sistema nervioso interpretan tus emociones negativas y traumáticas como una amenaza para tu vida, te obligan a disminuir la marcha para darte tiempo de que cuides de ti mismo y logres escapar. Una migraña insoportable te inducirá a bajar la intensidad de tus actividades de manera muy eficaz. También lo harán un ataque de colitis o un dolor atroz de rodilla. Sin embargo, cuando entrenas a tu sistema para permitir que estas emociones, que supone amenazantes, surjan de manera segura y sistemática, deshabilitas esta respuesta primitiva de protección. A causa de lo anterior, terminan por atenuarse los problemas crónicos correspondientes. Es la experiencia más asombrosa y eufórica. Ésta es la forma en que he guiado a las personas hacia la salud completa de sus cuerpos durante los últimos 20 años, y es lo que haremos juntos aquí.

Esto es algo que ya crees

En mis conferencias y presentaciones me ha sorprendido descubrir el número tan pequeño de personas que se percatan del hecho de que ya conectan la experiencia de los dolores intensos con los disparadores emocionales. Por ejemplo, cuando hablo frente a cientos de asistentes es común que les pregunte: "¿Quién ha tenido un fuerte dolor de cabeza después de un día largo y estresante?". De forma inevitable, todos levantan la mano.

Después, les pregunto: "¿Y cuántos de ustedes han corrido al hospital en busca de una tomografía por el pavor de que pudiera tratarse de un tumor cerebral?". Silencio absoluto.

—Como pueden ver —le explico al grupo—, ya comprenden que experimentamos reacciones físicas ante los estímulos emocionales. Todos ustedes ya creen que esto es algo verdadero.

Aunque la mayoría de las personas está dispuesta a levantar la mano para reconocer que pueden tener un dolor de cabeza por tensión después de un día terrible, o un dolor de estómago luego de recibir una mala noticia, o presentar ronchas tras un momento de pánico, la conexión entre los estímulos emocionales (estrés) y una respuesta física (el síntoma) se descarta de inmediato cuando algo se vuelve crónico.

El dolor y la enfermedad crónicos son una epidemia surgida del temor y del significado. Existe una confusión constante respecto de la función defensiva natural que arranca en cuanto el sistema nervioso percibe que existe un peligro y que el cerebro responde a lo anterior indicándole al cuerpo que se proteja a sí mismo. Después de todo, esta "protección" se presenta en forma de dolor, un estado que, en definitiva, le parece poco segura a la mayoría de las personas. No obstante, cuando se comprende de manera adecuada, la explicación que la medicina mente-cuerpo ofrece para este proceso resulta más que clara. Si el sistema nervioso determina que las experiencias emocionales estresantes son depredadores peligrosos, ¡claro que estarás mejor si te quedas en casa por estar enfermo! A menudo, la gente es el disparador primordial para los sentimientos difíciles, y la gente está por todas partes.

La reserva emocional

La clave para lidiar con los síntomas crónicos reside en comprender que el estrés, las emociones reprimidas, los traumas no resueltos y las frustraciones cotidianas menores de una persona están ocasionando una *desregulación del sistema nervioso*. Como ya lo estás aprendiendo, dicha desregulación es capaz de generar una infinidad de síntomas que varían desde los síndromes más llamativos y agudos hasta la simple fatiga con la vida. Imagina que estas emociones reprimidas se encuentran almacenadas en un recipiente transparente (imagina un matraz de laboratorio hecho de vidrio), que reside en el espacio que se encuentra entre tu ombligo y tu pecho. En mi consulta, lo llamo *reserva emocional*. Cada día, a medida que nos abrimos paso por la vida, manejando relaciones, niños, preocupaciones profesionales, asuntos monetarios y todos los disparadores que quedaron atrás por ignorar y no escuchar a nuestro niño interior, la reserva se va llenando poco a poco. Imagina que una taza de líquido ingresa a este espacio cada vez que uno de tus hijos te contesta de mala manera o que tu jefe te ve de forma crítica.

Cuando esta reserva alcanza su capacidad máxima, amenaza con desbordarse y con dejarle saber a tu mente consciente el "desastre" abrumador y fuera de control que es tu vida, por lo que el sistema nervioso inicia la respuesta de lucha o huida de manera automática. En ese instante, le indica al cerebro que envíe las señales que iniciarán una migraña (o una exacerbación de tu fibromialgia, o el impulso de dolor de tu espalda, o la "tensión" en el hombro, o el nervio pellizcado, o el ataque de colitis, etcétera). Una vez que te enfrascas por completo en el síntoma, en su inconveniencia, en el pánico que despierta y en los autocuidados que requiere, el cerebro habrá hecho su trabajo. Ya no estás en peligro de experimentar la insoportable carga de la vida. Aunque no lo creas, eso es lo que los sistemas cerebrales primitivos consideran como "seguro". Una vez más, los sentimientos disparadores se reprimen y la reserva se tranquiliza de manera temporal a medida que inviertes tus energías en actividades que conllevan una sensación de control, como buscar "curas" o hacer citas con el médico. Por supuesto, ésta no es la receta para una vida satisfactoria pero, por demasiado tiempo, no hemos tomado en cuenta que exista otra manera de hacer las cosas.

La represión, un conocido mecanismo de defensa, no es dañino en sí. Los mecanismos de defensa se etiquetan así por una buena razón: su intención es *defenderte* contra lo que se siente imposible de sobrevivir. Sería imposible funcionar en el día a día de la vida si tuvieras que experimentar el impacto de cada disparador emocional. Sin embargo, la represión no puede sostenerse sin tener una salida sana. A la larga, el dolor tiene que experimentarse en algún lugar. Es frecuente que les diga a las personas: "Cuando un árbol cae en el bosque y no hay nadie que lo escucha, de todos modos genera un sonido". A lo que me refiero con eso es que tus traumas almacenados y los sentimientos no enfrentados que burbujean debajo de la superficie podrán estar ocultos de tu percepción consciente, pero aunque no les prestemos atención, están repercutiendo en algún lugar. Se hallan reverberando dentro de tu cuerpo en forma de dolor y ansiedad, como la esfera de *pinball* que jalas hacia atrás y liberas para que rebote de un sistema de tu cuerpo al siguiente. Nuestras emociones reprimidas emergentes son como ese árbol que cae: aunque no las sintamos a nivel consciente, las experimentaremos a nivel físico. Años de observar a las personas revertir este proceso automático de "seguridad confusa" por completo me lo confirman.

La mayoría de las personas se sorprende cuando se da cuenta de que el sistema nervioso puede estar tan equivocado en sus esfuerzos por mantenernos con vida, pero tiene sentido en términos lógicos. Mientras que un dolor de espalda agudo o la exacerbación de alguna enfermedad autoinmunitaria pueden interpretarse como "resueltos" cuando corremos a un especialista o tomamos medicamentos, los conflictos cotidianos y los dolores de nuestra infancia se perciben (tanto consciente como inconscientemente) como imposibles de confrontar. Ésta es la razón por la que todos estos problemas perdurables se vuelven crónicos: si crees que estás en control de tu salud y que, por ende, te hallas fuera de peligro, tu sistema nervioso te mantendrá justo en ese sitio.

Y ésa es la razón por la que afirmo que el dolor y los síntomas crónicos son una epidemia generada por el temor y el significado. Uno queda paralizado, aterrado a nivel inconsciente de seguir adelante y alterar la "seguridad" que nos ofrece la enfermedad.

Pongamos las cosas en perspectiva: resulta esencial que las partes más primitivas de tu cerebro, como la amígdala, se esfuercen para mantenerte vivo, pero allí está el problema: mientras que los seres humanos primitivos sólo tenían que enfrentarse a depredadores como serpientes venenosas o tigres diente de sable, la sociedad moderna representa una verdadera avalancha de peligros. En la actualidad, asumen la forma de nuestras parejas, padres, jefes, estresores de la vida e hijos (que, a menudo, se sienten como nuestros jefes). Y allí es donde entra en escena este baile mente-cuerpo que estoy describiendo. El dolor reemplaza el factor de estrés y te sientes "en control" de tus días, por más miserables que sean. Además, los estados crónicos de enfermedad te conducen a priorizar comportamientos de autocuidado que, por lógica, conducen a la seguridad, como detenerte a descansar y pedir el apoyo de los demás. Reduces la marcha, estableces límites y restringes las demandas que te impones a ti mismo. De manera inherente, los seres humanos somos animales sociales que requieren una comunidad, pero la existencia moderna nos aleja de esa idea con su énfasis en la independencia, en "esforzarnos al máximo" y en "ser guerreros". De forma paradójica, las enfermedades crónicas y las conexiones que exigen nos regresan a un sitio evolutivamente seguro.

Entonces, ¿cómo detenemos este ciclo para recuperar nuestra salud y nuestra vitalidad? La respuesta reside en la reprogramación del reflejo equivocado de nuestro sistema nervioso para protegernos por medio de dolores y síndromes. Perfeccionada a lo largo de años de sesiones clínicas y de trabajo virtual con personas del mundo entero, mi herramienta específica que denominé JournalSpeak,[1] combinada con la meditación guiada para fortalecer la mentalidad, ha arrojado resultados apabullantes de manera consistente. Podrá parecer demasiado simple para ser verdad que ejercicios como escribir un diario y meditar puedan arrojar cambios así de increíbles en nuestra salud física (y, sin duda, ¡así me lo pareció a mí!), pero es algo absolutamente cierto. A diario escucho historias de personas que antes tenían una discapacidad total y que ahora trabajan a tiempo completo de nuevo. Aquellas que antes necesitaban sillas de ruedas, ahora corren y hacen senderismo. Innumerables personas con dificultades menores están llevando vidas más plenas sin tener que adaptarse de manera constante a problemas crónicos. Esto brinda una fantástica sensación de libertad. Ten en cuenta que podrá ser sencillo, pero no es fácil. Éste es tu trabajo y te pondrá a prueba de maneras que quizá te sorprendan. Lo abarcaremos todo. Confía en que el destino amerita el viaje.

Como llegarás a entender, JournalSpeak es un vehículo para la sanación que asume la forma de una autoexpresión e indagación interna sin restricciones. Es un ejercicio específico que te enseña a desenterrar tus emociones ocultas al conversar a partir de la voz de tu niño interior con absoluto permiso y guía. Ése es el puente entre la represión y un mensaje de seguridad absoluta para el sistema nervioso.

Creé JournalSpeak por necesidad y en mi momento más difícil. Mi dolor había llegado al punto en el que sólo etiquetar mis dispara-

---

[1] La herramienta que menciona la autora tiene que ver con llevar o escribir un diario íntimo, introspectivo, con ciertas características y propósitos terapéuticos definidos, a la cual llamó JournalSpeak. En adelante se empleará este término ya que se trata de un nombre propio que no tiene equivalente en español. (N. de T.)

dores y mis reacciones a nivel mental ya no me estaba sirviendo. Necesitaba ir más allá; encontrar una manera de consolidar la comunicación entre mi mente consciente e inconsciente para evitar que mi reserva emocional se viera superada. El proceso de JournalSpeak me permitió acceder a lugares ocultos inesperados; sitios donde mis propios pensamientos y sentimientos horripilantes eran los árboles que caían dentro de un bosque y que jamás fui capaz de escuchar. También me permitió formar parte del cambio de vida de otros, algo que jamás deja de conmoverme cuando oigo de tantos de ustedes con sus increíbles historias de recuperación.

Como pronto lo verás, cuando las verdades impensables y descorteses se exhuman y se experimentan de manera segura, el sistema nervioso deja de reaccionar al correr hacia su modalidad de protección en la que envía señales de dolor. La reserva baja de nivel y cambias de lucha o huida a descanso y reparación. Los dolores, los problemas, las ansiedades y los padecimientos crónicos se resuelven, a menudo por completo. Te explicaré la forma precisa de abrir las jaulas en las que residen esos sentimientos no resueltos. Esto te permitirá dirigirte hacia la felicidad y la presencia impulsado por tus propias energías. Cada uno de nosotros tiene la clave para lograrlo.

"Ya lo intenté todo"

Por lo general, la mayoría de las personas que acude a verme como psicoterapeuta ya recorrió todos los caminos médicos y holísticos. Han consultado con médicos de atención primaria, especialistas, cirujanos, médicos funcionales, nutricionistas, acupunturistas y practicantes de medicina alternativa de todos tipos. Ya descartaron enfermedades o padecimientos como algún tumor canceroso, anemia o infección no tratada. Algunas de ellas (como yo cuando era joven) saben que tienen opciones quirúrgicas, pero (al igual que en mi caso cuando era joven), sus médicos no les garantizan que su dolor desaparezca. Todavía les falta comprender lo que les estoy compartiendo aquí: que los diversos análisis, radiografías, sondeos, resonancias magnéticas, estudios del microbioma intestinal y demás intentos diagnósticos revelan hallazgos que, aunque se conectan de manera lógica con la incomodidad y los dolores físicos que aparentan ocasionar, no terminan de explicarlos. Son "anormalidades normales", como solía decir el doctor Sarno, y tienen las mismas probabilidades de ocasionar problemas, como de pasar desapercibidas durante toda la vida.

Sé que todo esto suena extraño. ¿Una anormalidad normal? Sin embargo, como no existen dos cuerpos idénticos, todos contamos con alguna irregularidad anatómica particular, pero sólo porque una prueba o imagen muestre que hay algo *diferente*, no significa que sea patológico. Tomemos, por ejemplo, el abombamiento discal, un padecimiento degenerativo en el que los discos intervertebrales empiezan a sobresalir de entre las vértebras. El nombre mismo suena doloroso, y como algo que "sin duda" ocasionaría dolores de espalda insoportables. Sin embargo, cuando los investigadores de la Clínica Mayo estudiaron las tomografías axiales computarizadas (TAC) y las imágenes por resonancia magnética (IRM) de más de 3000 personas que no sufrían dolores de espalda, encontraron que un número importante de las mismas mostraba un abombamiento discal en sus imágenes, y que la prevalencia de esos hallazgos aumentaba a medida que envejecían. Un impactante 30% de personas en sus veintes exhibe abombamiento discal en sus placas, y ese número se disparó a 84% en personas de más de 80. Sin embargo, ninguna de ellas experimentaba dolores de espalda. De modo que, si mientras lees esto piensas: "¡Pero mis pruebas o placas mostraban una anormalidad!", te recomiendo que recuerdes que eso podría no ser la causante de tu dolor… como no fue la causa del mío.

Aclaremos algo: no propongo que uno pueda disolver los tumores por medio de las técnicas mente-cuerpo. Las intervenciones médicas no son una aversión para mí, ni jamás recomendaría descartar algo que pudiera requerir atención inmediata. Soy una firme creyente en la medicina occidental, llevo a mis hijos a médicos y a especialistas cuando es necesario y me siento agradecida cada que puedo darles un antibiótico cuando tienen alguna infección. Con toda sinceridad, mi problema primordial con el modelo médico es la desesperación que ha engendrado en la innumerable cantidad de personas con las que he trabajado e interactuado. Existe un número excesivo de diagnósticos y padecimientos que se describen como "incurables" a quienes los padecen. Escuchar: "Lo siento, no hay nada que podamos hacer por usted; es algo con lo que va a tener que aprender a vivir" es una experiencia devastadora y demasiado común. Quizá tú también experimentaste eso mismo.

Y, peor aún, en ocasiones, a muchas personas que sufren dolores crónicos se les ofrece un ciclo interminable de estrategias, suplementos, medicamentos novedosos y procedimientos "de vanguardia" que cuestan miles de dólares y que no derivan en ninguna mejoría a pesar de la inversión. Esto puede llevar a depresión y desesperanza, y con toda razón. No estoy afirmando que no hay lugar para estas innovaciones potenciales, pero utilizarlas sin hacer el trabajo necesario para llegar a la causa fundamental del sufrimiento mantiene a las personas atrapadas en el ciclo del dolor de manera indefinida. Es como ese juego donde aplastas topos, con síntomas dolorosos que surgen en distintas partes de tu cuerpo, demandando toda tu atención. Quizás ésta también sea tu experiencia.

Pero he aquí la cosa: cuando ya agotaste el espectro completo de pruebas y procedimientos médicos, llega un momento en el que necesitas darte por vencido. Los seres humanos necesitamos *mucho* ensayo y error antes de que alcancemos una verdadera disposición a cambiar, y con mucha frecuencia, cuando de verdad estás de rodillas encuentras la manera de seguir adelante. El camino hacia lo diferente es incómodo (y me oirás decirlo una que otra vez). La energía de la rendición y la aceptación, comunicada al sistema nervioso, es como un bálsamo para una herida. Te ayuda a comprender que incómodo no es lo mismo que poco seguro. A medida que aprendas a recuperar tu poder, reducirás la duración de tu sufrimiento.

Tu nueva vida comienza ahora

Una vez que comprendas las teorías centrales de la medicina mente-cuerpo, podrás aceptar su enorme potencial de curación con mayor facilidad. No necesitas estar de rodillas para poder sanar, sólo debes confiar en que existe una solución y utilizar las herramientas para alcanzarla. Este libro te servirá como mapa, guía personal, porrista y prueba de posibilidad hasta que tu propia salud física se convierta en tu evidencia. Te ofreceré las mismas herramientas y consejos que condujeron a la desaparición de mi propio dolor crónico y el de tantos otros. Te demostraré el poder de estas técnicas a través de diversas historias humanas, e ilustraré la manera en que las prácticas mente-cuerpo pueden ayudar a mitigar lo que antes eran síntomas duraderos. Te instruiré en cómo hacer que esto funcione y te inspiraré a seguir adelante hasta que encuentres el camino al alivio. Te indicaré los obstáculos más comunes que generan resistencia o que desaceleran el progreso de tu recuperación y te especificaré las mejores prácticas para que alcances el éxito: la creencia en las teorías, la consistencia en el trabajo cotidiano y el énfasis esencial en la paciencia y la compasión propia.

El doctor Sarno y sus teorías acerca de la medicina mente-cuerpo abrieron de lleno una puerta que cambió la trayectoria de mi vida. Este paradigma me brindó libertad, dicha y tres preciosos hijos. Como psicoterapeuta, docente, *podcastera* y conferencista, me esfuerzo por educar e inspirar a personas alrededor del mundo, y ahora me siento encantada de estar aquí contigo. Este libro no trata acerca de tu madre, de tu atosigadísimo vecino, ni de tu exagerada mejor amiga. Tiene que ver con todos nosotros. Nadie está inmune al dolor de la existencia humana, *pero sí existe una cura para el dolor crónico porque ésta es una epidemia de temor y de significado.* Todos somos producto de sistemas que operan en las sombras de nuestro inconsciente (y gracias a Dios por ello: ¿querrías encargarte de la circulación de tu sangre?). Estar al tanto de la manera en que operan y utilizar las herramientas del trabajo mente-cuerpo para neutralizar las amenazas percibidas te empoderará, te hará autoconsciente y te dará control sobre tu propio destino.

Lo mejor de todo es que lo que iniciará como una misión para eliminar tus síntomas crónicos, pronto se revelará como el camino hacia relaciones más satisfactorias, a un aumento en tu autovalía y a una perspectiva totalmente novedosa de la vida. El dolor es un estimulante poderoso y nos ofrece información vital; sin embargo, no es negativo en un sentido inherente. Aunque es tremendo y perturbador, el dolor es la máxima mínima parte. Es una invitación a reconocer las verdades y los traumas que han estado en espera de tu reconocimiento. Este cambio de perspectiva se dará y, cuando eso suceda, te impulsará hacia el bienestar físico y mental, y a la libertad, de una forma diferente a cualquier cosa que hayas experimentado antes.

CÓMO LIEKE SE RECUPERÓ DEL COVID LARGO: 35 AÑOS DE EDAD (PAÍSES BAJOS)

Quisiera empezar con el final feliz: soy periodista, viajera, aspirante a surfista, alpinista y aventurera de corazón. Tengo mi vida de nuevo y la estoy viviendo al máximo, surfeando cada ola que se me presenta y viajando por el mundo de un destino a otro sin temor a las enfermedades ni al pánico.

Salí positiva al COVID muy al inicio de la pandemia. Todavía no existían expertos en la materia y la atención médica en los Países Bajos estaba reservada para las personas hospitalizadas. Debido a la edad que tenía en el momento, y al hecho de que podía respirar, tuve que transitar mi enfermedad en casa. A lo largo de ocho semanas, un médico vestido con un "traje espacial" me visitó dos veces para revisarme.

Poco después de que me recuperara de la infección inicial de COVID, empecé a experimentar síntomas nuevos y preocupantes. Iniciaron con náuseas extremas y problemas estomacales. Después de cerca de dos días, comencé a experimentar un tremendo ardor en mi sistema respiratorio. Mi corazón empezó a acelerarse y presenté intensos dolores de pecho, niebla mental [pérdida de memoria, problemas de concentración y de capacidad de razonamiento] y dificultades para respirar. Me sentía muy mareada.

La debilidad y el mareo hacían que me fuera imposible usar la regadera. Durante semanas, sola, me aseé en cama con una toalla de mano. Ni siquiera podía caminar de mi sofá a la cocina sin sentir que me desmayaría. Me era imposible utilizar un sostén a causa de la opresión que sentía en el pecho y la falta de aire. Lo único que podía hacer era acostarme en el sofá o en la cama con los brazos levantados encima de la cabeza para así poder respirar con un poco más de facilidad. Ésa fue mi vida por meses.

Había terminado con mi pareja dos meses antes de la pandemia, de manera que estaba sola. Las noticias no dejaban de reportar estadísticas terribles. Ya no quedaban camas de hospital disponibles en Italia, la gente estaba en camillas localizadas en las calles a lo largo y ancho de Europa y muchos jóvenes estaban muriendo también. Yo estuve en casa, sola y aislada, por dos meses.

En aquel entonces, no se nos permitía salir de nuestros hogares con cualquier tipo de síntoma.

El dolor de pecho y la aceleración de mi corazón hacían casi imposible que pudiera dormir. Mi cuerpo no lograba relajarse ni entrar en un estado de descanso. No podía concentrarme en algún rompecabezas, responder mensajes de texto o hablar con alguien por teléfono durante más de cinco minutos. Si intentaba hacerlo, mis síntomas sólo empeoraban. Cada pensamiento que tenía estaba centrado en mi salud y pasaba horas aterrada de que sufriría un infarto repentino.

Mi existencia pasó de viajar por todo el mundo e ir al gimnasio cuatro veces a la semana, además de reírme y hablar hasta altas horas de la noche con amigos de todo el planeta, a quedar encerrada en mi casa por semanas dentro de un cuerpo que no se sentía como el mío. Lo único que me quedó fueron mis pensamientos y mis temores, y la sensación de que nadie podía entenderme. ¿Por qué seguía enferma después de tantísimo tiempo?

Una noche, hundida en una terrible desesperación, tuve una epifanía que pareció venir de la nada: quizá no era capaz de controlar mi cuerpo, pero sí podía cuidar mi estado mental. Siempre utilicé la meditación y valoraba los aspectos emocionales de la salud al mismo grado que los físicos. ¡No debía detenerme ahora! Empecé a tratar de convertir mi hogar en un sitio seguro. Prendí velas, medité y, cuando me era posible, practicaba yin yoga para estirar los músculos de mi pecho. Empecé a llevar un diario de gratitud. Me esforcé lo más que pude y, sin embargo, no me curaba. Los síntomas seguían aterrándome y destruían cualquier progreso que hiciera en mi trabajo espiritual.

Al fin, ocho meses después de mi diagnóstico de COVID, hablé con una profesional de la salud bien enterada. Me explicó que mi cuerpo estaba en una postura fija de lucha o huida y que eso tendría que sanar al paso del tiempo. Agradecí la información que me dio, pero ¿curarme *cómo*? Hasta los expertos más bienintencionados no podían ofrecer solución alguna.

Empecé a atreverme a hacer caminatas lentas alrededor de mi vecindario, a paso de caracol. Una mañana, comencé a escuchar un *podcast* holandés donde presentaron a una persona líder de opinión, influyente, que había lidiado con dolores crónicos de espalda por muchísimo tiempo. Ella mencionó el *podcast* de Nicole Sachs, *The Cure for Chronic Pain* (*La cura para el dolor crónico*), y lo mucho que le ayudó a comprender su cuerpo en formas que jamás había logrado antes. Después, mencionó las alteraciones de su sistema nervioso. ¿Sería posible que mis síntomas provinieran del mismo lugar?

Desesperada por encontrar alguna respuesta, empecé a escuchar el *podcast* de Nicole con una mente y un corazón abiertos. En ese momento, no había episodios que trataran con el COVID largo (¡poco sabía que yo sería la primera!), pero me encontraba lidiando con un dolor crónico inexplicable y eso era lo que Nicole y sus increíbles invitados discutían semana tras semana. Una de las primeras cosas que resonó en mi interior fue cuando escuché a Nicole afirmar: "El dolor no está en tu cabeza, pero la solución no está en tu cuerpo". Explicó con claridad que cuando un sistema nervioso entraba en una postura sostenida de lucha o huida, cada percepción de sobrecarga funcionaba como disparador. Las actividades físicas y mentales iniciaban los síntomas. Recordé a la profesional de la salud que me explicó que mi sistema nervioso se encontraba justo en esa postura sostenida de lucha o huida.

Por primera vez en meses, sentí que alguien me estaba explicando la manera en que podía sanar mi cuerpo. Siempre creí en la conexión entre mente y cuerpo, pero no tenía idea de lo profundísima que podía ser. Me di cuenta de que no podría cambiar las reacciones de mi cuerpo si sólo intentaba tranquilizar los disparadores físicos; tenía que ahondar más y convencer a esos disparadores de no activarse de inicio. Si de alguna manera lograba enseñarle a mi sistema nervioso que las emociones como el temor, la vergüenza, el enojo y la tristeza no representaban una amenaza para mi vida, quizá los síntomas empezarían a disminuir. Tomé prestadas las creencias de Nicole y el minúsculo fuego de esperanza que prendió en mi corazón, y empecé el recorrido hacia mi sanación.

Aclaremos algo: los síntomas del COVID largo son muy reales, debilitantes y dolorosos. El dolor no está en tu mente, ni lo ocasionan ataques de pánico. Lo que aprendí es que los métodos de Nicole te ayudan a reprogramar la respuesta automática que experimenta tu cuerpo cuando tienes esos sentimientos "peligrosos" de temor, vergüenza, enojo y tristeza. Comprendí que, de forma lenta, pero segura, podía lograr esto último para curarme.

Empecé a utilizar JournalSpeak. Aunque llevaba años escribiendo en diarios, éste era un abordaje nuevo. Quizá no me fuera posible liberar mis pensamientos y mis temores sólo a través de la meditación, pero sí podía sentarme con ellos para darles una voz. Sonaba de lo más sencillo, pero al comprender la ciencia del cerebro, supe que era muy revelador. A medida que escribía, podía escuchar mis temores, mi enojo, mi tristeza, mi vergüenza y el miedo que le tenía al futuro. Con mi JournalSpeak me permití habitar este horror de manera real. Fui a mis lugares más tenebrosos, lloré muchísimo y confronté todas las cosas oscuras que llevaba empujando a las profundidades durante tanto tiempo. Estaba encerrada en una modalidad de supervivencia sin siquiera saberlo.

Me senté con mi experiencia de COVID largo. Llevaba meses aterrada de que moriría, horrorizada por las consecuencias que eso acarrearía para mi familia, furiosa con todas las amistades que me abandonaron en mi peor momento, avergonzada de que no me estaba curando como la mayoría de las personas jóvenes, y asustada de que ocupaba demasiado espacio. Perdí amigos que sencillamente no querían hablar acerca del COVID a causa de sus propios temores. Mi vida cambió de forma radical y me permití hacer el duelo por eso.

También tuve que analizar mi crianza. A pesar de lo mucho que amo a mi familia, hubo ocasiones en que la dinámica de crecer en ella fue muy intensa. Mi padre batalló con dos brotes de síndrome de desgaste profesional que provocaron grandes tensiones dentro de la casa y mi hermano es autista. No fue culpa de nadie, pero a una edad muy temprana aprendí a adaptarme a las situaciones y a nunca "dar molestias". Mis sentimientos siempre quedaban en segundo lugar y pensaba que eso me mantendría a salvo. Empecé a comprender que cuando sin querer aprendes que las emociones de los demás son más importantes que las tuyas, te desconectas de lo que estás sintiendo. Al tiempo en que llevaba mi diario con una honestidad brutal, sin avergonzarme ni obligarme a sentir empatía por otros a mis expensas, me conecté con mi yo de cinco años de edad y con sus inseguridades, temores, vergüenza y enojo. Más que otra cosa, reconocí su increíble sentido de responsabilidad por la felicidad de todos los demás. Fui testigo de su constante búsqueda de seguridad.

JournalSpeak me ayudó a explicar (¡para mí!) las cosas que jamás pude reconocer ni sentir antes, dado que había pasado todos mis años formativos sintiendo que tenía que ser fuerte, cuidar de mí misma, ser positiva y proteger a mi familia. Me impactó descubrir lo mucho que se vio afectada mi salud mental. Empecé a practicar una aceptación radical y a aceptar mi lado oscuro en lugar de reprimirlo. Fue de lo más difícil, pero al fin comencé a experimentar un resurgimiento de mis energías. Pude realizar caminatas más largas. Empecé a hablar con mis amistades por teléfono. Todo esto podrá parecer muy sencillo, pero representó una enorme mejoría en mi caso.

Anoté cada triunfo para que no me olvidara de mi progreso porque, en definitiva, la sanación no sucede en línea recta. De inicio, cada vez que tenía un nuevo brote de mis síntomas, terminaba de vuelta en mi cama "segura" y sentía que estaba fracasando. Me preocupaba que no estuviera haciendo las cosas bien o que no estuviera haciendo lo suficiente, pero persistí. Me di cuenta de que el progreso se ve dictado por la percepción de seguridad del sistema nervioso y que resistirme al estado actual de mi existencia no me estaba ayudando. Como es frecuente que diga Nicole: "Pie izquierdo, pie derecho, respira". Seguí sus consejos y me hice amiga de mis temores. Les di un lugar en la mesa y en mi diario.

Éste es mi consejo para ti, desde el fondo de mi corazón: deja ir la necesidad de controlar tu dolor y, en lugar de ello, intenta observarlo con amor y con paciencia. Al ver hacia atrás, notarás que no sigues estando en el mismo lugar en el que empezaste, incluso si tienes retrocesos. Recuerda que todo el mundo los tiene; es parte del proceso. Es la forma en que tu cerebro se reprograma y aprende nuevas maneras de funcionar, cosa que lleva tiempo y requiere seguridad.

No existe un cronograma para la curación específica de cada persona, pero al cabo de un par de meses, logré andar en bicicleta por los accidentados canales de mi ciudad natal de Ámsterdam. Los síntomas seguían estando allí, pero logré observarlos sin temor. Me traté con amabilidad cuando necesitaba un descanso.

No insistí en seguir adelante a toda costa, ni permití que el temor me guiara, sino que establecí un equilibrio. Siempre me preguntaba: "¿Qué está tratando de decirme el dolor? ¿Dónde estoy sintiéndome conflictuada? ¿Qué es lo que me está asustando?". En ocasiones, sigo preguntándome esto mismo cuando tengo cualquier sensación de incomodidad en el cuerpo.

Llevar a cabo este trabajo me abrió los ojos a mi temor constante del futuro y a mi intensa sensación de responsabilidad de no representar una carga para nadie a mi alrededor. Lo que ocurría es que estaba llena de pánico por todo esto *sin que estuviera pasando en realidad*. Mi reto más importante es mantenerme en el presente. Si no está sucediendo en este momento, no está sucediendo.

Sé que la recuperación va de la mano con la frustración, con perder la paciencia, con sentir que estás fracasando y con querer saltarse a la fase del aleluya. Sólo insiste. El dolor crónico te puede aislar y hacer que te sientas incomprendido por muchas personas, pero JournalSpeak te permitirá conectarte con tu corazón, suavizarte. Poco a poco le enseñarás a tu atemorizado sistema nervioso que estás seguro cuando experimentas sentimientos intensos o conflictivos. La esperanza allanará el camino a tu transformación. A medida que hagas esto para ti mismo, te ruego que te aferres a mi historia y a todas las narraciones de sanación que escucharás y leerás. Cree que tú también puedes sanar. Abarca todo el espacio que necesites para que puedas volver a sentirte seguro dentro de tu propio cuerpo de nuevo. No tienes idea de lo bien que puedes estar.

La semana pasada estuve en Noruega escribiendo acerca de los fiordos más espectaculares. El mes anterior estuve corriendo sobre las exquisitas playas de Mauricio. Todos esos meses atrás pensé que me estaba muriendo, pero aún no sabía lo que era vivir en realidad. Mi enfermedad, mis peores momentos y el milagro de este trabajo cambiaron mi vida para siempre. Sea lo que sea que estés experimentando, por favor ten la certeza de que todo ello puede cambiar. Eso pasó en mi caso y me sentiré agradecida por siempre.

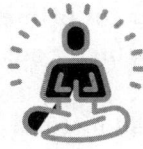

Capítulo 2

Un capítulo entero acerca de la ciencia del cerebro

Una mañana, al navegar por mis redes sociales vi que alguien me había etiquetado en la historia de Instagram de una persona desconocida. Cuando hice clic en la misma, me topé con una joven mujer española, Matilde, que hablaba sobre su experiencia con dolores de cabeza devastadores. Explicó que llevaba semanas sucediéndole, y que cuando por fin contactó a un neurólogo, éste le informó que había desarrollado un estado migrañoso a causa de lo que él pensaba que era un virus que contrajo meses antes. El doctor le explicó que "no existía una cura para las migrañas", pero que quizá podría obtener algún alivio con "medicamentos muy potentes". Estaba asustada con la idea de padecer una afección incurable que implicara tomar fármacos fuertes y de que quizá necesitara depender de ellos de forma indefinida. Se resistió por semanas a comprar el medicamento prescrito, pero, finalmente, Matilde se dio por vencida ante la imposibilidad de seguir tolerando las punzadas en su cabeza.

El problema fue que cuando acudió a la farmacia, el medicamento estaba agotado.

Presa del pánico, regresó a su casa y escribió "dolor crónico" en la barra de búsqueda de su *app* de *podcast*. Apareció *The Cure for Chronic Pain*. Escuchó varios episodios y se avivó el primer chispazo de optimismo que había sentido en casi un mes. Al principio, se mostró escéptica; pero con la mente abierta a causa de su desesperación, Matilde decidió hacer un primer intento con JournalSpeak. "Por qué no, ¿verdad?", les planteó a sus seguidores. "¡No tenía nada que perder!".

El día que me etiquetó en su historia, Matilde apenas y podía contenerse. Después de semanas de dolor, informó feliz que ésta era la cuarta mañana seguida en la que no se despertaba con migraña. Después de sufrirlas a diario, estaba azorada, y me entusiasmó ser testigo de su progreso de primera mano, pero entonces escuché la aterradora oración que emanaba de su boca: "¡Es una locura que este terrible dolor haya estado en mi cabeza todo este tiempo!".

Seamos claros: esta encantadora chica no se estaba quejando. Más aún, se sentía en extremo dichosa. Era la primera vez en mucho tiempo en que experimentaba alivio y, por supuesto, esperanza. Pero Matilde era muy nueva en este proceso y su entendimiento del SMT se encontraba en sus primeras etapas. Cayó en el malentendido más común relacionado con el trabajo mente-cuerpo. Sin poseer la información completa acerca de la génesis de su dolor y de las razones por la que sus síntomas se vieron aliviados por el uso de JournalSpeak, Matilde supuso que si una exploración emocional podía resolver sus síntomas, el dolor tendría que haber sido imaginario de una manera u otra; un constructo de su mente. Es demasiado frecuente que se presente esta confusión. Matilde, al expresar en palabras lo que muchos piensan y malinterpretan, me recordó lo importante que resulta reiterar, de inicio y en forma insistente, los pilares neurocientíficos que subyacen en el dolor crónico. Créeme: tu cerebro agradecerá el ejercicio.

Repitámoslo de nuevo.

El dolor no está en tu cabeza

El dolor no está en tu cabeza. No lo estás inventando. No estás histérico. No lo estás creando. No es tu culpa. No estás siendo dramático ni tampoco estás exagerando. Estás sufriendo de la misma manera en que sufrirías si alguien te cercenara una extremidad con un hacha. Sin embargo, resulta lógico que la gente llegue a esta conclusión errónea una vez que experimenta el alivio de sus síntomas por medio de este trabajo. ¿Un ejercicio emocional que cura un padecimiento físico?

¿Acaso eso no implica que todo estaba en mi cabeza? Es esencial que desmintamos esta idea engañosa de manera decisiva.

Dado que tu sistema nervioso necesita estar en un espacio seguro para regular tu cuerpo y para permitir que sane, tomarnos el tiempo y el cuidado para integrar la ciencia del cerebro detrás de los padecimientos crónicos es un esfuerzo que bien vale la pena. A menudo me oirás decir que mi trabajo tiene tres facetas: *creer, hacer el trabajo y ser paciente y amable contigo mismo.* Como las patas de un banquito, se necesitan las tres para construir las bases que sustenten un robusto bienestar físico y mental. Ahora que inicies tu recorrido con el fin de abordar tus dolores crónicos, camina de manera consciente por todo este importantísimo contenido. Hacerlo creará nuevas vías neuronales de comprensión, lo que ayudará a consolidar tu confianza en el proceso y en las razones por las que funciona. La creencia es tu salvoconducto; la puerta tras la que se encuentra toda sanación. ¿Por qué? Porque tu percepción es tu realidad. Creer en la ciencia del SMT envía un mensaje de seguridad a tu sistema nervioso y allí es donde se revelan los milagros de la medicina mente-cuerpo moderna.

El cerebro adolorido

Experimentas dolor y la sensación de dolor es la sensación de dolor. La razón por la que cualquier persona sufre, en cualquier condición, es que el cerebro y el sistema nervioso están disparando señales de dolor que terminan en distintos órganos o sistemas de tu cuerpo, y en diferentes grupos musculares. Para comprender las razones por las que dichas señales trabajan de manera excesiva de esta forma, es necesario plantearse una pregunta esencial: *¿por qué?* ¿Por qué se están iniciando estas señales?

Y es aquí donde entra la amígdala. Como ya lo discutimos en el capítulo 1, esta pequeña área en forma de almendra dentro de tu cerebro es parte del sistema límbico, la red neuronal responsable del procesamiento emocional. La amígdala es una de las estructuras cerebrales más primitivas. Ha existido en los seres humanos (sin mencionar a todos los demás mamíferos) desde el mismísimo principio. Podrá ser una estructura pequeña, pero es muy potente. Éste es el sitio en donde se origina la respuesta de lucha o huida, nuestra reacción fisiológica automática a los estímulos estresantes o atemorizantes.

¿Y eso qué tiene que ver con tu dolor? Cuando te fracturas un hueso, tienes un desgarre muscular, o cortas o quemas tu piel, los nervios de esa región de tu cuerpo envían una señal de ayuda al cerebro para informarle que estás presentando un problema. Entonces, el cerebro envía una señal de dolor en respuesta. Lo hace por una buena razón. Te lo repito de nuevo: *el objetivo primordial del dolor es protegerte.* Recuerda que, en la antigüedad, cuando nos lastimábamos de alguna manera que requiriera asistencia, nuestra supervivencia dependía de que pudiéramos conseguir ayuda antes de entrar en un estado de tal vulnerabilidad que pudiéramos ser atacados o engullidos por algún depredador. El dolor es el mensajero que te alerta que es momento de que atiendas tu cuerpo para evitar un final desastroso.

La amígdala, que en ocasiones se conoce como "cerebro reptiliano" porque los biólogos evolutivos consideran que tal región domina el comportamiento de los reptiles y de otros animales más primitivos, es exactamente igual a como era en nuestros parientes más iniciales. Aunque los seres humanos hemos desarrollado estructuras cerebrales mucho más complejas y sofisticadas que nos permiten razonar y crear de maneras que evolucionan de forma constante, este centro de supervivencia no ha cambiado en absoluto. La razón por la que la respuesta de lucha o huida no se ha modificado por generaciones es que, en muchos sentidos, no ha sido necesario. Los seres humanos necesitamos muchísima ayuda para transitar por la vida, lo que incluye nuestra supervivencia básica. Gracias a la amígdala, retiras tu mano de la manija de una olla caliente de manera automática antes de que tu piel se derrita; en menos de un segundo, saltas fuera del camino de un vehículo que está a punto de atropellarte. Estas reacciones no son algo sobre lo que poseas un control consciente; ¡ni deberías tenerlo! Si los seres humanos tuvieran que pensar si deben o no evitar algo que cuenta con el potencial de dañarnos, la mayoría de nosotros no viviría para contarlo. Suspiramos aliviados cuando nuestros reflejos "gatunos" evitan que nos lastimemos sin que acabemos de entender que ese mismo proceso automático que protege nuestras vidas también es el responsable de que nos enfermemos de forma crónica.

La razón que explica esta protección confusa se encuentra en la comprensión del concepto de los *depredadores.* La vida está llena de ellos. Hace milenios, tal vez se trataba de animales de enorme tamaño o de las llamas de algún incendio demasiado cercano. En la actualidad, quizá se refiera al perro agresivo del vecino o a la parrilla que está en el patio y que no sabías que alguien olvidó apagarla hasta que empezaste a limpiarla. Para los propósitos de nuestra discusión, un depredador es cualquier cosa que puedas percibir, de manera consciente o inconsciente, como algo que amenaza tu vida o tu seguridad.

En la prehistoria, un tigre dientes de sable hubiera sido una amenaza muy evidente. Si detectabas que este depredador se estaba acercando a ti entre la maleza, quizá lo primero que harías sería quedarte lo más quieto posible para determinar si te vio (paralizarte). Si el animal empezaba a correr hacia ti, tu cerebro le enviaría una señal a tus glándulas suprarrenales para liberar adrenalina y cortisol, lo que, con suerte, te permitiría correr hasta ponerte a salvo (huida). Si, por desgracia, te encontraras en una situación en la que ya no tuvieras a dónde escapar, quizá recogerías algún arma y la blandirías frente a la criatura (lucha). Durante esta experiencia intensa e inmediata, tu cuerpo entero te ayudaría a tratar de sobrevivir. Los aparatos y los sistemas de tu organismo, como tu circulación y tu respiración, se optimizarían para dar batalla, mientras que tu digestión y tus procesos de eliminación se detendrían por completo: ¡no hay tiempo para preocuparse de tener hambre o de usar un baño cuando estás peleando por tu vida! Y, de manera muy evidente, aunque no nos fue posible ganar en todas las ocasiones, este proceso automático preprogramado permitió que la humanidad siguiera sobreviviendo, floreciendo y propagando nuestra especie por milenios.

Un dato curioso: si te lastimaras mientras estuvieras huyendo del tigre, no sentirías dolor alguno sino hasta después de estar fuera del peligro inmediato. El cerebro no sólo tiene la capacidad de crear dolores físicos, también posee el poder de inhibirlos. El sistema nervioso no dejará que nada se interponga en el camino de tu protección. Una vez que el tigre quedara fuera de vista, el dolor empezaría en el sitio de la lesión, dejándote saber que necesitas atenderla. De nuevo, toma nota del hecho de que el cerebro es capaz de generar dolores en tu cuerpo, pero también eliminarlos. Resulta esencial comprender las cosas distintas que puede hacer este increíble órgano, en especial cuando empecemos a examinar lo que le sucede a tu cuerpo cuando los depredadores que te acechan dejan de ser tan evidentes.

Tu sistema nervioso actúa como el centinela de tu cuerpo. Recibe información del mundo externo y examina los alrededores para mantenerte a salvo. Cuando se topa con una lesión, enfermedad o situación estresante, envía una alerta roja hacia tu cerebro. Necesitas actuar para mantenerte a salvo... ¡y tienes que hacerlo de inmediato! Estas señales propiciarán que tu cerebro prepare a tu cuerpo para huir, luchar, paralizarte o adular. Sin embargo, también puede responder a la alerta del centinela enviando señales de dolor para que tu cuerpo entre en modalidad de descanso y reparación.

Todos estos procesos son esenciales para nuestra supervivencia y es muy sencillo ver cómo funcionan cuando te enfrentas a un tigre hambriento o a un incendio fuera de control. Lo que resulta más complicado de entender es que esa misma dinámica puede detonarse a causa de los depredadores en nuestro interior.

Los depredadores internos

Si los únicos depredadores que amenazaran nuestra existencia fueran animales agresivos y el calor abrasador, nuestras vidas serían mucho menos complicadas, pero no es el caso. Recordemos la reserva de emociones que discutimos en el capítulo 1. En nuestra sociedad moderna, el "peligro" está por todas partes. La evolución del cerebro nos permite analizar, deconstruir, lamentar, sobrepensar, "catastrofizar" o "terribilizar" casi cualquier cosa. Como ya lo estás averiguando, esto ha creado todo un mundo nuevo de depredadores que asumen la forma de nuestras parejas, nuestros hijos, nuestros colegas y nuestros amigos, sin mencionar los acechantes peligros del dinero, la autoconsciencia, el propósito y el éxito.

Nos encontramos en constantes conflictos inconscientes: *te amo, pero te guardo rencor. Te deseo, pero me provocas. Te necesito, pero mis traumas infantiles me hacen sentir inseguro.* Estas emociones profundas y conflictivas empiezan a acumularse, alcanzan una masa crítica y, a la larga, se niegan a mantenerse bajo control. A medida que tu reserva emocional comienza a desbordarse, todos esos sentimientos llaman a la puerta de tu consciencia y amenazan con dejarte saber justo lo enojado, triste, atrapado o avergonzado que te sientes.

Tu cerebro percibe este mundo emocional reprimido y los traumas almacenados como depredadores. Los ve como problemas mucho más peligrosos que la manifestación física de tu dolor o tus síntomas.

Esto se debe a que tu mundo emocional y los traumas que has experimentado (tanto con *t* minúscula, como con *T* mayúscula) son complejos y difíciles de "resolver" en la computadora que es la mente humana. De modo que nuestro cerebro hace lo que necesitamos que haga; asimila el dolor completo que experimentamos (provocado por otros y por nosotros mismos) y lo reserva para después. A menudo me oirás referirme a esto como "seguro de la manera más insegura". Y aunque tendremos un momento de alivio del catastrofismo relacionado con algún tema u otro, la mente inconsciente también tiene sus límites. Todos esos sentimientos empezarán a invadir la mente consciente, lo que enviará una alerta roja. El interruptor se activará y tu sistema nervioso entrará en modalidad de lucha o huida.

Lo anterior hará que, de manera desesperada, tu cerebro busque algún sitio en el que pueda mantenerte a salvo. No hay ninguna cueva donde escondernos de estos depredadores y correr tampoco servirá de nada. La protección moderna requiere algo más y las enfermedades, por más indeseadas que sean a nivel consciente, son protectoras: requieren tranquilidad. Las enfermedades significan que debemos reducir la marcha, pedir ayuda y dejar de criticarnos con dureza. Las enfermedades significan poner límites, decir que no, quedarnos en casa.

Como lo dije antes: estar seguros de la manera más insegura posible.

Nuestra programación innata también nos convencerá de que este tipo de "seguridad" conlleva cierto elemento de control. Cuando hacemos intentos denodados por administrar nuestra vida y nuestro trabajo en torno al dolor o en un intento por lidiar con el mismo, volvemos a estar tras el volante. Tenemos voluntad y poder. Cancelamos todos nuestros planes porque nos sentimos demasiado incómodos como para estar rodeados de personas. Con enorme tristeza, nos lamentamos de las limitaciones de nuestra vida con las personas a las que amamos y, con ello, obtenemos empatía y conexión. Aunque no hay manera posible de que lo sepamos en ese momento, nuestro sistema nervioso se tranquiliza en medio de esta desafortunada existencia y, aunque dicho estado puede darle una ilusión de estabilidad al mismo, dista mucho de lo que es la libertad.

La postura de protección más eficaz para cada persona es algo que le resulte *creíble*: migrañas porque tu mamá y tu abuela también las padecían, un dolor de rodilla en el sitio de alguna antigua lesión, espasmos de espalda que coinciden con alguna "anormalidad normal" (fue el doctor Sarno quien acuñó el término), como el abultamiento discal o la espondilolistesis (¡como en mi caso!). O, tal vez, el síntoma se relacione con una conexión ansiosa que tu cerebro absorbió: la fibromialgia que se describió a detalle en un reportaje alarmante, el dolor pélvico que obliga a tu mejor amiga a caer en cama, los trastornos de ansiedad y pánico que se dan en tu familia o el COVID largo que ha ocupado las esquinas más oscuras de tu mente desde que su existencia se reveló en la prensa. Es igual de posible que no exista ningún hallazgo médico asociado con el sitio de tu dolor. Durante nuestro tiempo juntos aprenderás que, al final de cuentas, la zona en la que se presenten tus síntomas no tiene importancia alguna. Siempre y cuando llamen tu atención y te distraigan del desbordamiento de tu reserva emocional, ya hicieron su trabajo.

Sabemos que el dolor no está "en tu cabeza", como lo expresó Matilde en un momento de confusión. Incluso fuera del mundo de la medicina mente-cuerpo, importantes investigadores están empezando a comprender que el dolor crónico no sólo es el resultado de una lesión o una anormalidad en alguna localización física. Ahora, muchos están abogando por un modelo *biopsicosocial* al argumentar que el desarrollo de un dolor crónico es una "integración multidimensional y dinámica entre diferentes factores fisiológicos, psicológicos y sociales que influyen entre sí de manera recíproca".

¿Y esto qué significa en términos sencillos? Que aunque la lesión física quizás haya provocado el dolor de rodilla para recordarte que tenías que descansar mientras sanaba, diferentes variables psicológicas, sociales y emocionales pueden ayudar a transformarlo en un asunto crónico. Digamos que te lastimaste la espalda baja cuando moviste algo pesado con brusquedad. El dolor inicial podría atribuirse de manera correcta a una distensión muscular o a un ligamento estirado; sin embargo, ninguna lesión sucede en un vacío. El impacto psicológico de la ansiedad que quizás experimentes en torno a la manera en que manejarás tu trabajo y a los niños mientras estás en recuperación podría magnificar las señales de dolor que tu cerebro le está enviando a tu espalda baja, y la influencia social de que tu pareja te agreda de manera pasivo-agresivo por la frustración que siente al tener que hacer más deberes de la casa mientras descansas también podría aumentar el dolor. Aunque una lesión de este tipo dolería algunos días y después mejoraría, esta confluencia de factores podría hacer que el cerebro envíe señales de dolor mucho tiempo después del periodo acordado para que la cura se haya efectuado.

Y, además, de manera importante, también entran en juego otros procesos psicológicos: los sentimientos profundos y ocultos de tu reserva emocional, que ni has reconocido, ni enfrentado. La vergüenza residual de tus días de primaria, cuando los demás niños se burlaban de ti porque eras diferente. Los recuerdos de tus padres cuando te acusaban de fingir los dolores que experimentabas durante tus años adolescentes. Los pensamientos de ira que tienes (sin que lo sepas) por ser la única persona que hace cosas en la casa y por la forma en que todos los miembros de tu familia lo dan por hecho.

Todos estos sentimientos importan, y mucho. Y, como lo están averiguando los científicos, los mismos representan un papel central en la razón por la que experimentas dolores crónicos. Seré exageradamente redundante cuando toquemos este punto. No hay manera de consolidar tus creencias, ni de iniciar tu transformación de manera genuina sin que comprendas esto a la perfección. Lo que estás experimentando *no está en tu cabeza*; pero lo que está pasando dentro de tu cabeza sí está influyendo en tu experiencia del dolor de manera significativa.

Como ya estás aprendiendo, el cerebro envía señales de dolor por una razón: está diseñado para funcionar así. Es importante que te comunique esto con absoluta claridad ya que no hay nada fácil, ni divertido, acerca de estos dolores. Los padecimientos de dolor crónico se han etiquetado, estudiado y tratado por años. Les han provocado un sufrimiento inconcebible a millones de personas. Han hecho que muchas se quiten la vida. Los síntomas del SMT no son "fingidos" de ninguna manera, ni son producto del dramatismo. Son reales y se experimentan a nivel físico. Las señales y las vías neuronales que se activan para generar estas sensaciones tienen una sorprendente superposición neurológica con aquellas que se activan si te machucas un dedo o te fracturas un hueso.

Todo lo que discutimos en estos primeros dos capítulos está pasando, y te está pasando a ti. Sé que es cierto porque eres un ser humano y no hay ser humano que se libre de todo lo anterior. Por fortuna, debido a la increíble influencia que tienen sobre los padecimientos crónicos, estos pensamientos y sentimientos no sólo son una soga alrededor de tu cuello; de la manera más impactante, abren la puerta a una increíble sanación y te ofrecen el camino para aliviar tu dolor y para conducirte hacia un bienestar emocional que jamás pensaste que fuera posible.

Al fin, una solución

Una de las cosas que más me frustra es que nuestra sociedad está colmada de personas que ratifican los retos a los que nos enfrentamos, pero que rara vez ofrecen métodos concretos con los que sobreponernos a los mismos. De hecho, aquí, frente a tu puerta, lo que te estoy ofreciendo es un juego de herramientas.

Es posible alterar nuestra narrativa inconsciente interna. Dado que se genera todo tipo de síntomas cuando el cerebro percibe a tus depredadores internos (emociones reprimidas, críticas internas, traumas no procesados, etcétera) como amenazas constantes a tu seguridad, pueden eliminarse cuando se corrige esta percepción errónea. Tus hijos, aunque a veces son molestos, te vuelven loco y se roban toda tu cordura y cualquier rastro de dignidad, no son depredadores. Tu inestable autovalía, temor al fracaso, preocupación por el futuro y resentimiento hacia tu madre por un sinfín de razones no te van a matar *en realidad*.

Sólo tenemos que informarle a tu cerebro consciente al respecto.

Recuerda que la respuesta de lucha o huida se diseñó para aprovecharse durante periodos muy cortos; lo suficientes como para permitir que nosotros, como seres humanos suaves y masticables, podamos encontrar un sitio seguro o luchar por nuestras vidas. Sin embargo, la permanencia duradera de dicho estado es insostenible. Para este momento se estará haciendo cada vez más claro que el cerebro percibe que hay seguridad cuando se encuentra con algo que puede "controlar". Aunque sin duda no es el estado de existencia *consciente* más preferible, la seguridad es el único imperativo, y tu comodidad física no les importa en lo más mínimo al funcionamiento automático y casi por completo inconsciente del cerebro y del sistema nervioso. De manera que resulta lógico que se envíen sensaciones físicas (en forma de dolor y de otros síndromes y padecimientos) hacia el cuerpo en un intento por protegerlo de lo que se percibe como una "amenaza" de mayor tamaño.

Los tratamientos que se limiten a lo físico quizás ofrezcan un alivio temporal, pero no resolverán la situación. Esto se debe a que el padecimiento se está generando, de manera literal, en un cerebro equivocado. Como lo verás cuando profundicemos en el concepto del *imperativo del síntoma*, es frecuente que una vez que un síntoma parece solucionarse gracias a alguna intervención médica, quirúrgica o alternativa (junto con el efecto placebo, que se reconoce ampliamente como real entre los científicos), aparece otro síntoma que lo reemplaza si tu reserva emocional sigue desbordándose.

Así entonces, la solución es encontrar la manera de vaciar esa reserva. Si el depredador se refiere a una desproporción de emociones y disparadores traumáticos ignorados, su amenaza podrá eliminarse una vez que estos factores ya no se perciban como desproporcionados. Dicen que la luz del sol es el mejor desinfectante. Aquí entraremos juntos en las habitaciones más oscuras y prenderemos la luz. Los depredadores de tu mundo interno no son leones salvajes verdaderos, sólo son amenazas *percibidas*; sombras proyectadas sobre una pared. Cuando sepas cómo revelar "tu yo a ti mismo" de manera segura y consciente, con fe, paciencia y amabilidad, las señales de dolor dejarán de detonarse.

La anterior no es una idea novedosa. Quizás hayas oído del libro éxito de ventas del doctor Bessel van der Kolk, *El cuerpo lleva la cuenta*, que explora los efectos corporales del trauma, en especial en soldados que regresan de la guerra con trastorno por estrés postraumático (TEPT). Van der Kolk nos muestra la forma en que estos traumas no procesados pueden conducir a dolores físicos debilitantes, adicciones y otros padecimientos médicos crónicos. Si no se tratan los sucesos traumáticos, afectan la salud física.

El libro *Cuando el cuerpo dice no*, del doctor Gabor Maté, llega a una conclusión parecida. Maté analiza las conexiones entre el estrés, los traumas y las adicciones, y profundiza en los vínculos entre la salud mental y la enfermedad física. Y, al igual que Van der Kolk y que yo, trabaja para destacar estas causas poco reconocidas del dolor físico. A medida que pasemos este tiempo juntos, tomaremos estas ideas un paso más allá y viviremos dentro de la solución para eliminar el dolor crónico ocasionado por la aflicción emocional y psicológica.

Estas importantes publicaciones también destacan la expresión física del dolor emocional y de los traumas pasados, pero con una diferencia esencial. Aunque, sin duda, el cuerpo lleva una cuenta y nos muestra ese tablero de puntuaciones, creo que este tipo de registro sólo es un estado de existencia temporal. El cerebro es plástico y capaz de cambiar hasta nuestro último aliento. Sin importar el trauma que hayas experimentado, éste no necesita habitar tu cuerpo para siempre.

La mayoría de nosotros nos hemos criado dentro del modelo médico occidental, casi paralizados por la creencia de que los problemas físicos requieren soluciones físicas. Aunque en algunas situaciones esto puede ser muy cierto, es necesario que desmintamos esa programación si queremos prosperar. Aunque un dolor duradero se siente y experimenta a nivel físico, ahora entendemos que, en el caso de los padecimientos crónicos, rara vez encontraremos una solución mediante la alteración de la parte del cuerpo que produce la molestia. Simple y sencillamente, no es el sitio de donde proviene el dolor.

Si esto representa un desafío para tu mente agotada, recuerda lo que discutimos en el capítulo 1 acerca de las diversas conferencias que he impartido frente a públicos de todos tipos: la mayoría de nosotros acepta que el pánico produce erupciones cutáneas, que el estrés genera dolores de cabeza y que el temor y la ansiedad propician problemas estomacales como cambios de apetito y reacciones del tracto gastrointestinal. Todos los anteriores son estímulos emocionales que están produciendo reacciones físicas. ¡Sigue recordándote que te estoy diciendo algo en lo que ya crees! Para dejar atrás tus padecimientos crónicos, lo único que necesitas hacer es aplicar esta misma lógica a lo que sea que te esté afectando y, después, llevar a cabo el trabajo para revertirlo. Como tan a menudo lo digo, toma prestada mi certeza a medida que cultivas la tuya. Estoy más que segura de los resultados.

Como sería evidente, y como siempre lo discuto desde un inicio, resulta esencial que primero consultes con un médico para garantizar que un diagnóstico tratable, como cáncer, cardiopatía, anemia o infección, no sean la causa de origen de tu dolor. De todas maneras, una vez que tu estado de salud se clasifique como adecuado o que se te dé un diagnóstico de algo que se considera "incurable", es muy probable que la desregulación de tu sistema nervioso sea la culpable y que los métodos que describo en estas páginas puedan revertirla. Muchos estereotipos médicos tradicionales (por ejemplo, que el abultamiento discal produce dolores de espalda, que el sobrecrecimiento bacteriano causa problemas estomacales, o que las elecciones alimentarias contribuyen a la inflamación pélvica) se desafían de manera habitual en mi trabajo con personas que, al igual que yo, después de hallazgos clínicos desalentadores o confusos, encuentran que sus problemas se resuelven por completo sin manipulaciones físicas de ningún tipo. Esto es algo posible para ti y, a medida que me acompañes a través del resto de este libro, llegarás a creerlo.

La ciencia nos respalda

Digamos que sigues sintiendo cierto escepticismo. Quizás algunos datos científicos incontrovertibles te puedan servir. La remisión del dolor y otras recuperaciones notables a través de las prácticas mente-cuerpo se están documentando cada vez más en la literatura científica actual. El doctor Sarno estaría exultante. Hace poco, el doctor Michael Donnino, profesor de la Facultad de Medicina de Harvard, llevó a cabo un estudio aleatorio controlado donde comparó tratamientos para el dolor de espalda. Donnino y sus colaboradores reclutaron adultos que llevaban tres meses con dolores crónicos de espalda y donde este malestar se presentaba al menos tres días de cada semana. De manera aleatoria, se asignó a los participantes del estudio a uno de tres grupos. El primer grupo continuó con sus regímenes existentes para el manejo del dolor. Se inscribió al segundo grupo a un programa de ocho semanas de reducción de estrés en el que los pacientes aprendieron técnicas de consciencia plena para lidiar con su dolor. El grupo final participó en una intervención psicofisiológica de 12 semanas basada en el trabajo del doctor Sarno, donde los participantes aprendieron sobre el modelo psicofisiológico del dolor y exploraron sus antecedentes emocionales por medio de técnicas mente-cuerpo.

Cuando el doctor Donnino midió los niveles de dolor de los participantes al final del estudio, descubrió que quienes participaron en la intervención psicofisiológica informaron de niveles significativamente inferiores de dolores de espalda que los demás. Además, también hubo reducciones significativas cuando se analizó qué tanto les molestaba el dolor en sus vidas cotidianas. Veintiséis semanas después del estudio, más de la mitad de las personas que llevaron a cabo la capacitación mente-cuerpo, un impactante 63.6%, informó estar libre de dolor por completo. Eso llevó a Donnino a concluir que la terapia psicofisiológica para el alivio de síntomas, que es de lo que trata la medicina mente-cuerpo, "es un tratamiento altamente benéfico para pacientes con dolor inespecífico de espalda".

El poder del enfoque mente-cuerpo no sólo resulta de ayuda con los dolores crónicos clásicos. Donnino realizó un estudio parecido con pacientes afectados por COVID largo. No todas las personas con COVID largo experimentan dolor, pero la mayoría informa de fatiga, dificultades para respirar, niebla mental y problemas de sueño (todos

ellos equivalentes al SMT). Muchos de estos pacientes también experimentan síntomas depresivos o de ansiedad. De nuevo, cuando Donnino comparó el trabajo mente-cuerpo del doctor Sarno con otros,
encontró que el tratamiento psicofisiológico ayudaba a aliviar los síntomas. Los resultados de su estudio lo llevaron a concluir que, con
toda probabilidad, los síntomas de COVID largo eran "un fenómeno psicofisiológico, más que el impacto físico duradero del virus".

Investigadores del Centro Médico Weill Cornell de la Universidad de Dartmouth y de la Facultad de Medicina de la Universidad de
Colorado también llevaron a cabo estudios clínicos aleatorios en los
que el dolor crónico de pacientes entró en remisión gracias a las terapias de reprocesamiento psicológico. Otro grupo de investigadores
utilizó la capacitación de consciencia y expresión emocional de manera exitosa en la reducción de la gravedad de síntomas en pacientes
diagnosticados con SCI. Muy aparte de su diagnóstico, cuando a los
pacientes se les dio la oportunidad de reprocesar sus emociones reprimidas y los poderosos depredadores internos, lograron recalibrar
sus sistemas nerviosos para impedir la descarga constante de señales
de dolor.

Si necesitas todavía más evidencia contundente para tranquilizar a
tu amoroso, pero escéptico cerebro, te entiendo. Al final del libro, en
el apéndice de "Lecturas adicionales", incluí toda una lista de estudios
científicos. Siéntete en plena libertad de pasar el tiempo que necesites
para consultarlos. Sólo tenemos un objetivo en mente: convencer a
tu sistema nervioso de que estás lo bastante seguro como para vivir
una vida plena sin necesidad de utilizar una enfermedad crónica para
protegerte de todas sus vicisitudes.

Al fin, las investigaciones están poniéndose al corriente con algo
que he sabido y vivido por años: cuando las personas se enfrentan a
lo que está oculto en sus reservas emocionales y hacen el trabajo necesario para regular sus sistemas nerviosos, sus síntomas crónicos se
atenúan. No siempre es fácil tratar con estos sentimientos ocultos; de
hecho, es bastante desafiante. Sin embargo, aquellos que están familiarizados con mi trabajo saben que es frecuente que les diga: "La vida
es una elección entre lo que duele y lo que duele más". Este concepto
de dualidad podrá parecer negativo a primera vista, pero la verdad es
que ofrece una enorme cantidad de alivio. La vida no es "buena o
mala", "feliz o triste", sino un cálculo constante de la opción menos
desagradable. Los mecanismos protectores naturales del cerebro no

son la excepción. Podemos vivir con dolor, o experimentar los sentimientos asociados con nuestros traumas almacenados y nuestro mundo emocional reprimido. Si tenemos el conocimiento y las herramientas adecuadas, tendremos el poder de elegir.

Matilde eligió. Empezó a practicar JournalSpeak y vio cómo sus dolores de cabeza empezaban a desaparecer. Quizá no haya comprendido del todo *por qué* encontró alivio, pero al descubrir sus emociones reprimidas, comenzó el recorrido por el camino del autodescubrimiento, del despertar, del bienestar físico y mental, y de la libertad.

Tú también tienes el poder de elegir eso. Armado con la comprensión de la ciencia del cerebro y motivado por tu apertura y disposición, puedes incentivarte a ti mismo. Puedes aprender a utilizar las herramientas que te ayuden a lidiar con tus síntomas crónicos y a romper el ciclo del dolor. Al hacerlo, te unirás a los miles de personas que viven libres de dolores o incomodidades crónicas. Cuando estés listo para hacerlo, podrás recuperar tu vida.

Cómo Gigi se recuperó del STOP, la cistitis intersticial y la fatiga crónica: 27 años de edad (Bermudas)

Mi historia con el dolor y la enfermedad crónicos empezó a los 13 años, cuando me diagnosticaron con síndrome de Ehlers-Danlos (SED). Este hallazgo inicial no se basó en ningún síntoma en sí, sino más bien en la opinión del doctor de que, como era alta de estatura y estaba baja de peso, sería una buena idea que me sometieran a pruebas genéticas para asegurarse de que no padecía ningún trastorno más grave del tejido conectivo. Aunque las pruebas no arrojaron ningún resultado de cuidado, empecé a exhibir el primero de mis síntomas crónicos, que se presentó en la forma de síndrome de taquicardia ortostática postural (STOP). Esto implicaba mareos, bajas intempestivas de mi presión arterial, aceleración del ritmo cardiaco, sensación de sobrecarga sensorial y neuropatía. Tenía una extraña sensación de hormigueo constante en pies y piernas, de que alguien estaba rompiendo un huevo sobre mi cabeza, y experimentaba una abrumadora fatiga crónica.

Mis padres me llevaron con diferentes médicos de todas las especialidades. Me sometieron a todas las pruebas y análisis que te puedas imaginar: análisis de sangre, resonancias magnéticas, tomografías y radiografías. De manera inevitable, cuando los resultados eran normales, los especialistas respondían con la misma frase trillada: "Se debe a tu SED... Es algo con lo que tendrás que aprender a vivir".

Desilusionados y en busca de respuestas, expandimos nuestra exploración y consultamos con médicos funcionales que sugirieron diversas causas, como toxicidad por moho y fatiga suprarrenal. Con cada tratamiento fracasado, aumentaba mi temor y, por supuesto, mis padres complementaban mi pánico con el suyo.

Muy a pesar de todos los retos de salud a los que me enfrentaba, nací con una personalidad en extremo ambiciosa. A medida que fui creciendo, seguí viviendo mi vida de la mejor forma posible. Sobresalí en mis estudios, conseguí un sitio en la Universidad de Oxford y obtuve un título en ciencias biológicas, seguido de una maestría en ciencias, donde obtuve los mejores resultados de examen de toda la universidad. Aunque, a menudo, no había ninguna indicación externa de cualquier problema, mi vida era cada vez más caótica. Cada examen, proyecto o compromiso social derivaba en una explosión de síntomas que a veces se prolongaban por meses. Era de lo más difícil para mis amigos y mi familia comprender cómo alguien que, a primera vista, no parecía estar enferma (y cuyos análisis no revelaban nada) pudiera sufrir tanto.

Varios meses después de que mi mamá (mi máximo sistema de apoyo) presentara una urgencia médica propia, empecé a desarrollar mi primer conjunto de problemas de vejiga, que iniciaron con una disminución en el flujo normal de mi orina y un aumento en la frecuencia de mi necesidad de orinar. Pronto, empecé a exhibir dolores intensos. Acudí al médico con la plena expectativa de que me diagnosticara alguna infección del tracto urinario (ITU) y me recetara antibióticos. Los resultados de un urocultivo no revelaron infección alguna.

Me informaron que no había nada que hacer. Insistí en más estudios y consulté a más médicos cada vez, desesperada por controlar la situación y encontrar alguna solución. Se repitieron los cultivos urinarios y eso se siguió de pruebas especializadas y estudios imagenológicos con urólogos y nefrólogos. Sin ningún resultado adicional, terminaron por diagnosticarme cistitis intersticial (CI), un padecimiento incurable.

Ese diagnóstico derivó en un mayor deterioro de mi salud mental. Mis investigaciones académicas revelaron que era un padecimiento de causas desconocidas y que las opciones de tratamiento eran limitadas, además de que, con frecuencia, no superaban aquellas con placebo. Incluso, había casos de personas con CI a las que les extirpaban la vejiga ¡sin que tuvieran cambio alguno en la experiencia de sus síntomas! Me sentía en una guerra sin cuartel contra mi cuerpo y no podía comprender cómo era posible que tuviera tan mala suerte. Los diagnósticos que de manera genuina había tratado de combatir se convirtieron en una cárcel, y me quitaron toda esperanza de tener una vida feliz y satisfactoria.

Por suerte, a diferencia de mí, mi mamá no se limitó a leer artículos académicos. Una noche, desesperada por la condición de mi salud y en busca de algo que escuchar al momento de dormir, se topó con *The Cure for Chronic Pain*. Se quedó despierta hasta altas horas de la noche, devorando episodio tras episodio, y dándose cuenta de que todas las personas entrevistadas tenían experiencias idénticas a la mía. La gente hablaba de tener gran sensibilidad, empatía natural, motivación extrema y perfeccionismo. Muchas personas con síntomas igual de graves que los míos se estaban recuperando por completo. Sintiéndose animada y segura, se acercó a mi cama a la mañana siguiente y declaró, enfática: "¡Creo que ya sé lo que te está pasando! ¡Creo que tienes un problema mente-cuerpo!".

Estuve a punto de aventarle mi computadora a la cabeza, sintiéndome herida y traicionada. *¿A qué se refería con que mis síntomas provenían de mi mente?* ¿Qué no podía entender lo reales y físicos que eran? ¡Mis síntomas estaban en mi vejiga, no en mi cabeza! Después de todo el sufrimiento del que fue testigo y que toleró conmigo, ¿cómo podía abandonarme de esa manera? Me sentí furiosa y ni siquiera tomé en cuenta lo que me estaba diciendo.

En lugar de eso, centré mi atención en otro punto importante con el que me había topado: una hipótesis estructural que sugería que la CI podía ser el resultado de una "infección persistente". ¡Gracias a Dios había alguien que estaba tomando en serio los síntomas que estaba experimentando! Le informé a mi mamá que, aunque apreciaba sus consejos, no podía aceptarlos. En lugar de ello, regresé con mi urólogo y casi le ordené que me recetara dosis heroicas de antibióticos a pesar de que mis resultados de laboratorio seguían indicando que no existía ninguna infección detectable.

Tomé la primera dosis; al cabo de varias horas, mi nivel de dolor se redujo de 15 a 10 y después a 2. Por supuesto, esto me brindó una enorme sensación de alivio y felicidad. ¡Al fin! La respuesta a mi atormentada búsqueda: ¡una infección persistente! Sin embargo, había un pequeño problema. Al ver este milagro desde un punto de vista objetivo y científico, resultaba un poquitín peculiar. Los antibióticos necesitan alrededor de 24 a 48 horas para surtir efecto. Es casi imposible experimentar resultados así de inmediatos. De todas maneras, decidí que no me importaba. Encontré la solución a mis síntomas y, sin duda, no iba a permitir que ninguna tonta realidad científica se metiera en mi camino. Seguí con el régimen de antibióticos.

El cuarto día, mis síntomas empezaron a regresar. Al principio, fue algo mínimo, pero al paso de algunas horas, alcanzaron su pleno y horrible efecto. Estaba confundida. ¿Cómo era posible que tuviera una infección *tan receptiva al tratamiento* que presentó la reacción más rápida de toda la humanidad, sólo para que ahora fuera así de resistente? Una pequeña voz empezó a hablarme desde los oscuros recovecos más recónditos de mi consciente; no era para nada posible.

En retrospectiva, puedo decir que la decisión de someterme a ese último e intensísimo curso de antibióticos fue la mejor que tomé a lo largo de toda mi recuperación. Dada la trayectoria de mi respuesta física (y tomando en cuenta mis años de estudio y comprensión científica), comprendí que no había posibilidad alguna de que mis síntomas se debieran a una infección. Me quedé sin opciones. Recurrí a mi mamá y me rendí ante la posibilidad de que mis síntomas fueran el resultado de algo relacionado con el funcionamiento interno de mi cerebro.

Empecé mi recorrido con el *podcast* de Nicole. Lo escuché y lo escuché; aprendí acerca de JournalSpeak y de la manera en que desentierra y revela todas esas cosas oscuras que no nos damos cuenta de que estamos reprimiendo. Apuntalé mi creencia con las historias de personas de todo el mundo que se curaron por completo. Toda mi firme convicción de causas y problemas estructurales empezó a transformarse en una certeza equivalente a que la medicina mente-cuerpo era la respuesta a las enfermedades y los dolores crónicos de toda mi vida. No miré hacia atrás y, con una renovada energía de vivir, me lancé a descubrir qué estaba incitando a mi cerebro y a mi sistema nervioso a protegerme. Empecé a ver que, de entrada, mis síntomas sólo eran el resultado de un dolor emocional subyacente que estaba asustando al cerebro y provocándolo a descargar señales de dolor.

Una vez que se solidificó mi nueva mentalidad, mi JournalSpeak inició en serio. Escribí de manera sistemática acerca de mi infancia, de mi personalidad dominada por el perfeccionismo y las críticas internas, y de las cosas cotidianas que podían activarme. Al paso del tiempo, mis síntomas empezaron a reducirse más y más hasta que desaparecieron casi por completo. La interrupción de todo dolor humano es una imposibilidad. El dolor es una alarma y hay ocasiones en que todos la escuchamos. El punto es, ¿qué harás con esa información?

Ahora sé que sólo necesitamos "llevar la vida con holgura", como dice Nicole. Permito que el dolor venga y vaya, que cambie y se transforme, que se acerque y se aleje. Todo está bien; no es más que una parte de estar vivo. Hacer este trabajo me ha permitido reimaginar mi vida entera. A pesar de los diversos diagnósticos recibidos a lo largo de los años, no tengo síntomas crónicos de ningún tipo. Viajo por el mundo, trabajo de tiempo completo y, ahora, doy cursos año con año, junto con Nicole y su equipo, en el Instituto Omega, localizado al norte del estado de Nueva York.

Siempre estoy acompañada por mi madre, mi adorable compañera en la revelación y sanación de este complejísimo rompecabezas de dolor y, más importante que cualquier otra cosa, jamás dejo que pase un día sin reconocer y agradecer a mis síntomas la sabiduría que me regalaron. Estoy libre, me siento inspirada y espero que mi historia te ayude a desafiar tus propios mejores conceptos. Hay veces en que no te cuentan toda la historia.

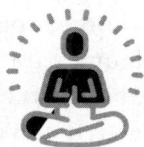

Capítulo 3

Mentalidad: tu percepción es tu realidad

Una noche, estaba trabajando desde casa cuando escuché una repentina y estridente cacofonía de estallidos que provenía del parque ubicado al final de la calle. De inmediato me tensé y sentí que aumentaban mis frecuencias cardiaca y respiratoria. Cuando siguieron los estruendos, que variaban de intensidad, noté que mi cuerpo comenzaba a prepararse para enfrentar algún peligro: ¿acaso alguien estaba disparando un arma semiautomática cerca de allí?

Minutos después, me enteré de que el escándalo se debía a unos chicos que se divertían con fuegos artificiales. No puedo darte la razón exacta por la que no reconocí los estallidos como la inocua actividad de unos niños de manera automática, pero en ese momento mi sistema nervioso inundó mi cuerpo con hormonas del estrés con el propósito de prepararme para cualquier amenaza que pudiera presentarse. Me estaba protegiendo, dado que no pude distinguir entre las detonaciones de un arma de fuego y unos cohetes. Incluso después de darme cuenta de la realidad, mis sistemas fisiológicos permanecieron en alerta roja y trascurrió algún tiempo para que regresaran a la normalidad.

Te menciono esta anécdota porque ilustra de manera precisa lo poderosas que son nuestras percepciones, así como la manera en que pueden influir en las respuestas de tu cuerpo. Si percibes que estás en peligro, tu sistema nervioso enviará esas mismas señales de lucha o huida a tus músculos y tus órganos, incluso si todo está bien.

No puedo insistir demasiado en este punto. Con una frecuencia exagerada, se nos dice a quienes vivimos con algún tipo de padecimiento crónico que no existe cura alguna para lo que nos aqueja. Escuchamos, de las mismas personas que esperamos que nos ofrezcan consuelo o alivio, que tendremos que vivir con dolores terribles o con síntomas desgarradores durante el resto de nuestras vidas. De manera más que natural, esto no sólo cambia la percepción que tienes de tu cuerpo, sino de tus capacidades y experiencias. Te arroja hacia un ciclo en el que empiezas a equiparar tus síntomas con estar descompuesto irremediablemente o más allá de cualquier tipo de ayuda. Entonces, tu sistema nervioso trata una vez más de protegerte y sube el volumen de tus síntomas al intensificar sus señales, y eso sigue y sigue sin detenerse jamás. Además, recuerda esto, todo ello lo hace sin permiso alguno. Por fortuna, el cerebro es flexible; se desarrolla y cambia a lo largo de la vida, así que siéntete aliviado: sin importar el tiempo que lleves viviendo con esto, eres más que capaz de darle la vuelta.

Para aceptar de lleno el poder de la medicina mente-cuerpo, tienes que cambiar tus percepciones acerca de lo que está mal contigo y de la manera de repararlo. Esto podrá sonar rudo y dominante, pero hay veces en que salvar tu vida requiere que destruyas algunas ideas anticuadas. Sé lo difícil que puede ser. Todos crecimos dentro del modelo médico occidental y, en muchos sentidos, y sin culpa alguna de nuestra parte, nos vemos motivados por el temor. Lo anterior no es del todo malo. Una pizca de ansiedad saludable relacionada con el propio cuerpo puede ser benéfica. Nos mantiene atentos; buscamos bultos y heridas. Prestamos atención a cómo nos sentimos, y pescamos cualquier problema subyacente antes de que nadie más tenga que hacerlo. En muchos sentidos, ceder nuestro poder a los médicos y especialistas nos ha mantenido sanos. Es correcto que confiemos en que los profesionales de la salud nos sirvan de guía.

No obstante, en el terreno de los dolores, padecimientos, síntomas y síndromes crónicos, esta conducta automática resulta fallida. Quedamos frustrados y atorados; desesperados e impotentes. Nuestras percepciones (y, por ende, nuestra realidad) nos indican cómo sentirnos y qué pensar que somos capaces de hacer: y ésta no es manera de vivir.

En este momento, te encuentras en el punto en que puedes elegir entre lo que duele y lo que duele más. Te lo aseguro: se trata de un verdadero alivio. Todos sabemos que la vida tiene momentos de dolor, pero no sirve negarlo, ni desear que sea de alguna otra manera. Cada decisión que tomas va ligada con algún nivel de lucha que la acompaña. Sea que se trate de una decisión pequeña ("¿Debería comerme una dona?") o de otra un poco más trascendental ("¿Debería tener un hijo?"), la realidad sigue siendo la misma: habrá incomodidad; habrá crisis; habrá efectos secundarios. En cada una de tus elecciones de vida, lo mejor que puedes hacer es darles la bienvenida a estas características que a veces son dolorosas, en lugar de engañarte y pensar que eres un fracaso porque no puedes disfrutar cada instante.

Dentro del budismo, la primera Verdad Noble es: "La vida es sufrimiento", lo cual se debe a que los seres humanos tenemos una enorme capacidad de sentirnos alterados al no conseguir lo que queremos o al obtener lo que no queremos. Incluso, hay ocasiones en que, a nivel inconsciente, ¡nos alteramos por alcanzar lo que queremos! Lo experimentamos como peligroso porque todo lo que tenemos existe "dentro del tiempo" y el tiempo se erosiona. Sólo es una verdad básica de estar con vida.

Me encantaría que la vida pudiera ser espectacular o terrible; ¡elegiría espectacular en cada ocasión! Pero es evidente que eso resulta imposible. Cuando puedo comprender la realidad de elegir entre lo que duele y lo que duele más, mis percepciones cambian. Lo mismo sucede en tu caso. Verás que todo conlleva cierto dolor y llegarás a aceptarlo. La aceptación es un bálsamo para el sistema nervioso. Este trabajo que estamos haciendo aquí podrá ser doloroso, pero es mucho menos doloroso que la desesperación, la desesperanza y la perpetuidad de vivir en sufrimiento crónico. Este tema esencial de la elección comprende la verdad más pura: tú puedes elegir en qué pensar, qué hacer y a qué prestarle atención. Tienes el poder de cambiar tus percepciones y ése es un primer paso esencial en este proceso.

La mentalidad como fuente de energía

Una mentalidad de creencia en la eficacia de esta labor sienta las bases para crear un cambio de lucha o huida a descanso y reparación. Ésta es la razón por la que enfatizo la ciencia del cerebro; es un poderoso catalizador para tener fe en el proceso y te colocará sobre la vía rápida hacia la transformación. Como ya lo discutimos, mi trabajo consta de tres facetas: cree, haz el trabajo y ten paciencia y amabilidad hacia ti mismo. Dado que estas tres facetas son las patas de un banquito, si falta cualquiera de ellas no es posible que se equilibre. La mentalidad es esencial porque, de manera muy parecida a mi reacción inmediata a los fuegos artificiales, tus creencias afectan tu experiencia física de manera directa. Al percibir que me encontraba en peligro, mi cuerpo se preparó de inmediato como si de veras lo estuviera. Tu experiencia con tu dolor y tus padecimientos crónicos también alteró tus percepciones de peligro. El animal humano es el único capaz de hacer que cualquier cosa que suceda "entre nuestros dos oídos" sea más real que lo que podría estar justo frente a nosotros. Si de verdad consideras que estás en peligro, tu cuerpo responderá justo de la misma manera que si se encontrara frente a alguna amenaza real.

Digamos que vas caminando por la calle y percibes una sombra que acecha a la vuelta de la esquina. De inmediato, eso te remite a la película de terror que viste la semana pasada, en la que el personaje principal recibió un ataque repentino que lo dejó a la orilla de la muerte. Dada esa información, no importará que la sombra pertenezca a alguien que se detuvo a responder un mensaje de texto o, incluso, que se trate de un arbusto mal podado, tu sistema nervioso podría percibirla como una amenaza potencial. Si ése es el caso, tu cerebro responderá iniciando la cascada de hormonas del estrés que ya discutimos, lo que aumentará tu frecuencia cardiaca, acelerará tu respiración, tensará tus músculos y les dirá a todos los demás sistemas y órganos de tu cuerpo que te prepares para luchar o para huir. Estás preparándote para sobrevivir cualquiera que sea el tipo de ataque que veas venir.

¿Verdad que puedes sentirlo? Todo esto sucederá, sea o no que la sombra represente un depredador verdadero; tu cuerpo responderá así de todas maneras. Cuando des vuelta a la esquina y te percates de que la sombra no era más que un árbol que no habías visto antes, todos tus aparatos y sistemas empezarán a tranquilizarse. Es posible que esto se tarde algunos minutos, pero al igual que en el caso contrario, la percepción de seguridad es todo lo que se necesita para desactivar el mecanismo de lucha o huida y permitir que te regularices. Lo anterior es lo que hace que tu mentalidad sea tan esencial para desempeñar este trabajo. Tu percepción es la realidad de tu cuerpo, y tus síntomas crónicos han alterado las percepciones de tu mundo.

No es mi intención culpar a los médicos, ni a tu mejor amiga que está preocupada por ti, ni a tu aprensiva madre; sin embargo, una vez que los médicos te informan que ya no tienes opciones, tu propia experiencia empezará a decirte lo mismo. Un estado prolongado de pánico o miedo (porque ya no puedes hacer las cosas que antes disfrutabas) propicia que tu mundo parezca cada vez más reducido. Es posible que sientas que eres una decepción como padre o como pareja porque tu dolor está impidiendo que participes de lleno en tus relaciones. Quizá tu trabajo sufra por ello. Estas cosas se irán acumulando y te llevarán a percibir que tu existencia misma es una amenaza. Cuando identificas tu cuerpo, tu dolor o tus síntomas como peligrosos, tus sistemas fisiológicos empiezan a responder a ellos de la misma manera; es una progresión negativa que no tiene fin.

Sé que estoy siendo repetitiva, pero es de manera deliberada. Recalibrar tu mentalidad te da el poder de invalidar a tu sistema nervioso confundido. ¡Estás evolucionando en tiempo real! Éste es un asunto de verdad formidable. Repasemos las diferentes posibilidades que tienes para contar con la mentalidad óptima que te coloque en la mejor posición para transformarte.

Cree que este trabajo funciona

El mejor de los casos: si te es posible, adopta la creencia de que un ejercicio emocional está conectado de manera directa con la transformación física de tu cuerpo. Por los años que llevo haciendo esto, puedo decirte, sin dudarlo siquiera, que así es. Siéntete en plena libertad de pedir prestada mi propia certeza hasta que puedas generar la tuya. Recuerda: a medida que abres este camino para ti mismo, hay muchísimos apoyos a partir de los cuales puedes fortalecerte. Permítete descansar en la energía de la ciencia del cerebro, en mi historia personal conforme te la presento y en aquella de tus compañeros de viaje a medida que los conoces a lo largo de las páginas de este libro. Reside en plena paz con la tranquilidad que acompaña el hecho de que no estás solo. Tu maravilloso sistema aprenderá a confiar.

Cuando sufrimos, todos lo hacemos de la misma manera. Una madre que acompaña a su hijo moribundo es la misma, ya sea que se encuentre en un hospital de vanguardia o en un campo para refugiados. El hombre que no puede levantarse del piso, paralizado por su dolor de espalda es el mismo, ya sea que se desempeñe como presidente de una corporación o que trabaje en el departamento de correos de la misma. La adolescente que queda fuera de juego a causa de su ansiedad fulminante es la misma, ya sea que se trate de la alumna más destacada de su generación o de la tímida chica oculta en la esquina más remota de la habitación que nadie saca a bailar. Los problemas físicos pueden postrarnos a todos y ésa es la razón por la que la historia de todos también es la tuya. Esto te da razones para celebrar. Tú perteneces a la raza humana y todos nos podemos ayudar unos a otros a estar bien. Reiterarlo es una de mis misiones. Te ofrezco un ejército enorme y variado de personas que están llevando vidas por completo renovadas como resultado de entender este trabajo y de hacerlo para sí mismas. Ahora, tú eres una de ellas.

Tú tienes el poder de decidir

Ten en cuenta que cada transformación profunda en la vida se deriva de tomar una decisión. Existe un enorme poder en el punto de inflexión que se presenta cuando nos decidimos, de forma sencilla y sin resistencia, a hacer algo distinto. Tu firmeza implica emancipación. Tu decisión no necesita basarse en la "lógica", ya que la lógica es susceptible a las ideas preconcebidas acerca de lo que ha sido cierto para ti en el pasado, o de lo que representan las normas de la sociedad. Aquí te estoy proponiendo un acto revolucionario. Yo soy la oradora motivacional que está brincando sobre el escenario para despejar las tinieblas de tus ataduras pasadas. *¡Levanta esas manos! ¡Vamos a cambiar tu vida!* Ésta es la energía que impulsa el tipo de toma de decisiones del que estamos hablando en estas páginas. Nos encontramos aquí para destruir cosas.

Ya que tu sistema nervioso se ve manipulado y se ajusta con base en el ingreso de información a nivel consciente, tomar la decisión de creer es el guardián frente a las puertas que conducen hacia el progreso. Creer es el prerrequisito para darle fin a "lo que fue" en favor de "lo que viene". Empezarás a confiar al escuchar las historias de otras personas y, después, esa confianza se verá consolidada al hacer el trabajo necesario para permitir que tu propio cuerpo se convierta en la confirmación que necesitas.

Si no te es posible llegar a creer en este preciso momento, limítate a dejar de lado tu incredulidad. Cuando seguimos haciendo lo que estamos haciendo, seguimos obteniendo lo que obtenemos. Además, todo lo que hayas hecho antes no te está sirviendo, por lo que nos encontramos aquí. Esto no debe avergonzarte. Por años me pasé dándole vueltas a los mismos problemas con soluciones que no funcionaban, de modo que asegúrate de operar con paciencia y amabilidad hacia ti. Si de verdad quieres iniciar este proceso y necesitas algo de tiempo antes de que puedas conectar un ejercicio emocional con tu salud física con total honestidad, tratemos de manipular tu cerebro un poco. Intentemos darle unas vacaciones a tu escepticismo, como lo hacemos cuando vamos al cine.

Cuando ofrezco conferencias acerca de esto mismo, me gusta contar la anécdota de mi experiencia infantil con la película *Campo de sueños*, estelarizada por Kevin Costner. En caso de que no la hayas visto, trata de un granjero de Iowa, Ray Kinsella, que, a través de "visiones divinas", se siente inspirado a segar toda su cosecha para construir un parque de beisbol en sus tierras. De por sí, se está enfrentando a la bancarrota y todo el mundo cree que acaba de perder la razón. De todas maneras, Ray no puede resistirse al impulso de seguir su corazonada. No sabe por qué, pero no puede deshacerse de "saber" que este acto enloquecido lo conducirá a todo lo que quiere y necesita en su vida. La trama culmina en el momento en que el parque de beisbol terminado atrae a diferentes jugadores muertos a regresar a la vida para jugar en el campo de Ray; uno de ellos es su padre, con quien nunca logró conectarse cuando seguía con vida. Ray no sólo empieza a sanar las heridas de su infancia, sino que descubre una fuente inagotable de ingresos ¡cuando distintas personas de distintas partes viajan hasta Iowa para presenciar los juegos! Admito que todo esto es bastante improbable, pero ése no es el punto, sea o no que te guste el beisbol o que creas en la reencarnación.

El punto es que la premisa de la película es bastante extravagante y creo que todos estaríamos de acuerdo en que es imposible que le suceda a cualquiera de nosotros. Pero también es cierto que la película recibió tres nominaciones a los Premios de la Academia, que ofreció enorme entretenimiento y que generó el tipo de dicha y asombro capaz de inspirar incontables hazañas humanas; ninguna de las cuales se relaciona con jugadores de beisbol muertos, ni con las granjas de Iowa. *Mi* punto es que, si vieras la película con los brazos cruzados y dijeras: "¡No hay manera alguna en la que podría creer que sucediera nada de esto!", desperdiciarías dos horas de tu vida. Para aprender a disfrutar filmes de fantasía, hacemos a un lado nuestra incredulidad. Aunque sea durante una o dos horas, nos damos permiso de vernos inspirados y de acceder a *nuestras propias posibilidades*. Esto no puede suceder si te empeñas en quedarte atorado en lo que "sabes" que es cierto en la actualidad. Cuando suprimes tu incredulidad, ingresas al terreno de la curiosidad. Le das paso a una experiencia que puede tocar algo muy profundo en tu interior. Te abres a la posibilidad de energías motivacionales antes ocultas.

La única manera de participar en cosas nuevas es creer que tendrán alguna importancia, o decidir que estás dispuesto a sentir curiosidad por las mismas. Mientras pasamos este tiempo juntos, te invito a dejar a un lado el temor, el escepticismo y las objeciones que alguna vez te protegieron. Mantente abierto a dejar ir tus opiniones acerca de lo que "sabes". Siempre hemos necesitado hacerlo para lograr avanzar. Piensa en la vida antes de la penicilina; piensa en la vida limitada a creer que la Tierra es plana. Para progresar y evolucionar, necesitamos desafiar nuestras suposiciones. La gente ha trascendido las creencias comúnmente avaladas de una cultura en el cruce de caminos de cada cambio revolucionario que termina por transformar al mundo.

Tu otra opción, si sigues batallando con la mentalidad, es tomar prestada mi creencia. Me sobra certeza en los resultados de este trabajo, tanto basada en mis propias experiencias como en aquellas de las que he sido testigo en muchísimas otras personas.

Una de mis clientes, Laura, era alguien que tenía enormes dificultades para creer que el trabajo mente-cuerpo podía hacer lo que docenas de médicos no fueron capaces de lograr. Acudió a mí en absoluta desesperación, asolada por un sinfín de problemas crónicos debilitantes. Tenía tanto miedo, y tanto dolor, que no podía aceptar que este trabajo pudiera beneficiarla. Simplemente, estaba demasiado atemorizada. Todos los remedios e intervenciones que prometían tanto habían hecho demasiado poco.

Para ayudarla a ir más allá de su temor, saqué un montón de fichas de trabajo. Juntas, en una de ellas, escribimos el nombre de cada uno de sus diagnósticos crónicos. Después, le regresé todas las demás.

—Éstas son tuyas. No tienes que dárselas a nadie y puedes conservarlas el tiempo que consideres necesario —le aseguré—, pero a medida que te sientas lo bastante lista y cómoda como para hacerlo, puedes dármelas para que las guarde por ti. Yo las cuidaré y me aseguraré de que no se pierdan. Sé que todos estos síntomas provienen de un mismo lugar, de la desregulación de tu sistema nervioso, y los guardaré con enorme cuidado. No tienes que preocuparte; *no les tengo ningún miedo.*

Durante demasiado tiempo, Laura se sintió segura dentro de sus diagnósticos. Sé que suena extraño, pero piénsalo: después de que la diagnosticaron con migrañas crónicas, se abrió un camino evidente para lo que "necesitaba" hacer. Tenía que surtir sus recetas, tomar sus medicamentos y descansar. Eso le daba permiso de cancelar todos sus planes y de cerrar las persianas. Tenía el permiso de establecer límites y de decirle que no a su autoritaria madre. Pasó algo similar con sus problemas gastrointestinales anteriores. Después de su diagnóstico de enfermedad de Crohn, tomó todos sus medicamentos y cambió su dieta; redujo la variedad de alimentos que podía comer más y más y más, y, a pesar de ello, sus dolores persistieron. De alguna pequeña manera, estas acciones la hacían sentir segura y en control. Sin embargo, Laura estaba desolada. Ésta no era manera de vivir y seguía padeciendo dolores insoportables a diario. Con el fin de cambiar su trayectoria, Laura debía decidir que estos padecimientos no la definían. Necesitaba acceder a la creencia de que podía mejorar, a pesar de tantísimos reveses.

Al principio, Laura se limitó a ver las fichas de trabajo. No estaba del todo segura de cuáles me podía dar. Esas etiquetas le dieron un refugio; le ofrecieron un sentido de voluntad y de identidad.

—Esto es muy difícil de dejar ir —le dije para consolarla—. Tómate tu tiempo, analiza cada ficha y pregúntate si estarías dispuesta a permitir que yo me haga cargo de ellas por un tiempo.

La adorable Laura se sentía dudosa y sé que hay veces en que es de utilidad aligerar las cosas.

—¡No te angusties! Mi trabajo viene con una garantía: te puedo devolver el 100% de tu infelicidad —le aseguré—. Siempre que los quieras, podrás recuperar cualquiera de estos padecimientos, y todo lo que se conecta con los mismos. Pero para que hagas este trabajo, y para que éste te cambie, necesitas renunciar a ellos el tiempo suficiente como para que observes cómo te transformas.

Laura pausó un momento más y, después de cierto titubeo, me entregó la ficha de trabajo que decía *sensibilidades químicas múltiples* (SQM). Le diagnosticaron este padecimiento porque se creía que ciertos olores le ocasionaban sus migrañas. Sin embargo, cuando le pedí que tomara prestada mi creencia, se dio cuenta de que oler productos de limpieza no *siempre* disparaba sus dolores.

—Hay veces que huelo el líquido que usamos para limpiar pisos y no pasa nada, pero en ocasiones me llega el más mínimo aroma de ese producto y tengo una migraña que dura tres días —me contó—. Quizá las SMQ no sean la razón por la que me enfermo —sí, éste es el punto de inflexión al que me refiero—. Para ella, ése fue el principio de su liberación.

Poco a poco, al paso de los siguientes meses, Laura terminó por entregarme todas sus fichas de trabajo. De vez en cuando, con una sonrisita avergonzada, me pedía que le regresara una de ellas, cosa que yo hacía sin chistar. Después de todo, le dije que podía tardarse el tiempo necesario y que yo no tenía ninguna prisa. Para el final del tiempo que pasamos juntas, Laura salió de mi consultorio libre de síntomas. Ya no asociaba su identidad con el sinfín de diagnósticos que le asignaron por años y estaba llevando una vida que superaba cualquier cosa que habría podido imaginar. Al tomar prestada mi creencia, ella encontró la suya.

Tú también puedes tomar prestada mi creencia. Como ya te lo comenté, estoy más segura de lo que podrías imaginar. Y seré tan paciente contigo como lo fui con Laura, porque sé que creer es la clave para iniciar este esfuerzo con certeza. Cuando flaquees, recuerda que la confianza en el proceso reducirá el reflejo de tu sistema nervioso por lanzarse hacia un estado de lucha o huida de manera importante y que transformará la forma en que respondas a todo lo que suceda en tu vida.

En muchas ocasiones me han preguntado: "¿En qué difiere este trabajo de los años de terapia en los que me esforcé por enfrentarme a mis problemas, disparadores y traumas?", y mi respuesta siempre es la misma: tu terapia fue esencial. No desperdiciaste tu tiempo. Sin embargo, hasta que no conectes esta excavación emocional en términos conscientes con la interrupción de tus problemas físicos y de tu ansiedad incapacitante, tu cerebro no tendrá opción más que seguir protegiéndote. Tu percepción es tu realidad (¿ya te lo había mencionado?). Cuando conectas la reducción de tu reserva emocional con el fin de tus problemas crónicos por medio de la consciencia plena, las señales de dolor dejarán de dispararse. A medida que lleves a cabo este trabajo, tú y tu sistema nervioso aprenderán que puedes experimentar tus sentimientos de manera segura y, con gran gentileza, invitarán a tus traumas a sentarse a la mesa. Cada parte de ti será bienvenida.

Ahora, démosle la vuelta a esto por unos momentos. Llevas años padeciendo fuertes dolores de espalda. Desde que tienes memoria, cada que sientes la más mínima molestia, comienzas a perder el control y reaccionas con temor y asignas significados en la forma de una profunda aversión. ¿Qué pasaría si, con la ayuda de este libro y de tu nueva mentalidad, pudieras decidir que estás a salvo sin importar lo que suceda? ¿Qué pasaría si pudieras sentir curiosidad por la ciencia, si te sintieras dispuesto a confiar en las espectaculares historias de éxito y si te abrieras a la posibilidad de que la conexión mente-cuerpo se encuentra al centro de tu sufrimiento? Tu sistema nervioso también haría caso de eso. Tu flexible cerebro evolucionaría y empezaría a reaccionar con ecuanimidad. Eso te empoderaría. Tienes mucha más influencia de la que crees sobre tu salud física y emocional.

Así que, tomemos una decisión. Sin que nos importe el temor que te trate de susurrar sus propias directivas, digamos: "No, no y no. No el día de hoy. No un solo día más. Estoy listo para ser valeroso. Estoy listo para ser diferente. Estoy listo para reemplazar mi temor con curiosidad y para creer, sea el aspecto que eso tenga para mí en este momento". Tu nueva vida te espera y yo estoy aquí, aguardando para conducirte a ella. Anda, vamos.

Cómo Jonna se recuperó del sci, de migrañas y dolores crónicos de espalda y cuello: 38 años de edad (España)

He batallado con dolores crónicos casi toda mi vida. Cuando era muy pequeña, me diagnosticaron síndrome de colon irritable (sci); a menudo, mi estómago se alteraba de manera tremenda y parecía rechazar la mayoría de los alimentos. Para los 11 años de edad, empecé a padecer migrañas. Recuerdo que me sentía abrumada por la escuela y que siempre me presionaba para lograr más y para obtener mejores calificaciones.

Aunque no dudo de que mis padres hicieron su mejor esfuerzo, no me sentía escuchada en casa. La mayor parte del tiempo respondían a mis quejas, tanto de lo que me afligía en términos físicos como emocionales, con la idea de que era demasiado sensible y de que tenía que hacer un esfuerzo y ser más fuerte. De manera principal, recibía validación por mis logros y por ser "una buena niña". Yo asociaba este halago con no expresar mis sentimientos y con tener pocas necesidades. Sabía que mi familia te valoraba si era fácil lidiar contigo. Desde muy pequeña, percibí que no era seguro expresar emociones fuertes y que eso podía privarme de amor. En especial, esto era cierto en cuanto a la relación con mi madre y me esforcé para no crear distancia entre las dos. Interioricé la mentalidad y la creencia de que, por naturaleza, algo estaba mal conmigo y que el amor y la aceptación dependían de que fuera alguien diferente, alguien mejor.

En retrospectiva, sé que mis dolores de cabeza me ofrecieron un sitio en el que podía descansar y recibir cuidados. Recuerdo las muchas veces en que, por la intensidad de la migraña, la enfermera de la escuela le habló a mi mamá para que fuera a recogerme y llevarme a casa para descansar. Pasaba por mí, me cuidaba y me daba una pastilla. Me dejaba quedarme en su cama, cosa que se sentía maravillosa. Recuerdo el alivio que sentía, incluso a pesar del dolor. Aun en ese entonces sabía que la migraña me daba la oportunidad que necesitaba de manera desesperada para recibir atenciones y cuidados.

Al llegar a mi adolescencia, empecé a batallar con un trastorno alimenticio y con una obsesión por hacer ejercicio. Saltarme una de mis rutinas me producía ansiedad y estrés. Controlar mi peso y ejercitarme me daban el único alivio momentáneo que podía encontrar. Me sentía como si fuera dos personas diferentes. Una que triunfaba en la escuela y era sociable y popular; la otra, encerrada en sí misma, en casa, deprimida, sola y fuera de control. A medida que pasaron los años, seguí presionándome. Era perfeccionista; una persona ambiciosa que estudió administración de empresas y que se convirtió en líder de todo lo que hacía. Ahora sé que esa persecución incansable de éxito provenía de la creencia de que ser distinta, y de lograr más, terminaría por conducirme hacia la felicidad.

A los 26 años de edad, me mudé al extranjero, donde pasaba agotadoras jornadas de trabajo de 12 horas en un ambiente profesional ajetreado. Me las arreglé de la mejor manera posible en un país en el que la seguridad era una preocupación constante. Durante esa época, sufrí un accidente automovilístico y, casi de inmediato, quedé atrapada en una terrible espiral de dolor. De entrada, empezó en mi espalda, pero después se irradió hacia mi cuello, mi brazo derecho y, al paso del tiempo, mi glúteo derecho. Empecé a experimentar dolor las 24 horas del día y, a la larga, ansiedad extrema. Mi vida se limitó cada vez más y no podía funcionar por los poderosos analgésicos que sólo adormecían mi agonía de manera temporal. Recuerdo a la perfección el momento desgarrador en el que tuve que pedirle a mi novio que me soltara la mano porque su contacto me estaba ocasionando dolores insoportables en el brazo y el cuello.

Encarné la energía de "víctima" de forma absoluta. Sentí que me habían robado mi mundo y me abrumaron la desesperanza y la furia de que ésta fuera mi vida. No podía cambiar de mentalidad; tenía demasiado miedo y me sentía impotente. Fui al médico una y otra vez y, al fin, me diagnosticaron una desviación en el cuello. El ortopedista teorizó que ésa era la causa esencial de mi dolor generalizado. En desesperación, me sometí a una cirugía de cuello, seguida de seis meses de fisioterapia y rehabilitación intensivas. El dolor cedió de manera temporal y estuve segura de que la cirugía había funcionado; pero sólo hasta el momento en que arranqué una ambiciosa empresa nueva mi vida volvió a llenarse de estrés. Casi como por arte de magia, el dolor regresó, más o menos con la misma intensidad que antes.

En ese instante, empecé mi travesía de intentarlo "todo": acudí a tantos especialistas que perdí la cuenta. Me sometí a otra intervención (en la espalda), tomé más medicamentos poderosos para el dolor de los que quisiera admitir, y acudí con incontables fisioterapeutas, osteópatas, expertos en columna y así sucesivamente para controlar el dolor. La mayoría de ellos me aseguró que experimentaría dolor durante el resto de mi vida; no podían ofrecerme nada más que remedios que pudieran "controlarlo". Predijeron que jamás tendría una vida activa y que tenía que olvidarme de actividades como correr. Recibía inyecciones en la espalda dos veces al mes y, de todas maneras, seguía en agonía y apenas lograba trabajar y llevar una vida normal.

Cuando descubrí el *podcast* de Nicole, se dio el verdadero momento de cambio. Agotada por todas las vías convencionales, me sentí lo bastante desesperada como para buscar maneras novedosas de tratar mi dolor crónico. A medida que escuché sus enseñanzas, me di cuenta de que en el breve tiempo en que estuve libre de dolor, no estaba sumergida en un ambiente estresante. Ahora sé que evitar el estrés no es la respuesta, pero esa chispa de consciencia fue importante para que abriera los ojos a nuevas posibilidades.

Investigué más acerca del trabajo de Nicole y de la medicina mente-cuerpo. Empecé a ver que mi dolor servía como una especie de escudo de protección que me cuidaba de mis imposibles expectativas, y del torbellino de emociones inexpresadas. Analicé mi crianza y entendí, con compasión, que yo pensaba que era más importante agradar a los demás y recibir su aprobación que ser auténtica. La enfermedad me servía de refugio y me ofrecía un descanso del implacable estrés y de las presiones que ejercía sobre mí misma. Reconocí que mis migrañas me brindaban el amor y la atención que ansiaba recibir de mis familiares. El dolor de mi cuello y de mi espalda reflejaba esta dinámica en mi adultez.

A lo largo de seis meses de un compromiso absoluto, experimenté una transformación increíble. Empezó con un cambio de mentalidad; yo *no* era una víctima. Sólo era humana y llevaba la vida entera reprimiendo mis emociones. El uso de JournalSpeak me permitió expresarme de lleno, sin juicio ni mesura. El cambio fue espectacular. A un año de distancia, estaba por completo libre de mis dolores crónicos, de los medicamentos y de los tratamientos.

Cinco años después, vivo una vida tan plena que a veces me resulta difícil recordar los días en que me encontraba en esa agonía paralizante. Esta travesía no sólo restauró mi salud física, sino que también me ofreció autoconsciencia, amor propio y libertad genuina; una vida que superó mis sueños más descabellados durante los días más nefastos de mi dolor. Vivo sin limitaciones, participo en actividades como correr algunas veces a la semana y tengo una rutina consistente en pesas y ejercicios cardiovasculares. Me siento más sana y fuerte que nunca, sin trabas físicas que me limiten. Los dolores de espalda y cuello no son más que recuerdos distantes y no hay indicio alguno de trastornos alimentarios, ni de angustia, si hay algún día en el que no puedo ir al gimnasio.

Me siento más que agradecida de que esta experiencia me permitiera convertirme en la mejor versión de madre y esposa. Durante los primeros años de vida de mi hija, el dolor evitaba que la cargara y obstaculizaba mi capacidad para ser una buena madre en un sinfín de formas. Hoy por hoy, puedo estar presente para ella sin excepción, y con un corazón y una mente colmados de amor; un regalo para las dos. La vida entera de toda mi familia se vio transformada por esta travesía. Incluso, el verano pasado, llevé a mi marido hasta los Estados Unidos para asistir al retiro de Nicole en el Instituto Omega; una experiencia que los dos atesoramos.

De vez en cuando, resurgen mis síntomas, lo que me indica que es momento de mirar hacia mi interior. Vuelvo a utilizar Journal-Speak y me ofrezco un descanso de los estresores cotidianos. ¡Pero eso está bien! No hay nada que temer. Como siempre nos lo recuerda Nicole: "Hay veces que sientes las cosas en tu corazón y otras en que las sientes en tu cuerpo; en un sentido más que literal, son intercambiables". El dolor físico, como en el caso de un dolor de cabeza o un espasmo muscular pasajeros, sólo son formas diferentes de *sentir*. Sigo tratándome con gran cariño y ya no espero ser perfecta. Sólo espero ser yo misma.

PARTE II

EL TRABAJO TRANSFORMADOR

Prepárate: establece las bases para lograr un éxito inmejorable

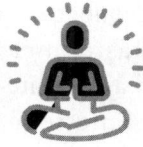

Capítulo 4

Algunas cuestiones que considerar acerca de ti

Al igual que muchas madres primerizas, cuando tuve a mi primer hijo me puse como loca. Elegí casi una docena de libros para padres y revisé cada uno en busca de la sabiduría que me podían ofrecer para lograr sobrevivir. Uno de ellos, *El secreto de tener bebés tranquilos y felices*, de Tracy Hogg, contenía una oración que aún recuerdo décadas después: "Empieza de la manera en que pretendes continuar".

En términos de lograr que tu bebé coma, duerma y viva de la manera más cómoda posible durante esos primeros meses de tristísima fama, la idea del libro era empezar a construir hoy los hábitos que te beneficiarían a ti y a tu bebé a perpetuidad. La meta era evitar cualquier "desaprendizaje" futuro lo más que fuera posible; iniciar con los métodos más estudiados, comprobados y confiables en existencia. Lo mismo puede aplicarse a este trabajo. A medida que te prepares para integrar estas prácticas de mente-cuerpo en tu vida, piensa muy bien acerca del sitio donde te encuentras. Aporta enormes beneficios el que hagas un repaso de quién eres, de lo que haces de manera automática y de cómo podrías verte tentado a esquivar cualquier incomodidad de forma instintiva. Este tipo de autoconocimiento te ayudará a evitar las trabas habituales y sentará las bases para que alcances un éxito inmejorable.

Quizá te preguntes por qué empiezo con esto. *¿Nicole, por qué no podemos pasar de manera directa a lo del JournalSpeak, la sanación y el* *cambio… A la transformación que no dejas de prometerme?* Te entiendo, pero es importante que reconozcas que si te tomas el tiempo para establecer ciertas bases, estarás en una mejor posición para sacarle el máximo provecho a tu trabajo mente-cuerpo. Estás preparando el terreno para tu crecimiento. En este momento, te estás tomando la molestia de construir una fuerte cimentación. Los siguientes tres capítulos están diseñados de manera específica para ayudarte a lograrlo; para que comiences de la manera en que pretendes continuar.

El proceso debe iniciarse con el planteamiento de algunas preguntas elementales. Debes concientizarte de los patrones y hábitos que contribuyen (aunque sea de manera indeliberada) a mantener tu reserva emocional colmada hasta su máximo límite. Esta preparación es necesaria porque tu cerebro es muy astuto. Te susurrará resistencias al oído, con tu propia voz, y te obligará a perpetuar actividades que te mantengan atorado justo en el lugar en que te encuentras. Este proceso es normal, dado que el cerebro, por naturaleza, busca lo que le resulta más familiar. Por suerte, estamos en esto juntos y te proporcionaré todas las armas que requieres para combatir este estancamiento. Ya llevas demasiado tiempo atorado en un mismo lugar.

Desde que empezaste a leer el libro, sospecho que te sientes harto de todos los esfuerzos ineficaces que te han dejado exhausto, desgastado y aún atormentado por el dolor. Intentar algo nuevo es atemorizante, de modo que procuraremos neutralizar ese miedo con el poder de la preparación. Juntos, podremos determinar las estrategias que utilizas para tranquilizarte a ti mismo. Por ejemplo, ¿qué tipo de excusas te das por lo regular? ¿Qué comportamientos (por más negativos que sean) sigues adoptando porque quizás alivien tu estrés y te hagan sentir "mejor" en el momento? ¿A qué tipo de distracciones recurres cuando te sientes intranquilo o cuando intentas manejar sentimientos abrumadores como la preocupación, el arrepentimiento o el temor?

Algunos de nosotros nos dirigimos a la alacena de inmediato, en busca de alimentos que nos ofrecen consuelo. Otras personas quizá se sirvan una copa de vino. Tal vez te pierdas frente a la televisión o navegues en tus redes sociales. Por más inocuas que parezcan, incluso salir a correr por mucho tiempo o encontrar un alivio temporal entre las páginas de un libro, todas estas acciones pueden ser formas de evitación. Aquí la pregunta esencial es: ¿hacia dónde te diriges cuando la vida empieza a convertirse en demasiado? Incluso las cosas que consideras que son sanas pueden representar obstáculos si las realizas de modo automático. La medicina mente-cuerpo nos ayuda a comprender que la regulación del sistema nervioso estriba en lo contrario de lo que puede parecer autocuidado en el momento; necesitamos *permanecer en la incomodidad* el tiempo suficiente para desenmascararla. Requerimos comprobarle a nuestro cerebro que no precisamos del dolor como forma de protección.

A medida que empieces a reflexionar sobre tus patrones personales, no los juzgues. No son disruptivos de por sí y no es mi intención alejarte de ellos. Sin embargo, es esencial que te percates de ellos, porque aunque puedan no ser dañinos (en moderación, muchas de estas actividades varían de disfrutables a beneficiosas), es posible que te involucres en ellos de manera inconsciente o semiconsciente. Esto puede desacelerar tu curación. Tienes opciones y, sea que estés al tanto de ellas o no, decides tomarlas de forma constante. Aquí aprovecharemos la opción de permanecer conscientes. La consciencia es la puerta de entrada a cualquier cambio mensurable.

Conforme llevemos a cabo estas indagaciones cuidadosas y curiosas, también debemos investigar cualquier etiqueta autoimpuesta. ¿Explicas alguno de tus hábitos al insistir que eres una "persona matutina" o un "amante de las noches"? Tal vez hayas decidido que eres perezoso o, por el contrario, alguien que no puede estarse quieto. ¿Te defines como alguien que "evita los conflictos" o como alguien "combativo"? Este tipo de descripciones propias es una forma de armadura, ya que nos permiten excusarnos de actividades que quizá pongan esas creencias en tela de juicio. Existe la posibilidad de que, de manera inconsciente, nos ocultemos detrás de estas caracterizaciones para evitar situaciones difíciles. De nuevo, ninguna de estas narrativas es buena o mala por necesidad; de todos modos, es importante que las conozcas.

Cuando comiences a reflexionar acerca de estas preguntas, es normal que te sientas a la defensiva. Ésta es una reacción natural, en especial porque podría preocuparte que dichas estrategias de tranquilización propia se juzguen de manera crítica o, peor aún, que signifiquen que no eres capaz de cambiar. Esto no es así. Cuando puedes examinar las estrategias de afrontamiento y las etiquetas que utilizas para protegerte, te empoderas con la intención de encontrar un nuevo camino a futuro. Mi experiencia me ha mostrado que si nada cambia, nada cambia. Si sigues haciendo lo que estás haciendo, continuarás obteniendo lo que estás obteniendo. Podría ofrecerte otro montón de clichés molestos que expresan la misma idea, pero creo que entiendes. ¡Por favor, no me obligues a decir: "Es lo que es!".

Este esfuerzo por arrojar luz sobre tus escapes inconscientes es un ejercicio poderoso, y es uno que bien vale la pena hacer a pesar de lo incómodo que resulta. No hay nada más descorazonador que sentir que, una vez más, estás bordando en el vacío. Como me escucharás afirmar en repetidas ocasiones, me mantendré en constante defensa de ti... en respuesta a la amenaza que tú mismo representas. Por fortuna, quienes se preocupan por mí hacen lo mismo; no hay nada más amoroso, si se hace de manera compasiva.

La ciencia del cerebro detrás de los hábitos

Los hábitos y la resistencia son elementos de seguridad. Aunque se sientan de lo más terribles, recurriremos a las mismas estrategias de tranquilización propia una y otra vez. Todavía más preocupante es que las que no se sienten tan terribles se vuelven justificables dentro de nuestro cerebro protector, y pueden mantenernos atorados de por vida.

Hay una buena razón para que esto suceda, y todo remite a la ciencia del cerebro. Nuestros cerebros son órganos de verdad increíbles. Gobiernan cada pensamiento, sentimiento y acción que realizamos, cada segundo de cada día. A causa de lo anterior, el cerebro tiene que mantenerse al tanto de una cantidad abrumadora de información. Para conseguir que esta labor sea más manejable, agradece cualquier buen atajo. Los atajos neuronales están diseñados para ayudarnos a formar hábitos: comportamientos establecidos y regulares que no necesitan ningún tipo de monitoreo o información adicional a nivel consciente. Al implantar vías y patrones específicos, el cerebro no tiene que monitorear todo lo que hacemos de manera consciente. Seguimos adelante, casi como en piloto automático, y termina de realizar su trabajo.

Algunos de estos hábitos pueden ser tan sencillos como cepillarnos los dientes antes de acostarnos. Otros pueden ser más complejos, como preparar el menú de la semana los domingos por la noche o dirigirnos al gimnasio de inmediato después del trabajo. Lo que comparten todos estos hábitos es que, al paso del tiempo, se vuelven automáticos. Liberan el poder de cómputo de nuestros cerebros para que podamos concentrarnos en asuntos más importantes.

Piensa en cómo serían las cosas si tu cerebro tuviera que manejar algo como cepillarte los dientes de forma consciente. Tu voz interior tendría que recordarte cada detalle nimio del acto, de modo muy similar a como lo hace siempre que aprendes algo nuevo: pon un poco de pasta sobre el cepillo; coloca el cepillo dentro de tu boca; cepilla tus dientes inferiores por dentro y por fuera; cepilla tu dentadura superior por dentro y por fuera; enjuágate la boca; enjuaga el cepillo; enjuaga el lavabo.

Una vez que llevas a cabo un hábito durante cierto tiempo (la mayoría de los expertos coincide en que son tres semanas), comienza a volverse parte de tu propia naturaleza. Ya no requieres pensar en los matices relacionados con cepillarte los dientes. Ni siquiera tienes que recordarte que debes hacerlo: es parte de tu rutina de antes de irte a la cama. Lo anterior le permite a tu cerebro centrarse en otras cosas: cómo prepararte para la importante junta de mañana, recordar que necesitas apuntar pasta de dientes en la lista de compras, o escuchar a tu pareja mientras te cuenta cómo le fue en el día.

Claro que los hábitos no se limitan al aseo personal, ni a la alimentación. También desarrollas hábitos para lidiar con el estrés y, de manera parecida, éstos también se convierten en comportamientos automáticos. Inducen a que busques en el refrigerador, salgas a correr o hagas clic en tu *app* favorita de redes sociales antes de que siquiera te des cuenta de que estás evitando algo. Se activan para reducir la carga de tu sistema nervioso. Cuando pienses en tus estrategias habituales para tranquilizarte, comprende que no son tu culpa. El cerebro ansía lo que le resulta conocido. Se siente más seguro al hacer lo que ya hizo antes, muy aparte del resultado en el mundo real. Si el cerebro percibe que una actividad es "segura", te instará a realizarla una y otra vez en lugar de arriesgarse a la incertidumbre de hacer algo nuevo.

Hablemos acerca de algo que la mayoría de la gente sabe, a nivel consciente, que es una absoluta pérdida de tiempo: navegar en redes sociales. Aunque sin duda carece de algún valor mensurable, sirve como forma de evitar tareas "peligrosas", como terminar una presentación o finalizar eso que tenemos que entregar en el trabajo, que podrían instigar sentimientos de falta de confianza o de valía. Al paso del tiempo, se convierte en algo que llevas a cabo de forma automática. Tus dedos se dirigen a tu teléfono inteligente sin que lo decidas de manera consciente. Haces clic en el ícono que más prefieres y listo. Casi de inmediato, tu cerebro deja de preocuparse por la tarea que intentas evitar. Cada nuevo fragmento de contenido que aparece en tu pantalla se apodera de tu atención una vez más. Incluso cuando reconoces, en ese momento, que navegar así es algo improductivo, funciona. ¡Me apena tener que admitir lo mucho que lo hago yo misma!

Ésta es la razón por la que, cuando intentamos cambiar nuestras vidas, tenemos que estar muy despiertos desde el inicio. Tus conductas automáticas podrán haberte mantenido "seguro", pero también están interfiriendo con el discernimiento de los sentimientos irresueltos que subyacen tras tus síntomas crónicos. Para poder avanzar, debemos examinar cada barrera inconsciente potencial y tomarla en serio. Es posible que esto se perciba absurdo al principio o que te parezca una pérdida de tiempo; te aseguro que no lo es. Este ejercicio es indispensable para abrirle la puerta a lo que sigue. Hagámoslo.

Haz un inventario

Dale entrada a cada etiqueta, excusa, hábito, distracción y adicción. Toma una hoja de papel o dirígete a tu computadora y enlista todas las cosas que haces para evitar los sentimientos de incomodidad o de falta de control (considera que casi la totalidad del control sólo es percibido. Poseemos muy poco control sobre lo que sucede en nuestras vidas, salvo lo que es inherente a nuestras propias acciones. La mayoría de nosotros tiene idea de ello y este discernimiento, por sí mismo, nos hace sentir aún más incómodos ¡y correr en busca de alivio!).

Piensa en las cosas que haces cuando sientes que la vida es "demasiado" y escríbelas. Quizá tu evitación se manifieste como procrastinación. Tal vez tiendas a resolver los problemas de otras personas o de abstraerte frente a tu televisión. A menudo, la comida es una manera fácil de obtener consuelo. Algunas personas evaden sus preocupaciones al limpiar sus casas o ir de compras. Beber, usar pornografía, indagaciones prolongadas en páginas médicas… Sé tan honesto como cualquier persona que intenta salvar su propia vida. Cualesquiera que sean tus "recursos favoritos", sólo toma nota de ellos. Ya que hayas elaborado una lista tan completa como te sea posible, analiza con cuidado cada anotación. Una por una, elige una conducta, colócala al tope de una página en blanco, y di: "Hola. Te veo. ¿Quieres hablar conmigo acerca de por qué estás aquí? ¿De qué manera me estás ayudando? Estoy listo para escucharte". Sigue adelante hasta que hayas oído cada uno de los elementos principales.

Conforme dejes que cada conducta hable, verás que tiene muchas cosas importantes que decir. Por ejemplo, uno de mis escapes predilectos consiste en hacer ejercicio. Cuando las cosas se tornan demasiado estresantes, me pongo mis zapatos para correr. Si le preguntara al ejercicio qué está haciendo por mí, sé que lo primero que me respondería es que me mejora en sentido mental; mis pensamientos se agudizan y se vuelven más comprensibles después de algunos kilómetros. Además, me hace sentir mejor en términos físicos y me produce bastante cansancio como para dormir bien por las noches.

Sin embargo, si siguiera preguntándole por qué, sé que correr revelaría otros propósitos. Lo más seguro es que reconocería que por el hecho de que me puedo convencer a mí misma que es algo "sano", no podría hacerme ningún daño, sin importar cómo lo utilice. No obstante, y de manera irónica, este punto de vista estrecho podría mantenerme paralizada.

Analizar con mayor profundidad de forma intencional propicia que haya un diálogo más honesto. Me ayuda a comprender que correr también me ayuda a evadir las cosas que necesito hacer, como iniciar proyectos hasta el último minuto. Me permite postergar las tareas incómodas, como pagar las cuentas o tener alguna conversación difícil con mis hijos o con mi pareja.

Esta curiosidad no sólo contribuye a evitar las barreras que te impiden llevar a cabo el trabajo, sino que también sienta las bases para lograr una sanación más profunda. Las motivaciones que descubras durante esta etapa pueden abrir tu mente a lo que te brindará mayor sustento para practicar con solidez el JournalSpeak (más adelante ahondaré con mayor amplitud al respecto). Regresemos a mi hábito del ejercicio. En la descripción anterior, señalé que correr podía ayudarme a evitar "las tareas incómodas, como pagar cuentas". Pero ¿cuál es la razón precisa por la que me incomoda pagar cuentas? En el banco tengo el dinero suficiente para poder solventarlas. Una exploración más profunda revela lo que se encuentra detrás; crecí con una gran inseguridad financiera. Mi padre era irresponsable con el dinero y eso afectó toda mi infancia. Debido a que sus elecciones nos ocasionaron dolor y sufrimiento cuando era más joven, cualquier tema económico produce ansiedad, aun cuando, al parecer, sea "seguro". ¡Éste es un discernimiento de gran relevancia! Me ha llevado a muchas exploraciones y revelaciones esenciales mientras navego por el río de mi propia sanación. También ha desenmascarado muchas historias emocionales reprimidas y ha eliminado un sinfín de mis síntomas de SMT. Ver dónde, por qué y cuándo evitas diferentes tareas cotidianas puede exponer verdades esenciales que serán cruciales para el progreso de tu transformación.

Así que tómate el tiempo para realizar un inventario de todos los comportamientos que podrían estar protegiéndote de sus sentimientos de incomodidad. Sé lo más franco posible. *Empieza de la manera en que pretendes continuar.* Ya que termines esta lista, estudia cada punto y pregúntale: "¿Por qué estás aquí? ¿Qué estás haciendo para protegerme?", etcétera. Escribe lo que te venga a la mente cuando pienses en cada cosa, y recuerda: no debes juzgar lo que sea que respondas. Este ejercicio sólo tiene que ver con que dediques un tiempo para llegar a conocerte. Es el primer paso para crear una comprensión de tus patrones y tus hábitos con el fin de que puedas estar más pendiente de las trabas que quizá se interpongan en el camino hacia tu crecimiento. Si las preguntas que plantees respecto de un hábito en particular se convierten en revelaciones, como la mía acerca de cómo evito pagar cuentas, ¡sigue adelante! Éste es un proyecto que debes emprender con curiosidad y asombro intensos. Estás profundizando tu relación más importante: la que tienes contigo mismo.

Mantente consciente

Con frecuencia me oirás afirmar: "La vida que salves será la tuya". En este trascendental proceso, habrá ocasiones en que necesites hacer olas. Cuando todo esto te parezca contrario a la lógica, sólo recuerda: el cerebro busca lo que le es conocido. Desarrollaste todos estos hábitos por alguna razón. Te protegen; incluso si están contribuyendo a que te sientas "seguro de la manera más insegura posible".

Hacer olas es, sin duda alguna, de lo más incómodo. A medida que desmenuces cada hábito, es posible que toques fibras sensibles que te griten: "¡Pero así es como siempre lo hemos hecho!", y que se resistan a mayores indagaciones. Recibe cualquier protesta con gentileza y compasión. Tu cerebro está de tu lado, sólo que está equivocado. Ya no eres una criatura espantada, impotente y a merced de las corrientes y el viento. Eres un adulto con autonomía y tienes la capacidad de cambiar cualquier cosa que ya no te esté funcionando. Consuela al niño que llevas dentro de manera constante; no intentaremos alterar nada hasta que estés listo, pero tenemos que tratar de comprender.

Recuérdate a ti mismo de manera consciente que nadie te está quitando nada. Reiterarle ese hecho a tu cerebro es esencial para que puedas llevar a cabo este ejercicio con curiosidad, no con temor. Sólo estamos viendo las cosas como son. En su libro *White Hot Truth* (La verdad al rojo vivo), Danielle LaPorte sugiere: "La transformación comienza con una aceptación radical de lo que es". Coincido por completo y, si la transformación comienza con la aceptación radical de lo que es, resulta evidente que tenemos que comprender "lo que es" para iniciar un cambio. En los muchos años de vivir este trabajo y de practicarlo con otros, he encontrado que la anterior es una verdad poderosa. Es posible superar las barreras que nos impiden sanar si permitimos que cada uno de nuestros comportamientos y cada una de nuestras etiquetas habituales nos compartan sus excusas y nos manifiesten por qué se encuentran aquí. Cuando se revelen sus objetivos, será más sencillo asociarnos con nosotros mismos en este esfuerzo de recuperación. El cambio puede ser notable.

En muchísimos sentidos, todos los seres humanos somos iguales. Celebramos de la misma manera, sufrimos de la misma manera y aprendemos de la misma manera. Nuestros incentivos se hallan por todas partes, como también nuestros desafíos. Tomarte el tiempo para desenmascarar las barreras que te impiden sanar es un enorme catalizador para tu éxito. Te preparará para que establezcas un poderoso espacio de sanación y te permitirá ver, sin vergüenza alguna, la forma en que has estado viviendo. Este acto también consolidará tu creencia en el proceso. Te preparará para el simple (¡aunque no fácil!) trabajo que te ayudará a dejar tu dolor crónico atrás para siempre.

Estás bien acompañado

Por años, a través de las personas que acuden a mi consultorio, con caritas sonrientes en comentarios en reuniones de Zoom, en enormes recintos en retiros presenciales, incluso en el terreno virtual con gente que jamás he conocido, los resultados han sido los mismos. Mi receta es muy detallada y, en ocasiones, laboriosa… Pero funciona. El pastel que terminas por hacer es precioso. Traducción para los tiempos en que vivimos: estos métodos son comprobados, y funcionan. Sin embargo, requieren una reflexión cuidadosa y un esfuerzo solemne. *Estás desafiando los patrones acostumbrados de tu cerebro y, en respuesta, él te desafiará a ti.* Pero todo eso está más que bien; te encuentras evolucionando en tiempo real. Mi mentalidad personal: es un privilegio que me toque hacer este trabajo. No tengo que hacerlo; me *toca* hacerlo. No te estoy dorando la píldora cuando te digo que me siento afortunada, incluso en los momentos más terribles y vergonzosos. Tengo el poder de cambiar mi propia vida.

Respiremos profundo. Un inventario no es más que una lista de lo que tienes en existencia. Es imposible saber con certeza lo que necesitas añadir o eliminar sin que sepas lo que ya tienes. Estamos aquí para comprender tus patrones y tus hábitos… Y para aceptar que el camino a lo diferente es incómodo. Siempre recuerda que *incómodo* no significa *inseguro*. Al principio, es posible que te resulte frustrante, o incluso atemorizante, verte a ti mismo de la manera en que lo requiere este trabajo, pero no te quedes atorado en eso. Al final, este momento te empoderará para que encuentres la motivación que necesitas para sanar, y los resultados valdrán la pena en formas que ni siquiera puedes imaginar en este momento.

Cómo Suzanne se recuperó de fibromialgia, neuropatía, sci y enfermedad crónica de Lyme: 45 años (noroeste de Estados Unidos)

Mis síntomas afectaban mi cuerpo entero. La sensación era que cada aparato, sistema y órgano estaba dañado por esta enfermedad misteriosa que me controlaba. Por más de una década, la simple cantidad de diagnósticos hacía que nos diera vueltas la cabeza.

Para empezar, presentaba síntomas gastrointestinales intensos y violentos que, más adelante, se diagnosticaron como síndrome de colon irritable (sci). Llegaron a ser tan graves que empecé a recibir nutrición y medicamentos por vía intravenosa para mantener un peso estable. Aparte, estaban los síntomas neurológicos; mareos, visión borrosa, temblores musculares, silbidos en los oídos y un sabor metálico en la boca. Sentía como si tuviera agua caliente corriéndome por la cara; como si hormigas caminaran por mis manos y mis pies. Tenía problemas para recordar palabras, cosa que me aterraba. Me oía describirles ciertas cosas a mis médicos y pensaba: "¡Dios mío! ¡Esto suena más que enloquecido!". Padecía dolores articulares aleatorios e inexplicables, y muchos problemas con mi piel: ampollas, urticaria y candidiasis. Presentaba infecciones urinarias recurrentes.

El primer diagnóstico que recibí fue el de fibromialgia. En ese momento, teníamos dos bebés y estábamos en bancarrota. Ya habíamos gastado tanto dinero persiguiendo respuestas e intentando remedios diferentes que, la verdad, el diagnóstico fue un alivio. Sentí: "¡Vaya! ¡Al fin tenemos una pista!". Hasta que me enteré de que, por cierto, esa pista no significaba nada. Los médicos no tenían idea de lo que se podía hacer. Me recetaron un antidepresivo. Me dijeron que tratara de relajarme más, que es una excelente recomendación, pero que resultaba muy difícil porque en ese momento me encontraba desolada, enferma y muy afectada por mis síntomas. Mi marido y yo seguimos buscando y él se mantuvo a mi lado durante todo el proceso. En aquel entonces, estábamos criando niños muy pequeños y todo parecía ser demasiado.

Los síntomas siguieron atormentándome y cambiando, y me diagnosticaron enfermedad del tejido conectivo, que cae dentro de la categoría de los trastornos autoinmunitarios. Pero, una vez más, en realidad no había gran cosa que pudiera hacerse al respecto. Para ese momento, ya había viajado a un par de estados diferentes en busca de ayuda, desesperada por obtener algún alivio. Una amiga me recomendó que me sometieran a una prueba para tratar de detectar enfermedad de Lyme. Encontré un especialista en Seattle y, en efecto, la prueba salió positiva. ¡Me sentí muchísimo mejor! Al fin tenía un diagnóstico que hacía sentido y los análisis de sangre que lo comprobaban.

Se conocía un tratamiento y lo seguí de manera rigurosa. Tomé antibióticos a dosis altas; algunos por vía intravenosa y otros por vía oral. Hubo ocasiones en que tuve que tomar tres o cuatro antibióticos al mismo tiempo, además de *muchísimos* suplementos. Cualquiera que haya transitado por el camino de la enfermedad crónica de Lyme te puede contar sobre los suplementos... Son *cientos*. Mis síntomas disminuyeron, pero no desaparecieron jamás. En aquel momento también me informaron que tenía enfermedad *neurológica* de Lyme, que pensaban que podría terminar de explicar mis enloquecidos síntomas, pero ¡óyeme! De verdad puede aterrorizarte que te pinten esa imagen de tener "bichos en el cerebro". No podía sacarme esa idea de la cabeza.

En medio de todo este proceso, perdimos nuestra casa. Teníamos una tremenda deuda médica. Te imaginarás el nivel de mi estrés. De todas maneras, en ese momento, el diagnóstico de enfermedad de Lyme hizo que, de nuevo, sintiera cierta esperanza en cuanto a mi situación. Me aferré a la idea de que, al paso del tiempo, una vez que terminara el siguiente régimen de antibióticos (y el siguiente, y el siguiente) al fin me liberaría de mi enfermedad crónica. Eso sólo duró algunos meses. Todo volvió a escurrirse entre mis dedos, como arena. Los síntomas sólo regresaron con más intensidad. En el papel, podré haber tenido enfermedad de Lyme, pero su tratamiento no hizo nada para aliviar mi dolor.

Era una auténtica desesperación. La intensidad de los síntomas que experimentaba dominaba por completo nuestras vidas. Regresamos al círculo vicioso de buscar respuestas, cosa que fue *muy* desesperanzadora. Por primera vez, temí que moriría. Describía todas estas sensaciones como si alguien me estuviera envenenado. Lo que ocurría dentro de mi cuerpo se sentía como algo terrible, como una emergencia absoluta, y nadie podía ayudarme.

Empeoré más cuando pensé: "Caray, la realidad es que esto *no* va a matarme, pero sí voy a tener que vivir así para siempre". Tenía que criar a mis dos hijos y ya habíamos gastado una infinidad de dinero. ¡Me veía obligada a trabajar! Tuve una sensación arrolladora de pánico.

Me encontraba en el ciclo interminable del modelo médico, sea que fuera medicina occidental, tratamientos naturistas, incluso trabajo espiritual; una carrera continua de 13 años de duración. Los diagnósticos se fueron acumulando: sensibilidad ambiental extrema, intolerancia alimentaria aguda, toxicidad por moho, porfiria. Mi mundo se reducía más y más. Mi salud mental y mi estabilidad emocional tocaron fondo. Tenía dos hijos preciosos y a mi marido, que tiene el alma más bella. Pero, de todos modos, empecé a pensar en el suicidio. Eso me producía una sensación de poder porque todo lo demás parecía estar fuera de control y más que oscuro. Habíamos buscado con todas nuestras fuerzas y por un tiempo interminable.

Para cuando llegó la primavera, estaba en un punto de quiebre. Ni siquiera puedo recordar cómo fue, pero me topé con el *podcast* de Nicole. Fue el tipo de coincidencia que casi parece predestinada. Estaba parada en la cocina, sosteniéndome de pie con dificultad, tratando de derretir algo de queso sobre unos panecillos para darles algo que comer a mis hijos. Comencé a escuchar y la historia de esa mujer capturó mi atención. Sus síntomas no eran del todo iguales a los míos, pero sí la ciencia detrás de lo que estaba experimentando… quedé pasmada. Le envié un texto a mi esposo: "Estoy escuchando un *podcast*. Creo que acabo de descubrir algo, pero ya no confío en mí. Me siento tan desesperada que estoy dispuesta a intentar lo que sea. ¿Podrías escucharlo, por favor? Necesito que me confirmes que no he enloquecido".

Mi esposo estaba entrenando para participar en un maratón. Al día siguiente corrió con los audífonos puestos mientras escuchaba el *podcast*. Regresó hecho un mar de lágrimas. Incluso ahora me conmueve, porque ese día nuestras vidas cambiaron. Llevaba años en espera de este cambio. Yo ya no albergaba esperanzas, pero mi esposo aún las conservaba. Me tomó entre sus brazos y me dijo: "Ésta es la solución. Tienes que comprometerte con esto de lleno".

Me hundí en el trabajo del SMT. Ya había probado con algunos programas de reentrenamiento cerebral en el pasado y estoy más que convencida de que podemos reprogramar nuestros cerebros. El concepto de la *neuroplasticidad* resultaba emocionante y fue la evidencia que me hacía falta para convencerme de lleno acerca del proceso. Logré alterar mi manera de pensar: *la solución no iba a derivarse de un cambio en mi cuerpo físico*. Fue como afirmar: "Claro, la solución está dentro de mi cerebro". Tan pronto como me alineé totalmente con este concepto, empecé a notar asomos de evidencia que me lo comprobaron.

A causa de la ínfima seguridad que sentí al comprender el SMT, incluso en medio de esos días tan oscuros, empecé a practicar *snowboarding*. Sé que suena más que enloquecido, pero mi marido llevaba años haciéndolo y hubo un día en que tuve una especie de mejoría y nuestros hijos estaban pasando un inusual fin de semana con sus abuelos. Mi marido me dijo: "Quiero enseñarte a hacer *snowboarding*. Aprovechemos el día. No sabemos lo que pasará mañana. En este momento, te sientes bien. Vamos".

Y fue algo monumental. Le contesté que sí. En esa época muchas veces le decía que no, pero, a medida que pasaron los años y que comencé a tratar de vivir con esto, aprendí a decir que sí cuando sentía que podía hacerlo. Tenía mucho que temer, pero armada con mi disposición a creer en este trabajo, subimos a la montaña.

Todo el tiempo hacía el trabajo. Me permitía ver mis síntomas de diferente manera cuando empeoraban. Si mostraba alguna exacerbación, en lugar de sentirme aterrada y pensar: "¿Qué tan mal me pondré?" ¿Qué tanto voy a sufrir? ¿Necesito contratar a alguien que se ocupe de los niños?", podía decirme: "Sé lo que está pasando y sé cómo actuar al respecto. Mi sistema nervioso se regulará cuando esté listo para hacerlo".

Al paso de las siguientes semanas y meses, seguí adelante y me volví más fuerte. Subía a la montaña cada que la oportunidad se presentaba. Me tranquilizaba y me hacía sentir viva. Mis síntomas permanecían, pero podía efectuarlo. Se lo describí a mi esposo de esta manera: "Es como si la belleza y la actividad distrajeran a mi cerebro lo suficiente como para que no se pueda obsesionar con los síntomas. ¡Tengo que enfocarme en lograr bajar por la montaña!".

Los primeros reveses que experimenté fueron muy difíciles. Mi cerebro era capaz de darle vuelta a la situación con una velocidad impactante. Caía en la modalidad de lucha o huida y los síntomas se agravaban al instante. Pero me tranquilizaba a mí misma; me dedicaba al JournalSpeak y a la meditación, y mi esposo no dejaba de animarme. Hubo un par de veces en que me expresó: "Por favor, no te rindas. Ésta es la solución. Sigue adelante. Ya estamos viendo una diferencia".

De modo que seguí adelante.

Hoy por hoy, considero que estoy recuperada. Después de más de 13 años de síntomas generalizados y debilitantes que mermaban la calidad de mi vida, y a pesar de todos los diagnósticos, soy una persona sana y activa. Imparto clases de tiempo completo. Mis niños ya tienen 12 y 15 años de edad y me mantengo muy presente en sus vidas. Tanto mi esposo como yo nos dedicamos a la educación, así que cuando llega el verano, podemos ser muy activos. Hacemos un sinfín de planes de viaje: mañana iremos a un concierto fuera de nuestra ciudad. Y… adivina qué: la semana pasada, ¡mi esposo y yo participamos en un maratón! Antes de que mis síntomas empezaran, me encantaba correr y ha sido una verdadera alegría incorporar de nuevo esa actividad en mi vida.

Como siempre afirma Nicole: sigo siendo yo. Sigo lidiando con la ansiedad, sigo experimentando diferentes sensaciones que surgen, sigo "tendiendo el estrés" y quiero que las cosas sean perfectas; pero cuando no lo son, no me obsesiono. Invito a todos mis sentimientos al tapete del kínder. Es lo que más sentido me hace; en mi propio salón de clases tengo una alfombra así ¡y nos sentamos en ella a diario! Entran todos: mis neurosis y mis complejos. Y sólo les informo: "Aquí estamos". Este trabajo me ha regresado mi vida y créeme que la vivo.

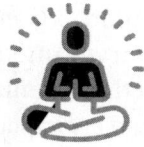

Capítulo 5

El establecimiento de expectativas lo es todo (o cómo superar la resistencia)

Dicen que "las expectativas son la causa de todas nuestras penas".

En mis años de vida y de práctica profesional me he dado cuenta de que ésta puede ser una verdad innegable. Cuando nos entra en la cabeza que algo será fácil y no resulta de ese modo, es más que humano caer en el pozo de la autocompasión. He navegado por esas aguas en más de una ocasión. Así que ahora que comenzamos este proceso de recalibrar tu sistema nervioso para que se adapte en formas que te protejan, debemos examinar la travesía que nos espera a fondo. Necesitamos hablar acerca de lo que sentirás.

De entrada, te enfrentarás a cierta resistencia, y esa resistencia, en muchos casos, provendrá directamente de ti. Esa llamada se está haciendo desde el interior de tu casa.

Quizá ya te hayas enfrentado en determinada medida a esa circunstancia mientras trabajabas en el inventario de hábitos del capítulo anterior. Después de todo, tu sistema nervioso se ha esmerado por mantenerte "seguro de la manera menos segura posible". Conforme avancemos hacia el cambio de tus patrones, o a añadir patrones nuevos que te ayuden a evitar que tu reserva emocional se desborde, es posible que empieces a batallar. Esto es natural y algo que debes esperar.

Dicho lo anterior, la energía del trabajo mente-cuerpo requiere ser gentil. No deseamos generar manos sudorosas ni puños cerrados. Sin embargo, sí existen temas regulares de resistencia que emergen mientras desentierras viejos traumas y reprogramas la forma en que respondes a diferentes detonadores. Como parte del trabajo de base, establezcamos expectativas claras tanto acerca de las promesas *como también* de las trabas. Conocerlas de antemano te dará una ventaja y puede ayudarte a manejar esas anticipaciones difíciles que, si no se controlan, corren el riesgo de convertirse en excusas que impidan que alcances el éxito. Como jamás te dejaré olvidarlo, aquí estás salvando y creando tu propia vida. Asegurémonos de hacer cada esfuerzo por eliminar lo que sea que pueda bloquear tu progreso.

Recuerda que tu sistema nervioso ya decidió (sin buscar tu consejo, ni tu permiso) que tu mundo emocional reprimido es un depredador capaz de comerte vivo. Aquí utilizo un lenguaje exagerado a propósito. ¡Los riesgos que están percibiendo nuestros sistemas más primitivos no son menores! Saberlo te facilitará reunir la fuerza para luchar contra cualquier resistencia automática que pueda surgir. Cuando luchas con padecimientos crónicos de cualquier tipo, tu reserva emocional ya alcanzó su capacidad máxima y se está desbordando; inunda tu mente y tu cuerpo con furia, vergüenza, temor, pesar y cualquier otra cosa que ha pasado desatendida durante mucho tiempo. El resultado es un interruptor que se acciona en tu interior y que te mantiene en un estado de lucha o huida de forma crónica. El trabajo mente-cuerpo posee el poder de despejar tu reserva, lo que te permite descansar y recuperarte. De forma natural, el cuerpo busca sanarse, pero la reserva desbordada está bloqueando ese proceso orgánico.

Hablemos sobre nuestra gruñona y asustadiza amiguita, la resistencia. Como empezamos a descubrir en el capítulo anterior, la resistencia comenzará a susurrarte en tu propia voz. Es astuta, y sabe justo cómo manipularte. Te dará excusas para evitar el trabajo. Quizá se manifieste como agotamiento o impaciencia y te trate de convencer de que te faltan la fuerza o el tiempo para que sigas adelante. Es posible que se presente en forma de síntomas, sacándote del juego en un intento por advertirte que te encuentras en peligro. A menudo, se encarna en la forma de una voz interna apremiante que imita a todo el mundo (incluidos los expertos) que te ha dicho que tu padecimiento es "intratable" o "incurable". ¡Qué verdadera monserga!

Y… qué gran oportunidad para conocerte más a fondo y encontrar el valor que necesitarás para transformar esto. (¡Tú puedes!).

Existen diversas formas de resistencia con las que quizá te topes, de modo que aquí nos tomaremos el tiempo para reunirlas a todas en el tapete. Al igual que cuestionaste tus estrategias para tranquilizarte, lo haremos desde un lugar de empatía, no de juicio. Nos emplearemos a fondo porque resulta esencial que reconozcas la resistencia por lo que es: distracciones internas confundidas capaces de interponerse en las acciones de este trabajo que puede salvarte la vida.

La resistencia en forma de excusas

La resistencia a llevar a cabo el trabajo es de lo más natural. Tu voz interna, que puede ser muy convincente, te susurrará todo tipo de excusas. Conforme desarrolles la consciencia de percibir estas voces, así como las tramposas maneras en que tratan de llamar tu atención, podrás neutralizar su poder. Es momento de aumentar tu familiaridad con su influencia. Busquemos comprenderla para que te sea posible sobrellevarla como si fuera una niña que le teme al monstruo que está debajo de la cama. La resistencia responde mejor a la compasión por ti, unida a una firme determinación. Es indispensable que creas que no corres peligro para que seas capaz de hacer lo que se necesita.

Recuerda: la resistencia no es más que otra forma de SMT. Un momento de intensa resistencia es justo lo mismo que un dolor de cabeza o un espasmo muscular repentino. Te distrae del trabajo que tienes enfrente: analizar el dolor y las luchas emocionales que no ocupan el espacio que tus síntomas actuales han estado llenando. Es tu sistema nervioso que intenta advertirte que es "más peligroso" ingresar a tus propias habitaciones oscuras de emociones reprimidas, que tolerar algo con lo que ya estás más familiarizado, como otra exacerbación de tu fibromialgia. Esta protección equivocada puede mantenerte atorado en patrones que harán más difícil que atiendas tu reserva emocional.

El miedo se encuentra tras la mayoría de las resistencias. La voz dentro de tu cabeza empieza a entrar en pánico. Te dice:

> *Esto es demasiado.*
> *Ya has pasado por demasiadas cosas; no puedes manejar ni una más.*
> *Si empiezas a pensar acerca de todos estos sentimientos desagradables, te sentirás terrible el resto del día.*
> *Ésta es una mala idea.*

El trabajo de Nicole les servirá a otras personas, pero tú eres
diferente.
Tú estás más enfermo. Te encuentras más allá de toda
posibilidad.
Mejor veamos lo que ocurre en tus redes sociales
(o en Netflix, o en la cocina, o en tu correo del trabajo)
y hagamos esto después.

Cada uno de nosotros tiene un estilo único y propio de voz, pero su mensaje comparte una energía similar. A medida que pienses en las excusas que te das para evitar el estrés y la incomodidad, es probable que te percates de por qué te pedí que elaboraras un inventario de tus patrones típicos en el capítulo anterior. En su estilo propio, son actos de resistencia. Mientras más puedas vivir en la luz, más eficaz resultará este trabajo.

La resistencia en forma de excusas es un poderoso obstáculo para tu sanación porque se encuentra fortificado por la vergüenza. Los seres humanos somos máquinas generadoras de vergüenza. Quizá sea algo que empezó con tu madre, o algún entrenador, o la maestra mala que "te odiaba" en el tercer grado de primaria, pero continúa durante tu vida entera en forma de autoflagelación. Los mensajes de la vergüenza son inmisericordes. La voz sigue susurrándote:

Eres un holgazán.
Eres un fracaso.
Jamás mejorarás si no haces lo que dijiste que harías.
Más vale que te rindas.
Jamás cumples con lo que prometiste.
No sabes establecer prioridades… Tienes cosas más
importantes que hacer con tu tiempo.
Esto es una estupidez.
No servirá de nada.
Lo que pasa es que no quieres hacerlo.
Si lo supieran, tus amigos pensarían que estás demente.
Ya arruinaste el día de hoy, así que mejor empieza a hacerlo
mañana… Si es que siquiera eres capaz de hacerlo.

Y allí es donde estamos; este diálogo interno existe en diversos niveles dentro de cada uno de nosotros, de modo que, en lugar de hacerles caso a esas murmuraciones, tan sólo aprende a *esperarlas*. Si estás armado con expectativas de una magnitud adecuada, te conviertes en un guerrero presto para dar batalla. Aun cuando sientas que no quieres hacer el trabajo, que "no tienes tiempo" o que esto "no tiene posibilidad alguna de cambiarte", puedes reconocer que tales sentimientos *no son hechos*. Esa voz, por más conocida que te parezca, no cuenta la totalidad de tu historia. Debido a tu reserva emocional desbordada, tu sistema nervioso percibe que estás más seguro dentro de tu padecimiento crónico. En estos momentos, tu trabajo es reconocer la resistencia… Y contestarle en otra voz, más despierta y decidida:

—Sí, perfecto. Ya te oí. Esto parece muy difícil de lograr. Se siente como una monserga. Como algo que no servirá de nada; pero tengo el poder de hacerlo y ya tomé una decisión. Sé que esto les ha funcionado a muchas personas y estoy harto de estar harto. No quiero vivir con dolor ni con ansiedad crónicos, así que aunque esto *se sienta* peligroso, voy a creer que no lo es. Es incómodo y aquí estoy aprendiendo que la incomodidad no es lo mismo que el peligro. Estoy comprometido, soy fuerte y soy capaz. Ya escuché tus advertencias y te agradezco que estés tratando de ayudarme, pero esto es lo que haremos ahora.

La resistencia en forma de agotamiento

Hay ocasiones en que me siento a escribir mi JournalSpeak y me agoto tanto a nivel físico que mis párpados se sienten como si pesaran toneladas. Es algo que surge de la nada. Momentos antes, me habrías visto llena de energía y preparada para lo que fuera. Es algo que he oído de un sinfín de personas. Ya que todo dolor crónico se origina en un mismo sitio, dentro de un sistema nervioso equivocado sucede lo mismo con todo tipo de resistencia. Esta variedad de agotamiento anormal e inmediato es sólo otra de las máscaras que puede utilizar, de manera que, al igual que en la resistencia, que se presenta en forma de excusas, sólo tenemos que mantenernos conscientes del fenómeno.

Como lo discutimos en el capítulo 2, tu sistema nervioso actúa como el centinela de tu cuerpo. Está en constante alerta, listo para ayudarte a superar cualquier amenaza potencial. En ocasiones, responde a las situaciones estresantes con señales de dolor para dejarte saber que es momento de esconderte en una cueva para descansar. Por otro lado, también puede decidir "extenuarte" para alcanzar el mismo resultado. Cuando el cuerpo tiene que lidiar con una lesión, una enfermedad, o alguna otra dificultad, el cerebro envía señales a tus glándulas suprarrenales para que liberen un torrente de cortisol y otras hormonas del estrés que te colocan en un estado de lucha o huida. Elevan tu frecuencia cardiaca, aceleran tu respiración y tensan tus músculos. Esto te drena. Cuando estás bajo estrés crónico, la mayor parte de las veces te sientes fatigado de manera constante. Tu sistema nervioso sólo está pretendiendo que pauses con la intención de que puedas acumular la energía suficiente que te permita enfrentar al siguiente depredador.

Cuando inicies tu práctica de JournalSpeak, es posible que se detonen las señales de peligro que suelen acompañar la necesidad percibida de protección, lo que conducirá a la extenuación que estamos discutiendo aquí. Cuando te topes con ella, descubrirás que esta experiencia de "agotamiento resistente" se siente diferente que el cansancio que experimentas en otras situaciones. Todos conocemos la sensación del agotamiento físico extremo: la mañana después de una noche de fiesta, de un viaje nocturno a un huso horario diferente, la jornada laboral que le sigue a una noche de insomnio, e incluso el "estoy muerto" crónico diario que parece definir nuestra existencia humana. El cansancio resistente es distinto: no se conecta con nada específico y no hace sentido lógico. Surge de manera intensa y puede ser tan insistente que resulta imperativo que te tomes un descanso.

Por supuesto que te *sientes* cansado, ¿pero de dónde viene la sensación? Así es: de tu sistema nervioso. No hay duda de que vivimos en una sociedad conformada por personas perpetuamente cansadas y, sí, lo más seguro es que no estás durmiendo lo suficiente. Sin embargo, tu aletargamiento no se debe a una falta de descanso. Pausa un momento. No hay un tigre dientes de sable al otro lado de la puerta; sólo tu trabajo mente-cuerpo. Reconoce tu fatiga por lo que es, porque, como he visto en mis años de experiencia, así como en mi propia vida, considerar que el agotamiento se refiere a una resistencia a enfrentarte a retos difíciles te coloca ante una paradoja esencial: te ayuda a confrontarlos. Baruch Spinoza, filósofo neerlandés del siglo XVII, es famoso por afirmar lo siguiente: "Puedo controlar mis pasiones y mis emociones si logro comprender su naturaleza". Cuando comprendes la naturaleza del agotamiento y de la resistencia en general, puedes seguir tu camino cuando estas energías arteras te indican que te des por vencido y te sientes a descansar.

La resistencia en forma de aumentos repentinos de dolor

A medida que empieces a confrontar a tus depredadores internos es posible que, de inicio, experimentes cierto empeoramiento de tu dolor o tu ansiedad. Esto no le sucede a todo el mundo, pero, sin duda, vale la pena mencionarlo. Algunas personas lo denominan *estallido de extinción*. Otros sólo señalan: "A veces, las cosas se ponen peores ¡antes de que mejoren!". No hay nada que temer: tu sistema nervioso está haciendo su trabajo y despliega sus protecciones hasta que se sienta tranquilo de que te mantendrás a salvo. Dado que el cerebro primitivo considera que es "seguro" que te quedes en cama a causa de una migraña, o que experimentes un brote repentino de tus síntomas crónicos, este aumento súbito en reacciones desagradables puede persistir si no lo comprendemos de la manera adecuada y con la perspectiva correcta. O, peor aún, puede hacer que te rindas y que corras de vuelta a las pastillas, a las intervenciones y a las pruebas médicas. Por más enloquecido que parezca, este incremento o cambio en tu dolor es una señal alentadora de progreso. Cuando las cosas empeoran, se debe a que el sistema nervioso está llamando tu atención con insistencia y preguntándote: "¿Te encuentras bien? *¿De verdad?*".

Y, sí: de verdad estás bien. Los conflictos internos que se disparan por el trabajo que realizas pasarán y te sentirás más confiado y motivado en cuanto empieces a experimentar resultados. Tu cuerpo se convertirá en tu evidencia.

Si tu dolor se exacerba, enfrenta la experiencia con la misma energía que utilizaste contra la resistencia cuando asumió la forma de excusas o de agotamiento: "Te oigo, te veo y te aprecio. Tu objetivo es protegerme y quieres ofrecerme toda la seguridad que podría necesitar. Pero estás comportándote como una criatura confundida y yo soy un adulto maduro y seguro de sí. Sé que este aumento de dolor significa que me gritas tus órdenes con mayor fuerza y las recibo con gratitud. Sin embargo, te aviso que seguiré adelante con determinación porque todo lo que deseo en la vida está germinando entre las flores que se encuentran a la vuelta del camino. ¡Sigamos adelante!".

Resistencia en forma de cederles tu poder a los "expertos"

El modelo tradicional de la medicina occidental nos enseña a ceder el poder. Cuando estamos enfermos o padecemos dolor, aprendemos, desde nuestra más tierna infancia, a recurrir a los médicos y especialistas de inmediato. Ellos tienen todos los conocimientos necesarios y nos curarán.

Sin duda, si tienes algún padecimiento tratable, tienes que consultar a un médico. Deberías acudir a tantos sean necesarios para que sientas que agotaste la vía médica por completo. Esto es de utilidad para tu salud física, por supuesto, pero también es indispensable para aplastar las dudas ocasionadas por la resistencia. Insisto de manera reiterada que todo lo que te estoy enseñando aquí debe hacerse *después* de una revisión exhaustiva de modo que te sientas seguro de que no necesitas algo que yo no puedo ofrecerte. Si te diagnosticaron un tumor canceroso, es imperativo que recurras a un cirujano y a un oncólogo. Si padeces algo que cae bajo la categoría general del SMT, un cambio en el comportamiento de tu cerebro sólo surtirá efecto una vez que hayas dado los pasos necesarios para tener la certeza de que tu enfermedad no requiere intervención médica.

Además de lo anterior, la resistencia como forma de cederles tu poder a los expertos sucede cuando esta búsqueda continúa una vez que se exploró toda vía razonable. Nace de la confusión que surge al interactuar con el mundo de la medicina cuando se padece una enfermedad crónica. Dado que la mayoría de los expertos no ofrece una cura para el dolor crónico, nuestras relaciones con ellos se vuelven tensas. Crecemos con la creencia de que los médicos son como dioses, pero muchos de nosotros que vivimos con síntomas crónicos nos sentimos ignorados o decepcionados por los mismos expertos que se suponía que nos cuidarían. Esta falta de resultados puede ser aterradora y, en ocasiones, despierta nuestra furia. Algunos de mis clientes me dicen que no se sintieron apoyados u orientados cuando cierto tratamiento en particular no les estaba funcionando. O que, aunque se sintieran comprendidos, la única respuesta de sus doctores, por más bienintencionada que haya sido, era que debían "aprender a vivir con ello". En ocasiones, los expertos sugieren que ignores lo que estás experimentando o que intuyes a favor de sus pronósticos menos que esperanzadores, e insinúan que lo que sabes en tu interior no tiene valor. El temor que generan estas interacciones puede producir un obstáculo significativo para tu sanación.

Incluso después de que inicies el trabajo mente-cuerpo, este temor puede resultar abrumador. Te susurra de la misma manera en que lo hace tu resistencia, en tu propia voz, y te dice que sigas haciendo citas, que busques una cuarta o una quinta opinión, o que le des oportunidad a otro tratamiento alternativo o dieta novedosa. He visto a personas que dan vueltas dentro de esta dinámica por años, lo que propicia que las cosas se tornen más difíciles para ellas. De manera más que legítima, es difícil confiar en que, de hecho, *tú* eres quien tiene el poder para sanarte, pero el punto es el siguiente: ese poder sólo estará disponible cuando dejes de dudar en él. Mientras más detengas la rueda de ejercicio de "curas" nuevas, más pronto experimentarás los cambios que aparecerán en tu vida.

Otro grupo de personas bienintencionadas que cae dentro de la categoría de los "expertos" que pueden interponerse en tu camino son tus amigos y los miembros de tu familia. Las historias de estos molestos voceros pueden ofrecer distintas insinuaciones o etiquetas que, a la larga, se interpongan en tu camino. Piensa en la frecuencia con la que intentamos racionalizar nuestros síntomas crónicos:

> *Las migrañas me vienen de familia.*
> *Mi mejor amiga intentó cada dieta de eliminación conocida en la historia de la humanidad para ayudar a controlar su síndrome de colon irritable; quizá yo debería probar con una más.*
> *Mi abuela también tenía dolores pélvicos.*
> *Esa mujer del trabajo sufrió dolores de espalda incesantes por años… ¿No me dijo que le sirvió un soporte de espalda?*
> *Debería probar con* _____ [llena el espacio con el tratamiento del día que te esté ofreciendo tu resistencia].

Todas estas historias moldean la forma en que percibimos nuestros síntomas, y lo que pensamos que es posible hacer al respecto. Son otra modalidad más en la que cedemos nuestro poder de manera inadvertida. Aparte, están los comerciales, los influenciadores, los vecinos "amables" y los conocidos que nos ofrecen sus puntos de vista. Todos ellos también te contarán historias que pueden invitarte a temer el peor de los casos.

Cuando vives con una mentalidad temerosa, eres increíblemente susceptible a las creencias de los demás. Te digo esto con toda mi compasión y mi empatía. Cuando te enfrascas en el dolor, es demasiado fácil intentar encontrar respuestas en los sitios inadecuados. Estuve allí. Sólo recuerda que cuando les das cabida a las cavilaciones de los especialistas respecto de que tu padecimiento es incurable, o cuando asumes las dificultades de tu abuela como tuyas, es otra forma más de resistencia, una que puede interrumpir el trabajo que necesitas hacer. Es momento de ampliar tus horizontes y de empezar a creer lo que sí es posible. Quizá no te haya llegado ese correo, pero ahora estoy aquí para reenviártelo: el verdadero experto eres tú.

La resistencia en forma del imperativo sintomático

El SMT se mueve por todas partes. Es una de las cosas más extraordinarias del dolor crónico que rara vez se discute en los círculos médicos. Es probable que esta falta de visibilidad se deba a que los doctores y otros profesionales de la salud no hacen la conexión entre el sinfín de síntomas que definen los padecimientos crónicos. Es poco probable que un gastroenterólogo suponga que está tratando el mismo padecimiento que un ortopedista. El *imperativo sintomático*, un término que acuñó el doctor Sarno, destaca el hecho de que no importa la manera en que se presente el SMT. Algunas personas manifestarán dolores de cabeza, otras sufrirán trastornos estomacales y unas más presentarán espasmos musculares, neuropatía o inflamación. Así que cuando experimentes un síntoma nuevo, o cuando percibas que tu dolor se traslada de tu lado izquierdo al derecho, *es algo normal que debes esperar*. No estás enfermo ni descompuesto. Sólo es evidencia adicional de que estás experimentando el SMT, que no es peligroso. Conforme realices el trabajo con convencimiento, paciencia y amabilidad hacia ti mismo, el SMT irá cambiando y, al paso del tiempo, remitirá.

Describamos este último concepto un poco más de modo que puedas prepararte para sus astutas triquiñuelas. A medida que avances y que te enfrasques en el trabajo de lleno, es posible que te veas tentado a percibir que tu progreso será lineal: "Tenía dolores de espalda, hice el trabajo y ya desaparecieron". Es frecuente que así suceda, pero la travesía de casi todo el mundo terminará viéndose marcada por el imperativo sintomático. Ésta es una de las formas en la que podría presentarse:

Sufría terribles dolores de espalda. Se adueñaron de mí y dirigían mis decisiones y la forma en que vivía mi vida. Encontré este trabajo y lo empecé a llevar a cabo de manera constante, creyendo en él y con mucha compasión por mí mismo. ¡Los dolores comenzaron a ceder! Fue fantástico y de verdad increíble. Llevaba casi dos semanas libre de los dolores de espalda, cuando sucedió algo enloquecedor. Empecé a sufrir migrañas diarias que me sacaron del juego por completo...

Interrumpimos esta conversación para indicar la presencia del imperativo sintomático. Durante esta travesía, es frecuente que, una vez que el sistema nervioso empiece a recalibrarse y que el síntoma original desaparezca, los temores inconscientes surjan de nuevo (después de todo, te han acompañado por mucho tiempo) y que envíen otro síntoma completamente "ajeno" que sustituya al anterior. No permitas que esto te detenga o que despierte tu resistencia. Es muy normal.

Lo mejor del imperativo sintomático es que puede consolidar tu creencia de que no tienes nada mal en términos estructurales. ¿Cómo podría ser posible que hayas necesitado una cirugía para tu espalda si tu dolor se vio reemplazado con tanta facilidad por las migrañas? En los círculos del SMT decimos que el dolor está "en fuga". Aunque parezca menos que óptimo en el momento, te ruego que me permitas asegurarte que estás a punto de salir de lo peor. No importa si te dieron un diagnóstico o que un médico te haya informado que "no hay esperanzas". El SMT proviene de un solo lugar y existe una única solución posible: que reduzcas el nivel de tu reserva emocional con el fin de regular tu sistema nervioso.

La resistencia en forma de fijarte en el reloj

Y ahora que conversamos acerca de salir de lo peor, déjame aprovechar la oportunidad para hablar de una última forma de resistencia: necesitar curarte en un tiempo específico. Si te tardaste cinco años, 12 años, 22 años o 37 años para llegar a este terrible momento de tu vida, no vas a salir de él en un par de meses. Lo anterior no significa que no tengas mejorías importantes, tanto en sentido mental como físico. De todas maneras, he encontrado que las personas que se fijan en el reloj y que comparan su propia experiencia con la de otras personas, tienen muchas más dificultades. De manera inconsciente, invitan a que se presente la resistencia en forma de frustración. Cuando te frustras por cualquier razón, significa que deseas que suceda con mayor rapidez y facilidad. Por desgracia, este tipo de frustración te hace más vulnerable a que te rindas por completo. De modo que expongamos esta última traba natural ahora mismo: esto tardará lo que tenga que tardarse.

Quizá te parezca poco lógico, pero mientras más lento avances, más rápido llegarás. Sólo respira. Ya estás en camino. Naciste con una determinada naturaleza que contribuye a todas las formas en que experimentas tu mundo. Además, has enfrentado tus propios traumas y tus particulares dificultades. Sin importar dónde te encuentres en este instante, estás en la ruta correcta. Sigue adelante y experimentarás un cambio.

Siempre recuerda que el mensaje más importante que puedes enviarle a un sistema nervioso desregulado es uno de seguridad y calma a medida que haces el trabajo necesario para restaurar el orden. La urgencia conlleva el mensaje contrario. Piénsalo de esta manera: tu sistema nervioso traduce el deseo de ser diferente a como eres en este momento a un sentimiento de temor. Cuando "necesitas" cambiar para estar "bien", se suscita una oleada de pánico. Esto obedece a que, de manera inherente, somos conscientes de que el cambio es algo que no se puede forzar.

La urgencia se ve así:

> *Tengo que terminar con esto. ¡Llevo una eternidad haciéndolo! Esa otra mujer que parecía estar igual de atorada que yo ¡ya está publicando historias de éxito! ¿Qué demonios?*
> *Necesito concluir esto o jamás podré realizar ese viaje de trabajo.*
> *Mis síntomas ya me robaron demasiado. ¡No puedo faltar a un recital más de mi hija!*

Esta energía no sólo se transforma en la tormenta perfecta para la frustración y la resistencia al trabajo, sino que también añade mucho más estrés (rabia, pesar, desesperación, vergüenza, terror) a tu reserva emocional. La mejor postura conforme avanzas hacia un bienestar físico y mental total es la de la *aceptación* (pronto, hablaremos mucho más acerca de las formas prácticas para encarnarla).

Éste es el aspecto que tiene la aceptación:

> *Sé que esto comienza a resultar complicado en este momento, y lo detesto. No quiero sentir este dolor ni tampoco deseo esforzarme para eliminarlo. Resiento el hecho de que los médicos no me hayan ayudado y que ese trabajo recaiga en mí; sin embargo, aquí es donde me encuentro y lo estoy realizando. Algunos días siento que arribo a algún lado y otros días me siento atorado por completo. Pero nada de eso importa. Sé a dónde voy y sé que me encuentro en el camino correcto.*

La aceptación se debe sentir como una larga exhalación, como soltarte de ese control férreo que quieres tener sobre tus resultados. Ten en mente que la aceptación no es lo mismo que estar de acuerdo con algo. No tiene que *gustarte* lo que está sucediendo, sólo necesitas aceptarlo. En el mundo de "lo que duele contra lo que duele más", creo que, a la larga, encontrarás que la aceptación es la opción mucho menos dolorosa.

Estás justo donde debes estar

Los seres humanos tenemos lo que los maestros budistas llaman *mente de mono*, una voz interna que se columpia de una rama a otra para tratar de darles sentido a nuestras experiencias y encontrar la seguridad. Ram Dass, el afamado líder espiritual estadounidense, llevó esa misma metáfora más lejos y la describió como un mono borracho que, después de ser picado por un alacrán, empieza a dar vueltas hasta marearse. Como podrás imaginar, ¡una mente inherentemente caótica sólo empeorará cuando percibas miedo!

Pausa y respira. Estás justo donde debes estar. Cuando sepas qué esperar de una situación, podrás anticipar el deseo de tu mente ansiosa por huir de cualquier cosa que sea nueva o incómoda. Cuando comprendas que tus padecimientos físicos son el resultado de un intento errado por protegerte de los "sentimientos imposibles", podrás mantenerte abierto a la alternativa: *la única manera de salir de algo es pasar por ello.*

Progresas a diario aun cuando sientas que no lo estás haciendo. Recalibrar tu cerebro tarda cierto tiempo. Digámosle de nuevo a tu sistema potencialmente atormentado: si te llevó años entrar al bosque de tu vida, a tus hábitos y a tus mecanismos de afrontamiento, no puedes esperar salir de ello en cuestión de días, ni de semanas. Pero sí progresarás a medida que pases por este programa y, antes de que lo sepas, te percatarás de que estás cambiando. Ver este proceso por lo que es (la mentalidad de un niño asustado dirigido por un sistema nervioso desregulado) te permitirá abrirte paso por tus resistencias con consciencia plena y determinación para logar encauzarte en el camino del trabajo.

Déjame compartirte un discurso motivacional que les doy a mis clientes: aquí estamos hablando de tu vida. No hay cabida para el sabotaje. Llevas demasiado tiempo sin moverte. Lo que estamos discutiendo puede ayudarte a protegerte de ti mismo, y el arma más poderosa que posees en tu arsenal es el conocimiento. Ahora comprendes el proceso mediante el cual tu cerebro humano protector y bienintencionado crea el dolor físico para distraerte de tus heridas emocionales. Permite que esto te empodere con la fuerza para abrirte paso a través de tu resistencia para que logres hacer el trabajo.

Negar el síndrome es parte del síndrome

Cuando explicaba el SMT era frecuente que el doctor Sarno dijera: "Negar el síndrome es parte del síndrome". Eso significa que tu cerebro encontrará formas creativas para tratar de convencerte de que este trabajo no te llevará a nada. Así que desmintamos todo eso en este preciso momento. Te lo comento sin rodeos: este trabajo te permitirá llegar a todas partes; te *llevará* a todas partes. Es posible que la resistencia susurre en tu oído: "¿Este combo de Nicole de mentalidad, escritura de un diario y ser agradable conmigo mismo logrará aliviar el dolor crónico que ningún médico fue capaz de curar? Suena demasiado sencillo como para ser cierto". No lo es. *La capacidad para expresarte sin temor es transformadora.* En un sentido muy literal, reprograma tu cerebro, y eso es lo que estamos haciendo.

Una amiga muy inteligente solía afirmar: "La vida es un programa de modificación de la conducta". A pesar de nuestros mejores esfuerzos, tan sólo pensar sobre nuestros sentimientos no los mejorará. ¿Quizá lo hiciste anoche, desde las 3:00 y hasta las 5:00 de la mañana mientras dabas vueltas en la cama? *Spoiler:* no funciona. Cualquier cambio que pueda suceder siempre está conectado con alguna acción, y las acciones pequeñas y mensurables que tomes por medio del manejo y de prácticas de mentalidad que estás aprendiendo aquí te ayudarán a sobrellevar una enormidad de dolor y sufrimiento. Te liberarán de la falsa sensación de control que tu sistema nervioso te ha estado tratando de brindar, y te regresará tu poder, tu salud y tu vida.

Déjame aprovechar esta oportunidad para recordártelo: tú eres poderoso. Tienes la capacidad de tomar la decisión que te ofrezca el máximo beneficio posible. Todo empieza aquí. De modo que siéntate, cierra los ojos y decide:

> *Haré algo difícil.*
> *Haré algo incómodo.*
> *Retomaré mi poder.*
> *Permitiré que entre la luz.*
> *Viviré la vida más plena y maravillosa que tenga disponible.*
> *Saborearé, tocaré y sentiré todo.*
> *Ya no viviré una existencia limitada.*
> *Valgo la pena y empezaré hoy mismo.*

Asume esta decisión, reconoce tu resistencia por lo que es, siente el amor que tienes por ti mismo y abróchate el cinturón. Ya estamos en camino.

Cómo Sonja se recuperó del síndrome de dolor regional complejo (SDRC): 24 años (Noruega)

Pensé que tenía una contractura muscular: soy bailarina y estaba haciendo estiramientos cuando sentí un dolor repentino en la pierna, por lo que me pareció lógico. Sin embargo, la lesión nunca se curó. En retrospectiva, ahora sé que jamás existió dicha lesión, pero no dejaba de empeorar y, algunas semanas después, también empecé a experimentar ese mismo dolor en la otra pierna. La molestia se intensificó tanto que me impidió caminar. Tuve que abandonar el baile, dejar mis estudios universitarios y renunciar a mi empleo en una farmacia, que me permitía pagar mis estudios.

Para ese momento ya había consultado a tres diferentes médicos y el diagnóstico seguía indicando que se trataba de una contractura muscular. Ridículo, si lo pienso ahora. ¿Cómo era posible que una lesión se extendiera a la otra pierna y empeorara a tal grado al paso del tiempo? Pero los médicos "siempre tienen la razón", según pensaba, y me fui a casa con una receta de analgésicos e indicaciones de reposar.

Me quedé en cama por varios días a la espera de que el dolor cesara y la lesión sanara. Eso no sucedió. Sólo empeoró más y comenzó a propagarse a otras partes de mis piernas y a la parte superior de mi cuerpo. Estaba deprimida y de verdad preocupada por lo que me pasaba. No había un segundo del día en que no sufriera dolor. Era como si me encontrara en una cámara de tortura: sentía que alguien me apuñalaba y colocaba objetos ardientes sobre mi cuerpo *todo el tiempo*. Nada me ayudaba. Para finales de ese año, había recurrido a 10 médicos y tres fisioterapeutas. Intenté quiropráctica, masajes de puntos desencadenantes, diferentes analgésicos, cambios de dieta y suplementos. Todos mis análisis médicos arrojaban resultados normales y, según los doctores, estaba tan sana como era posible. Sin embargo, sufría estos dolores crónicos.

La mejor parte de mi día era cuando llegaba la noche y me dormía, porque dejaba de percibir cualquier tipo de molestia, excepto que, para el otoño de ese año, comencé a experimentar dolor incluso en sueños. No podía cocinar, hacer la limpieza ni realizar ningún tipo de actividad física. Si necesitaba caminar a la parada del camión que quedaba a 100 metros de mi puerta, me tardaba 20 minutos para hacer el recorrido. Esto después de ser una bailarina que podía realizar rutinas complicadas por horas. Tenía 25 años de edad, pero me sentía de 95.

Poco a poco, el dolor se extendió a todo mi cuerpo y me diagnosticaron síndrome de dolor regional complejo (SDRC), que no tiene cura. Ni siquiera podía tejer porque el dolor de mis manos era extremo. Me sentía una carga para mi familia, no le podía ofrecer felicidad a nadie. Detestaba la vida y detestaba el dolor. Nadie podía ayudarme y me hallaba completamente sola. Ya no podía vivir así, era imposible afirmar que "vivía" en ese momento.

Así que, en noviembre, tomé una decisión. Si no mejoraba para cuando llegara la Navidad, me mataría. Por más enloquecido que parezca, esa decisión me hizo sentir feliz. Me ofreció algo de paz: ya no necesitaría estar en agonía durante mucho tiempo más.

Un par de semanas después de que consideré esa posibilidad, estaba navegando en línea. En la barra de búsqueda escribí: *¿Hay personas que se han curado de los dolores crónicos?* Apareció un video. Era esta mujer agradable, Nicole, que explicó que los dolores crónicos se presentan porque no experimentas tus emociones. Dijo que si aprendía a llevar un diario de una manera específica en relación con diferentes temas de mi vida, podría liberarme del dolor. No puedo explicar la razón por la que sucedió, pero eso despertó algo en mi interior. Todo lo que dijo me hizo el más perfecto sentido.

De modo que empecé a llevar a cabo el JournalSpeak por 20 minutos, dos veces al día. Nicole insiste que lo hagas una vez al día, pero yo lo asumí como una misión. Lo que surgió fue sorprendente; ¡no tenía idea de que hubiera tantos pensamientos y emociones en espera a ser escuchados! Y lo mejor de todo es que de verdad funcionaba. Cinco días después (¡sólo cinco días!) pude sentir cómo empezaban a reducirse mis niveles de dolor. Mis molestias empezaron a moverse por todo mi cuerpo, pero saber que eso era algo normal, me permitió tranquilizar mi ansiedad.

Recuerdo que una amiga vino a visitarme un día y ¡fui capaz de hacerle una taza de té y de moverme alrededor de la cocina! Fue como magia, y me costaba trabajo creer que pudiera ser cierto. ¡Me sentía como en el paraíso! Después de todos los tratamientos y medicamentos que había probado, lo único que necesitaba hacer era pasar algunos minutos del día plasmando mis sentimientos en papel. ¿No era increíble? Ahora sé todo acerca de la ciencia del cerebro y me doy cuenta de que no es tan sencillo como me lo pareció en esas primeras semanas, pero me sentí tan aliviada de que mi vida no estuviera llegando a su fin, que apenas me podía contener.

Dos semanas después de empezar a practicar el JournalSpeak, me encontraba en mi habitación mirando por la ventana. Era un día maravilloso y los copos de nieve flotaban por el aire. Llevaba todo un año observando cómo las personas caminaban en el parquecito de afuera, desde la pequeña prisión en la que se convirtió mi cama. En ese momento me percaté de algo: ¡podía salir a caminar al parque! Nicole me enseñó que nada de lo que sentía era peligroso; tenía el dolor, pero moverme no podía dañarme. De modo que me vestí y salí a pasear por el precioso camino nevado. Estaba en pésima condición física, pero no me importó. Pensaba que jamás podría caminar así de nuevo. Fue maravilloso. Creo que las personas dan por sentadas las actividades comunes y corrientes, como caminar. No se percatan de la bendición que es poder efectuarlas.

Muy, pero muy lentamente, empecé a mejorar. Mis dolores se movían por todas partes, aunque ahora tenían algunos puntos favoritos en mis piernas. Gracias a Nicole, aprendí sobre el imperativo sintomático y al fin logré comprender la razón por la que mis dolores cambiaban y se transformaban todo este tiempo. En lugar de asustarme o de perder las esperanzas, me emocionaba cuando mis sensaciones se modificaban. El dolor ya estaba en fuga. Estaba a punto de salir de lo peor.

La sanación no sucede con facilidad. Tienes que hacer muchísimo trabajo mental y emocional para que ocurra, pero bien vale la pena. Y claro que sufrirás exacerbaciones. Durante esos años tuve muchísimos problemas mente-cuerpo (acidez estomacal, dolor de espalda, fatiga, problemas de sueño, ansiedad y depresión). Pero seguí practicando la aceptación y realizando el trabajo porque sabía que el imperativo sistemático no es peligroso, sólo es una de las verdades en el camino al bienestar físico y mental.

Mi dolor disminuyó de su máximo nivel en forma sustancial y pude volver a bailar; también regresé a la universidad para finalizar mis estudios. Hoy por hoy, puedo hacer las tareas normales con muy poco dolor y, lo que es todavía mejor, ¡no tengo que pasar todo mi tiempo en cama! Practico cualquier deporte que se me antoje y bailo, tanto para divertirme como en competencias, cosa que es de lo más importante para mí. Sé que mi sanación es un trabajo en progreso. Aún utilizo el JournalSpeak casi de manera cotidiana. Si acaso experimento dolor, que es mínimo, sé que se debe a que moderar mi personalidad demasiado amable y concienzuda es algo que se me complica hacer; sin embargo, ya probé lo que es estar en absoluta libertad del dolor crónico y sé que ésa es mi nueva normalidad.

A veces tengo sentimientos encontrados que no sé cómo manejar: una especie de "Error 404". Mi cerebro no viene con un manual de instrucciones. La mayoría de mis conflictos se debe a que mi yo anterior habría reaccionado de forma diferente a como lo hace la persona que soy hoy en día. Pero no tengo problemas con ello. Nicole siempre afirma: "La vida es una elección entre lo que duele, y lo que duele más", y sé que sufrir dolores crónicos es mucho más doloroso en todos sentidos.

Mi reto más importante tiene que ver con cambiar mi mentalidad hacia a mí misma; desarrollar compasión, perdón y aceptación. Reemplazar mi discurso interno negativo con uno positivo hizo una enorme diferencia. Estoy aprendiendo a no darle tanta importancia a la buena opinión que otras personas tengan de mí, cosa que, debido a mi educación, ha sido una tarea difícil. Elijo pensar que vivo en un universo amigable que sólo quiere lo mejor para mí (cosa que no siempre significa que sea divertido o cómodo). Adopto la idea de que todas las adversidades y dificultades con las que me topo me ofrecen la oportunidad de crecer y de llevar una vida más realizada a futuro.

Me sorprende el reducido número de personas que aprecia la vida normal y los bellos momentos que nos ofrece a diario: la capacidad de moverse, de practicar deportes o, incluso, de caminar a la tienda; ¡yo no me reí durante casi un año! O, también, de apreciar los momentos libres de dolor. Sólo estar sin dolor es algo que debe agradecerse y, si la buscas, la gratitud es algo que puedes encontrar si eliges estar pendiente de ello.

No extraño mi anterior vida ajetreada con horarios imposibles y demasiadas cosas que hacer en un solo día. Estaba haciendo lo que pensaba que las demás personas y la sociedad esperaban que hiciera, sin preguntarme por qué. Este entendimiento me abrió a una mayor libertad y a la posibilidad de preguntarme: *¿Qué es lo que en realidad quiero hacer?* Siento que, por primera vez, estoy descubriendo a la persona verdadera que soy. Es un enorme regalo poder conocerte a ti mismo.

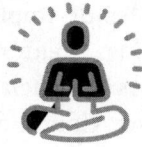

Capítulo 6

Creación de rituales y consistencia

Ya tienes muchos de los ingredientes en un tazón: oíste un poco acerca de mi historia personal (y sabrás todavía más), aprendiste acerca de la ciencia del cerebro, leíste sobre la mentalidad que tranquiliza tu sistema y enfrentaste la resistencia cara a cara.

Hay una cosa extra que es importante hacer antes de que podamos empezar a trabajar: desarrollar las mejores prácticas que te permitan realizar el trabajo más poderoso.

Es momento de hablar de rituales y de consistencia.

Los rituales y la consistencia generan fluidez. Todos sabemos lo que se siente estar en un estado de fluidez. Los problemas parecen resolverse por sí mismos. Las respuestas vienen de manera natural, sin gran fanfarria. Y también sabemos lo que es estar bloqueados y llenos de excusas. A título personal, no hay nada que me haga sentir peor que la barrera de mi propia rebeldía. Me avergüenza, me deprime y me paraliza. Sin embargo, como insistimos tantas veces durante un capítulo entero, es esencial que la resistencia sienta que te está protegiendo, así que, sin que nada más importe, necesitamos abordarla con compasión hacia nosotros mismos.

La olla de oro al final del arcoíris es la innegable conexión con la intuición y con la presencia (sin mencionar la interrupción del dolor, la enfermedad y la ansiedad crónicos), de modo que terminemos de elaborar el mapa que hará posible que sigas adelante. Los rituales y la consistencia son muy menospreciados; es probable que esto obedezca a que no siempre son fáciles de implementar. De todas maneras, debemos luchar por alcanzarlos. Crean una estructura en torno a los comportamientos que más nos benefician y hacen mucho más factible que obtengamos resultados. Con el objetivo de motivarte cuando surja todo tipo de resistencias, recuerda que (al fin, y después de tanto tiempo) estás iniciando una sociedad contigo mismo. Este trabajo tiene el poder de forjar una sana relación *contigo mismo*, quizá por primera vez en tu vida, lo cual no tiene precio, y cuando te dispongas a experimentarlo, comenzarás a tomar decisiones que sostengan esta alianza benéfica con mayor facilidad.

Como podrás recordar del capítulo 4, gran parte de nuestro comportamiento se ve gobernado por los hábitos. Aunque es frecuente que discutamos los hábitos en términos de los que ya tenemos y que nos gustaría erradicar, es esencial construir nuevas rutinas que presten mayor apoyo a nuestra salud y nuestro bienestar. Necesitarás invertir mucho tiempo y esfuerzo en ello, pero es posible.

Piensa en el ejemplo de añadir una rutina de ejercicio a tus mañanas. Cualquiera que se haya planteado esta meta sabe que no siempre resulta fácil hacerlo. Tal vez hayas avanzado a toda máquina y acudido al gimnasio el primero y el segundo día; lo que es más, igual y lo hiciste durante toda una semana. Pero entonces llega un día en el que permaneciste despierto hasta demasiado tarde la noche anterior... O una mañana en la que tu maestro favorito de *spinning* no asistió. Quizá tus hijos o tu pareja empiecen a demandar tu atención para que te dediques a sus necesidades o sea que te llegó un trabajo con una fecha límite inesperada. Elige lo que quieras; hay millones de pequeñas distracciones que pueden hacerte mucho más fácil no ir al gimnasio.

Sin embargo, cuando eres capaz de encargarte de cada una de estas barreras, poco a poco, y de seguir presentándote a diario, terminarás por formar un hábito. La mayoría de los expertos coincide en que se requieren cerca de tres semanas de acciones consistentes y repetitivas para que esto suceda. Llegas a ese punto al implementar los apoyos necesarios que te faciliten (en términos relativos) asistir a tu cita matutina al gimnasio día con día. Con tenacidad, encuentra la forma de construir rituales y consistencia.

Lo mismo sucederá con tu práctica de JournalSpeak y tu rutina de meditación. Ahora que te estás preparando para iniciar el trabajo, es imperativo que construyas los pilares que te sostengan. Consideremos diversos factores esenciales que contribuyen a las mejores prácticas en cuanto a cómo se relacionan con esta labor.

Espacio físico

Es increíble lo mucho que importa el espacio físico. Todo conlleva cierta energía. Con demasiada facilidad, ignoramos la influencia que puede tener una sensación de calma y seguridad cuando intentamos hacer algo nuevo. En lo que respecta a tu práctica de JournalSpeak, elegir un espacio físico con la energía correcta es esencial. Todos somos diferentes y encontramos refugio en distintos ambientes. A veces, el sitio perfecto implica el ajetreo y la anonimidad de un café repleto de gente con tus audífonos puestos, o tal vez se sienta bien que lo hagas sentado en la sombreada banca de un parque cercano. Por el contrario, quizá prefieras el consuelo de tu clóset, de tu recámara o, incluso, del piso de tu baño con el seguro puesto (¡yo he llevado cojines al mismo!). Hay espacios que puedes reservar en las bibliotecas públicas, y está el santuario que te ofrece tu coche durante la hora de comer o el letrero que dice que regresarás en media hora sobre la puerta de tu oficina.

El JournalSpeak puede lograrse con la misma eficacia a mano o en tu computadora. De nuevo, tus preferencias personales deben dirigir lo que elijas. Si una computadora o una tableta son lo que más te acomoda, considera que necesitarás que las baterías estén cargadas o que tu espacio físico incluya una conexión conveniente. Estos pequeños detalles podrían parecerte poco importantes en el momento, pero pensar las cosas de antemano evitará que te pierdas alguna sesión. Lo anterior es determinante al inicio de tu travesía, en donde tu cerebro requerirá toneladas de consistencia para adoptar una postura de sanación: descanso y reparación. Aunque no lo creas, una *laptop* sin pila sobre tus piernas en el parque puede percibirse como una derrota sobrecogedora. La falta de una pluma cuando te acabas de esconder en algún recoveco privado puede sentirse como una señal de que deberías intentarlo en otra ocasión. Evita situaciones como esta llevando a cabo cada aspecto de tu práctica como un acto de consciencia plena. La preparación es especialmente importante para personas con familias o compañeros de cuarto. Abre tu mente y considera todas tus posibilidades.

A fin de cuentas, lo más importante es que encuentres un sitio donde *te sientas en libertad de sentir*. Para algunas personas, este concepto sonará de lo más ajeno. "Sentirte en libertad de sentir" podría ser algo que jamás hayas tomado en cuenta, pero, en este caso, resulta vital. Lo que escribas profundizará de manera significativa y te invitará a liberar cosas de tu reserva emocional que tienen el poder de transformar tu cuerpo en términos físicos. El lugar donde podrás lograr esto con mayor facilidad es aquel que te funcione.

El mejor momento

Para mí, lo mejor es emprender este trabajo por las mañanas, antes de que se pierda la motivación para llevarlo a cabo. Un colega mío solía decir: "Tengo que hacer cualquier cosa que sea difícil de inicio, ¡antes de que empiece a reaccionar!".

Si las mañanas no te acomodan a causa de tus horarios, tu familia o tus responsabilidades, elige un momento que te parezca adecuado y apégate al mismo. El descanso que te dan para comer es bueno, como también lo es que crees un ritual antes de irte a dormir. Obsérvate con toda franqueza. ¿Operas mejor cuando el día acaba de comenzar, o el ajetreo de las mañanas te dificulta concentrarte? ¿Tu coche a medio día te resulta un sitio cómodo, o una noche sobre tu sofá te proporciona una sensación de tranquilidad? Lo que importa no es el horario, sino la constancia.

Tus horarios también pueden representar un factor si se te está complicando encontrar un espacio físico. Por ejemplo, conozco a muchas madres jóvenes que eligen despertarse 30 minutos más temprano para practicar su JournalSpeak y su meditación antes de que sus niños se levanten y destrocen sus rutinas de cada mañana. Sé que parece terrible quitarle tiempo a tu preciado sueño, pero en el proceso de salvar tu propia vida no hay nada que sea horrendo. Recuerda lo que siempre te repito respecto de que la vida es una elección entre lo que te duele y lo que te duele más. Necesitas tomar decisiones. Tal vez tengas que irte a dormir por las noches, en cuanto tus hijos se acuesten, para que dediques la primera parte de la mañana a ti.

Siempre que sea posible, comprometerte a una misma hora cada día puede ser muy útil para mantenerte firme. Si la palabra *compro-*

miso te produce un escalofrío estremecedor, dale la bienvenida con una sonrisa. Así es, todos detestamos esa palabreja, pero aquí es indispensable. Mientras más rápido aceptemos que tenemos que entablar una relación de lealtad con nosotros mismos, más pronto este vínculo se sentirá sólido y seguro. Como en cualquier sociedad, no puede lograrse mucho sin la sensación de seguridad que conlleva el compromiso.

Lo siento, pero no lo siento: tú y tú tienen que ponerse serios aquí. El mensaje esencial del momento es que *tú eres importante*. Las prioridades que establezcas ahora serán los cimientos de tu bienestar físico y mental. Aunque es posible que tu mente atemorizada y resistente te sugiera: "Lo haremos mañana", quiero que tengas presente de manera constante que el modo en que vives ahora *es el modo en que vives tu vida*. Necesitas empezar como pretendes continuar. He tenido que aprender esta misma lección en diversas oportunidades. Cuando haces compromisos contigo mismo y los cumples, construyes una vida fortificada con amor propio y autocuidado. Ah, por cierto, una vida libre de cualquier cosa "crónica".

Límites

Aquí me arriesgaré y voy a sugerir que el "tú" en tu vida se ha derrumbado hasta el final de tu lista de prioridades. Es momento de terminar con eso. Tú mereces este trabajo y tienes permitido tomarte un tiempo para ti. De hecho, es indispensable que lo hagas. Tu cuerpo cargará con tu estrés hasta que reciba el permiso que libere los canales para dejarlo ir. Si empezaron a surgir pequeños brotes de oposición cuando hablamos del espacio físico y el tiempo adecuado, te ruego que permitas que una mentalidad de autocuidado se haga cargo de ellos. Este trabajo es esencial para tu salud, tu crecimiento, tu paz y tu libertad. No le servirás a tu pareja, a tus hijos, a tus seres queridos, a tus colegas o a tus amigos si quedas fuera del juego a causa de una enfermedad crónica de cualquier tipo. Es momento de dejar de avergonzarte de ponerte en primer lugar.

¡Ay, esos límites tan esquivos! La grosería que empieza con "L". ¡Cómo nos resistimos a estos fantásticos amigos! Cuando he discutido la importancia de los rituales y la consistencia con mis clientes al paso de los años, se les ocurre toda serie de razones por las que no pueden establecer límites. Aquí una probadita de estas ideas erróneas:

Me hace sentir egoísta.
Simplemente no puedo hacerlo.
La gente espera muchas cosas de mí.
Así es como siempre he sido.
La gente no me querrá si no me presento como quieren
que lo haga.
Me avergonzarán.
Me marginarán.
No es "correcto" hacer eso.

Ésta es otra forma más de resistencia y aquí tendré que usar algo de amor con mano dura. Acuérdate de nuestro cliché favorito: si sigues haciendo lo que estás haciendo, seguirás obteniendo lo que estás obteniendo. Para liberarte de la protección equivocada de tu propio sistema primitivo, necesitarás establecer límites con las personas cercanas que esperan que te conviertas en una contorsionista circense con tal de hacerlas felices. Sé que tus hijos necesitan cada segundo de tu vida, que tu pareja prefiere que recibas cada una de sus peticiones con entusiasmo, que tu jefe "necesita" que llegues más temprano, que tu madre asume que tomarás cada una de sus llamadas, etcétera, etcétera, etcétera.

Todo lo anterior podrá ser cierto, pero, en este momento, también es irrelevante. Tú posees la capacidad para cambiar tu vida y es *tu responsabilidad* ayudar a otros para que te apoyen. Esto lo logras al establecer límites amorosos, pero firmes. Puedes manifestar algo con la energía de: "Decidí hacer el trabajo que necesito hacer para transformarme. A medida que sano, esto tendrá una influencia que sin duda será positiva para nuestra relación. Mientras lo hago, es posible que requiera tomarme más tiempo para mí del que te agrade y también que te pida que seas paciente a medida que me enfrento las emociones que vayan surgiendo. Al igual que tú eres importante para mí, sé que yo lo soy para ti. También me estoy dando cuenta de que preciso ser importante para mí mismo. De verdad aprecio tu colaboración para que este proceso me sea posible".

Una de las razones por las que resulta difícil establecer límites es que las personas cercanas podrían sentirse amenazadas cuando abras espacios para ti en un sitio que ellas acostumbraban ocupar. Esto puede referirse a un espacio en términos literales o a un "espacio de tiempo" en el que solías cuidar de ellas de manera normal. Recuerda: los límites equivalen a amor. No sólo sustentan tu propio crecimiento, sino que también les enseñan a los demás cómo tratarte. Además, sirven de modelo para tus seres queridos en cuanto a cómo guardarse respeto a sí mismos. Encuentra consuelo en estas verdades. Si ves que las cosas están cambiando en tus relaciones, considera que quizá necesitaban cambiar. A menudo, al criar a mis propios hijos, he lamentado sus "pérdidas" cuando he tenido que establecer límites con ellos. Después, más adelante en el trayecto, he descubierto que esas pérdidas eran justo las que necesitaban para poder crecer. Todo el mundo gana cuando se establecen límites amorosos, sólidos y consistentes.

Quizá sea algo que ya haya mencionado, pero ésta es *tu vida*.

Eres una persona esencial, increíble, bella, valiosa y única. Este tiempo es para ti y jamás te arrepentirás de habértelo brindado. Al paso de los años, en el caso de mis clientes, he encontrado que firmar un contrato puede ser un poderoso símbolo de compromiso con este proceso. Aquí incluí uno con todos los puntos que ya discutimos. Te invito a que lo firmes, junto con un testigo de confianza, y que jures fidelidad al futuro que, sin duda alguna, mereces.

Ahora que ya establecimos las bases, es momento de pasar a la parte más importante: la transformación prometida. Ya reconociste tus propias estrategias de tranquilización y las historias que te contaste acerca de tus síntomas. Estableciste tus expectativas de manera apropiada y estás listo para abordar las formas en que podrías resistirte a este proceso. Y ahora ya echaste un vistazo largo y honesto a la manera en que puedes construir rituales y consistencia para hacer que esta práctica se convierta en un hábito regular. Comprendes que eres valioso y esencial, y que tus límites lo anunciarán de manera amorosa a aquellos que te importan.

Estás listo. Es momento de iniciar nuestro trabajo.

CONTRATO *(si sientes que es correcto hacerlo, ¡pídele a alguien que sea testigo del mismo!)*

Yo, _____, por medio del presente, me comprometo a crear el tipo de rituales y consistencia que sustenten mis prácticas de mente-cuerpo dentro de mi vida. A partir de hoy, estoy listo para entrar en sociedad conmigo mismo con el fin de otorgarme el tiempo y el espacio que se requieran para construir una relación más sana conmigo mismo.

Encontraré un espacio físico donde me sienta libre de sentir. Me dirigiré a ese punto en un horario establecido cada día de modo que consiga que yo y mi trabajo mente-cuerpo se conviertan en una prioridad. Además, estableceré límites con aquellos que más me importan para que pueda comprometerme de lleno con mis prácticas de JournalSpeak.

Comprendo el poder de los rituales y de la consistencia, así como el papel que representan en mi capacidad de retomar el control de mi vida y de mis síntomas crónicos. Soy importante y merezco este tiempo y espacio para sanar. Por todo lo anterior, prometo de manera solemne que haré los cambios necesarios para construir el futuro que merezco.

Con todo amor, yo.   Mi testigo:

Nombre: _____   Nombre: _____

Firma: _____   Firma: _____

CÓMO GARY SE RECUPERÓ DEL SÍNDROME DE FATIGA CRÓNICA (SFC) Y DE LA NIEBLA MENTAL: 62 AÑOS (NUEVA ZELANDA)

Después de una infección viral, me diagnosticaron el síndrome de fatiga crónica (SFC). El día antes de enfermarme, acababa de terminar un recorrido de 11 horas a través de las montañas, de manera que mi condición física y mi estado de salud general eran más que adecuados antes de la infección viral; eran excelentes para mi edad. No experimenté síntomas intensos, ni requerí tratamiento médico durante la enfermedad inicial. Tuve algo de fiebre y malestar y, en términos generales, me sentí mal durante algunos días, pero no me sentí peor que con cualquiera de las gripes que había padecido antes. Después de algunos días, noté que la enfermedad había pasado y reinicié mi vida, aunque un poco limitado en términos físicos. Tres semanas después, pasé un fin de semana largo en un viaje de cacería con algunos amigos, cosa que implicó muchos esfuerzos. Me di cuenta de que me estaba costando trabajo y de que algo no se sentía del todo normal. Éste fue el comienzo de mi deterioro.

Al paso de las siguientes semanas, registré lo que me estaba sucediendo e intenté diversas soluciones para que esto "se me pasara". Mis síntomas principales eran una fatiga debilitante, niebla mental, dificultades para concentrarme, falta de aire y STPO (una elevación anormal de mi frecuencia cardiaca). Algunos médicos me dijeron que tenía COVID largo. Se me dificultaba el trabajo de oficina y me extenuaba mentalmente después de periodos cortos de actividad laboral. Las llamadas telefónicas hacían que se me complicara respirar después de 10 minutos aproximadamente, y si continuaba por más tiempo tenía que acostarme después para recuperarme del esfuerzo.

Me vi limitado a realizar caminatas cortas alrededor de la manzana. Si trataba de cargar cualquier cosa o hacía cualquier tipo de actividad física, por más ligera que fuera, me fatigaba de inmediato y necesitaba acostarme; a veces por horas. También experimentaba malestar postesfuerzo (MPE), que detonaba un "colapso" al día siguiente y que, a veces, me afectaba por semanas. Hablar con cualquier persona me extenuaba. La mera idea de hacer cosas pequeñas o de entablar conversaciones me drenaba. Aprendí que mi fatiga no se aliviaba con el sueño, lo que significaba que me despertaba sintiéndome igual de agotado aunque hubiera dormido la noche entera.

El deterioro cognitivo fue más difícil de cuantificar, pero noté que me estaba sintiendo mentalmente agotado y confundido después de periodos muy breves de concentración. Ya no pude leer ni pasar tiempo en internet. Después de tres meses, tuve que dejar de trabajar porque no lograba concentrarme en absoluto y porque estaba cometiendo errores importantes aun en las tareas más sencillas. Lo más aterrador fue que me volví incapaz de pensar en las palabras correctas cuando hablaba con otras personas y que me faltaba el aire después de apenas algunas frases.

Uno de mis peores momentos fue cuando mi hijo se tomó unos días de vacaciones de la universidad y no pude conversar con él a pesar de que tenía grandes deseos de hacerlo. Mi mundo empezó a encogerse y entré en un ciclo de "presión y colapso", donde intentaba hacer algo de verdad insignificante, como subir las escaleras, sólo para sufrir por ello durante días o semanas después. También noté que cuando le describía mis síntomas a alguien, entraba en un patrón de pensamientos negativos que me hacía sentir todavía peor.

Mi vida se limitó a estar acostado en un sillón la mayor parte del día, sin poder leer, ni navegar por internet. Consulté médico tras médico. Intenté con suplementos, dietas antiinflamatorias y otros cambios de estilo de vida sugeridos. Nada me ayudaba en absoluto.

A pesar de todas estas señales de advertencia, tenía la creencia subyacente de que no había nada clínico que estuviera mal: todos mis análisis lo confirmaban. Un especialista me sugirió que mi sistema nervioso autónomo estaba estancado en modalidad lucha o huida, lo que explicaba de manera satisfactoria los síntomas que experimentaba. Todo esto me hacía sentido, pero ¿qué podía hacer al respecto? Durante todo este tiempo estuve buscando posibles soluciones. La comunidad médica no tenía nada que ofrecerme y mi propio doctor admitió que lo único que podía recomendarme era que descansara y que limitara mis actividades. No podía leer, de modo que recurrí a videos de YouTube, que requerían menos esfuerzo. Incluso se me dificultaba concentrarme en ellos durante mucho tiempo.

Mi esposa empezó indagar por mí y se introdujo de lleno en las historias de recuperación de COVID largo y en otros contenidos relacionados con el SFC. Encontró dos sitios que trataban las historias de individuos que se habían curado de padecimientos similares. Esto me dio ciertas esperanzas, pero también fue un reto asimilarlo todo. Me di cuenta de que necesitaba mejorar en términos cognitivos para poder ayudarme a mí mismo, de modo que reduje mi vida al mínimo. Me mudé a un campamento para poder vivir en mi casa rodante durante un tiempo. Dediqué todas mis energías a recuperar mi mente.

Un término recurrente que aparecía en los sitios web en los que buscaba era *mente-cuerpo*. No tenía una comprensión verdadera de lo que eso significaba, pero estaba decidido a averiguarlo. Tuve la suerte de leer la historia de la recuperación de una mujer que se llamaba Esther y que hacía referencia a un *podcast* particular. Era la entrevista que Nicole Sachs le hizo a una mujer de nombre Lieke (jamás había escuchado un *podcast* antes).

Lieke se recuperó del SFC y de COVID largo. Me identifiqué con su narración y me sentí muy esperanzado después de escuchar esa entrevista. En el *podcast* se mencionaron otros contenidos de Nicole disponibles.

Entusiasmado por primera vez después de muchísimo tiempo, me sumergí en más de lo que pude encontrar de Nicole en línea. Éste fue un importantísimo punto de inflexión para mí. Necesitaba escuchar que alguien me dijera: "Si haces X, te pondrás mejor". Nicole no sólo tenía esta convicción positiva, sino que me explicó *justo* lo que necesitaba hacer. Mi máximo temor durante esa época era seguir un enfoque inadecuado para mi recuperación. Hay muchísimas ideas bienintencionadas, pero infundadas, allá afuera, y yo sólo poseía una minúscula cantidad de energía mental (concentración). Me dio miedo pensar que si invertía mi tiempo en un abordaje incorrecto, seguiría igual de mal o me deterioraría aún más.

Hice una conexión con mi juventud que me ayudó a creer que lo que estaba sugiriendo Nicole podría ser eficaz. De niño, a los siete u ocho años de edad, experimenté fuertes migrañas cada domingo, a una hora determinada. Incluso a esa edad, no creía que fueran el resultado de nada externo. Sentía que, de alguna u otra manera, yo mismo incitaba su aparición regular. Mirar atrás y sospechar que quizás hubiera algo estresante que detonaba esos dolores de cabeza me ayudó a creer que mis síntomas actuales también podían tener un origen emocional. Por esa razón, no se me dificultó considerar que lo contrario también pudiera ser cierto, que afrontar mis emociones reprimidas podría aliviar mi sufrimiento.

Dediqué las siguientes semanas a mi curación siguiendo las instrucciones que ofrecía Nicole. De inicio, efectuaba el Journal Speak dos veces al día, seguido de un periodo de respiración tranquila por 20 minutos. No tengo dudas de que experimenté algo de resistencia al inicio; algunos de mis síntomas se intensificaron o se transformaron en otros, lo que me hizo sentir confundido respecto de lo que estaba pasando (¡todavía no me enteraba del imperativo sintomático!). Me vi tentado a regresar al modelo médico tradicional. Sin embargo, cada noche, cuando iba a la cama y meditaba sobre mi día, sentía que estaba en el camino correcto. Tomé la decisión de confiar en el proceso por completo.

Un importante punto de transición surgió cuando presenté un síntoma por completo novedoso: un fuerte dolor de espalda. Me sorprendió que podía "eliminarlo" si externaba o pensaba la palabra *ansiedad* y reflexionaba lo que me afligía. Aunque en ese momento aún no lograba comprender del todo la ciencia del cerebro, reforzó el hecho de que existía cierta conexión entre lo que sentía y lo que experimentaba a nivel físico. Ahora sé que este mensaje intencional le transmitía seguridad a mi sistema nervioso, lo que evitaba que el síntoma tuviera que continuar.

A medida que seguí adelante, los rituales y la consistencia fueron esenciales para mí. Practicaba mi JournalSpeak todas las mañanas, después de mi rutina de caminata, y lo hacía de manera cotidiana. El proceso combinado de tomar el curso de Nicole y de llevar un diario íntimo de forma constante permitió mi recuperación plena. Nicole también enfatizaba la amabilidad y la compasión hacia mí mismo, lo cual me resultó un concepto tan ajeno, ¡que tuve que buscar su significado en Google!

Transitar por los momentos difíciles se hizo menos complicado cuando me di cuenta de que había veces en que mis síntomas "olvidaban" aparecerse. Quedé pasmado. Una mañana, decidí subirme a mi bicicleta para ver de lo que era capaz. Me impactó que pude pedalear y subir y bajar colinas sin consecuencia alguna por tres horas. Esto fue increíble, dado que sólo realizar algunos minutos de actividad física me dejaba sin aliento apenas algunas semanas antes. Tuve una exacerbación de síntomas durante un par de días de la semana siguiente y mi cuerpo hizo un último intento desesperado por "protegerme", pero para ese momento ya contaba con evidencia sólida de que este proceso me estaba curando. Los síntomas se aliviaron con rapidez. Aunque me tomó un poco más de tiempo, mi capacidad cognitiva se recuperó a plenitud y me sentí muy agradecido de tener de nuevo una mente que funcionara por completo.

La recuperación de cada persona es distinta, pero quiero expresar lo siguiente porque siento que mi consistencia propició que sucediera: al cabo de dos meses de iniciar este proceso, regresé de lleno a mis actividades normales, incluido viajar al extranjero. No hay una cronología grabada en piedra en cuanto a la recuperación. Mi mejor consejo es que no te dejes atrapar por las preocupaciones, que establezcas un ritual y que sólo te limites a hacer el trabajo. Estoy seguro de que verás resultados.

La manera en que percibo la existencia humana cambió para siempre. Me sorprende lo poderosos que podemos ser. Junto con mi trabajo normal y mi rutina de ejercicio, dedico una parte de mi vida a ayudar a otras personas que padecen el SFC y el COVID largo en Nueva Zelanda y Australia. Me pongo en contacto con ellas, comparto mi historia y las canalizo hacia las enseñanzas de Nicole. Me parece extraordinario que jamás haya escuchado un *podcast*, y que el primero que oí me salvara la vida.

SANA:
REENTRENA A TU CEREBRO

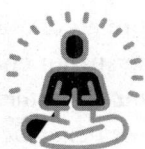

Capítulo 7

Qué es el JournalSpeak

Ahora que ya establecimos los cimientos adecuados para la travesía que nos espera, es momento de profundizar en la práctica del JournalSpeak, que es capaz de transformar el cerebro.

JournalSpeak es una forma cotidiana de escritura expresiva. De modo que, sí, tienes que llevar un diario. Cuando solía presentarles esta herramienta introspectiva a mis clientes, era frecuente que me topara con cierto escepticismo inicial. El acto de escribir un diario por sí solo no es algo novedoso. Muchos de ellos ya habían probado alguna opción similar con anterioridad y, en ese caso, se preguntaban por qué plasmar cosas por escrito les ofrecería cualquier tipo de alivio para sus migrañas o para una exacerbación de su síndrome de colon irritable. Comprendo por completo este escepticismo. Es natural, pero, al final de cuentas, no es más que otra forma de resistencia. Lo mejor de tener tantos años de experiencia desempeñando este trabajo con diferentes personas es que sé justo cuándo necesito protegerte de ti mismo. Nadie puede recibir ayuda si está bajo las órdenes de su incrédulo interior, de modo que tomémonos algunos minutos para detallarlo.

Antes de que te cuente qué es el JournalSpeak, déjame que te platique lo que *no* es. El JournalSpeak no se limita a que hagas rápidas anotaciones relacionadas con tu día porque deseas tener un registro del mismo. Éste no es un diario de gratitud en el que tratas de centrarte en lo bueno de tu vida para elevarte por encima de cualquier dolor potencial en términos espirituales. Y el JournalSpeak no sólo es un ejercicio de escritura libre en el que puedas ignorar los asuntos desagradables o complejos que surjan en respuesta a cierto asunto.

El JournalSpeak es una forma de autoexpresión dirigida diseñada en específico para llegar al núcleo de tus emociones reprimidas.

Este vehículo te da pleno permiso de dejar que tu niño interior hable y que liberes tus sentimientos, sin que importe qué tan desagradables, furiosos o inapropiados parezcan, antes de que amenacen con superar tu reserva emocional.

De modo que aunque lleves mucho tiempo redactando algún tipo de diario no es igual a practicar el JournalSpeak. Para que este último sea efectivo requiere que lo adoptes con la comprensión específica de que tus emociones reprimidas se conectan de manera directa con tus dolores físicos o con los síntomas crónicos que experimentas. Necesitas escribir de una manera que invite a tu mente inconsciente a que sepa que es seguro que tus sentimientos esenciales abrumadores emerjan, y que tu sistema nervioso no necesita provocarte algún dolor de cabeza o de espalda para conducirte a una modalidad de descanso y reparación, ni que haga algo que tú sí puedas "controlar".

Recuerda: tu cerebro piensa que te está protegiendo. El punto es: ¿de qué? La respuesta es más sencilla de lo que piensas. Se trata de nuestros pensamientos y nuestras emociones impensables, desafiantes y conflictivos. De alguna manera, todos ellos nos amenazan y "creemos" que reconocerlos y experimentarlos nos matará. Por supuesto, esto no se basa en cualquier tipo de realidad, ni científica ni de otro tipo. Como lo demostró el trabajo pionero del doctor Sarno, la desesperación de nuestra mente por protegernos de estos sentimientos es la causa directa de gran parte del dolor crónico, de las contracturas musculares, las neuropatías, la inflamación corporal, la ansiedad crónica y más.

No todas las emociones son iguales

Hablemos de las emociones, un tema que, de manera relevante, se ignora o se deja de lado dentro de los círculos médicos. Sin embargo, como estás aprendiendo aquí, las emociones son determinantes en cuanto a los mensajes de peligro que, inadvertidamente, les enviamos a nuestros sistemas de protección. Hasta que no integremos esta verdad esencial, será casi imposible que consigamos un bienestar crónico.

Dentro de cada uno de nosotros residen estos *sentimientos esenciales*: aflicción, desesperación, ira, vergüenza y terror. Nadie es inmune a ellos. No son corteses y rara vez sentimos que es apropiado compartirlos en cualquier contexto. Los aplacamos y les damos lugar a emociones que son "más aceptables" en términos sociales, que etiquetamos con palabras como *arrepentimiento, confusión, frustración, miedo e inseguridad.*

Por ser así de desagradables (tanto para nosotros como para los demás), es mucho menos probable que nos refiramos a estos incómodos sentimientos esenciales en alguna conversación casual. Aunque es muy probable que te lamentes con algún amigo acerca de que te sientes "irritado", o que estás experimentando "dificultades", rara vez te mostrarás dispuesto a admitir que te encuentras "encolerizado" o "desesperado". Es esencial saber que estos sentimientos viscerales radican dentro de cada uno de nosotros y que tu sistema nervioso los percibe como muy peligrosos con base en tu falta de disposición a verlos a los ojos. Se conectan con infinidad de historias, traumas pasados, relaciones y vivencias que te han lastimado y moldeado. Es posible que ni siquiera te resistas a enfrentar a estos tigres de papel de manera *consciente*, pero al no estar al tanto de su existencia, a tu sistema nervioso no le queda más opción que implementar protecciones en su contra una y otra vez.

Tus sentimientos esenciales se mueven justo debajo de la superficie del decoro. Se siente "mal" decirlo (o siquiera pensarlo), pero resientes a tus padres enfermos porque necesitan tantísimo de ti. Detestas a tus hijos por ser temperamentales y por sentir que se lo merecen todo. Te detestas a ti mismo por ser menos exitoso de lo que esperabas. Albergas un creciente resentimiento en contra de tu pareja por no reconocer que necesitas que se involucre más en las labores de la casa. No sólo te enfadas por todas las cosas que te toca tolerar, *estás furioso*. No sólo estás iracundo o preocupado. *Estás aterrado*. El problema es que, según tu formación y tu naturaleza, es posible que ni siquiera estés consciente de esos sentimientos. Es probable que se te dificulte detectarlos o etiquetarlos de manera específica. En lugar de eso, lo único cierto es que te duele la espalda, que la cabeza te punza, que tienes una comezón implacable, que tu estómago está revuelto o que pasas todas las noches despierto, presa de la ansiedad.

La razón por la que el dolor y los padecimientos crónicos se han convertido en tal epidemia es que estos sentimientos esenciales son *implacables en su reflejo por emerger*. No tienes nada que decir al respecto, sin importar lo "fuerte" que seas. No importa qué tan bien adaptado crees que estás a tu estilo de vida moderno. Estos sentimientos exigen ser experimentados… De una u otra manera.

Imagina a un niño que está jugando con una pelota de playa en una alberca y se dispone a mantenerla debajo de agua. El juego termina tan pronto como la pelota sale a la superficie. No sé si alguna vez lo hayas intentado, pero sumergir una bola en el agua requiere un enorme esfuerzo. En esta metáfora, la pelota representa tus sentimientos esenciales. Al igual que el niño se muestra desesperado por lograr su propósito, nuestros cerebros luchan sin cuartel por mantener inmersos nuestros sentimientos negativos, fuera del alcance de nuestro consciente. "Creemos" que si surgen a la superficie de nuestra consciencia, no podremos sobrevivir. Esta manera de pensar requiere muchísima energía, aunque no siempre estemos al tanto de ello.

El lenguaje del JournalSpeak traduce tus sentimientos superficiales, aquellos de los que te percatas en realidad (molesto, preocupado, apenado), a las verdades más profundas y desagradables que necesitas reconocer (enfurecido, atemorizado, avergonzado) con el propósito de eliminar tus síntomas crónicos. Tu cuerpo dejará de enviar señales de dolor a tus nervios y tus músculos una vez que logres aprender cómo permitir que emerjan estos sentimientos "amenazantes". Las situaciones no necesitan rectificarse para que esto suceda… Sólo necesitas *saber*. El objetivo del JournalSpeak consiste en crear un vehículo por el que estas verdades sumergidas encuentren la manera de emerger en tu mente consciente con seguridad. Cuando te cueste trabajo creerlo, permite que las historias en estas páginas te ofrezcan consuelo. Profundiza de nuevo en la ciencia del cerebro. Este proceso no sólo me curó a mí, sino también a innumerables personas.

Cualquiera puede aprender a hablar este idioma transformador y, más importante aún, sólo necesitas hablarlo contigo mismo. Nadie más tiene que ser testigo de los sentimientos esenciales que residen en tu interior, con sólo permitir que surjan convencerá a tu cerebro de que estás a salvo. Quizás haya cierto sufrimiento que acompañe al surgimiento de estos sentimientos profundos, pero no morirás. Ésta será una buena noticia para tu sistema nervioso y ésa es la razón por la que debemos comunicársela con una voz muy tranquila. De manera notable, reconocer tus emociones reprimidas no sólo *no* te matará, sino que empezarás a florecer. Tu cuerpo ya no tendrá que trabajar tanto para distraerte de experimentarlos.

Una nueva forma de excavación emocional

Desarrollé JournalSpeak durante uno de los momentos más terribles de mi vida. La recuperación no es un trayecto recto y mi historia consta de dos actos. Como ya te lo mencioné, mi mamá (y Rosie O'Donnell) fue quien primero me mostró el trabajo del doctor Sarno al inicio de mis veinte años. Después de comprender el mensaje de su increíble libro, *Libérese del dolor de espalda*, acepté que las emociones reprimidas estaban vinculadas con mis propios problemas. Si las reconocía sin resistencia alguna, las señales de dolor se reducirían... Y así fue. Sin embargo, años después, habría de aprender que reconocer los sentimientos y conectarlos con mis problemas físicos no era suficiente. Necesitaba cavar a mayor profundidad para cambiar la manera en que mi cerebro intentaba protegerme. Esto es lo que sucedió.

Pasaron cerca de 10 años desde que conocí el trabajo del doctor Sarno. Las teorías mente-cuerpo me habían liberado de mi diagnóstico y de las "reglas" asociadas sobre cómo debía limitarme. Construí una vida. Terminé mi maestría en trabajo social, me casé y tuve dos hijos a término sin asomo alguno del dramatismo que predijeron los médicos durante mi adolescencia. Mis dolores de espalda me habían dejado en paz. Después, una tarde de primavera, al cargar y sacar a mi hijo de 10 meses de edad, Oliver, de su andadera para llevarlo a la entrada de la casa con el fin de que pudiera caminar con más seguridad, experimenté un dolor ardiente, eléctrico, que se apoderaba de mi espalda baja. Sentí que alguien había tomado un cuchillo al rojo vivo para recorrerlo por mis vértebras. Hasta este día, no sé cómo logré no dejar caer al bebé después de sentir ese ramalazo de dolor.

Me arrastré hasta la casa y me acosté en el sofá. En ese instante, todo lo que pensaba acerca de la conexión mente-cuerpo desapareció por completo. Mi temor se apoderó de toda la conversación. Mi consciente se invadió de angustia. Me sentí inundada de culpa y vergüenza por no haber escuchado las recomendaciones de mis médicos. Presa de la más absoluta angustia, recurrí de nuevo a la medicina tradicional, desesperada por aliviar la agonía que estaba experimentando.

Te cuento esta parte de mi historia en aras de una total colaboración y humanidad compartida. Cada uno de nosotros es susceptible a la regresión en momentos de absoluto terror. Cada uno de nosotros se encuentra vulnerable a la protección de nuestros pensamientos, dado que su única meta es salvarnos el pellejo. Perdónate por cualquier retroceso; perdónate por todas tus dudas; sólo puedes hacer tu mejor esfuerzo en el momento, y en ese momento ése fue mi propio mejor intento.

A lo largo de varios meses, caí en una espiral. Acudía a terapia física tres veces por semana. Recibí tratamientos de "estimulación eléctrica", masajes terapéuticos e inyecciones de esteroides. A pesar de que algunos de estos tratamientos funcionaban durante un tiempo, el dolor siempre regresaba… Y a veces empeoraba. Mis médicos me recetaron opioides y relajantes musculares. Tomaba benzodiacepinas para poder dormir. El dolor me impedía abrazar la vida. Me convertí en una pareja desconectada y, por más que me avergüence admitirlo, en una madre impaciente y desagradable. Me sentía perdida. Fue una época oscura y de enorme vulnerabilidad.

Una tarde cercana al final de ese año de terror, me encontraba en una tienda de alimentos local con mis hijos, de uno y tres años de edad. Cuando me dirigí a la caja para pagar lo que habíamos consumido, mis niños hicieron lo que hace la mayoría de las criaturas de esa misma edad: empezaron a correr por todas partes. Agarraban paquetes de gomitas y *pretzels* cubiertos de yogur. Reían y gritaban llenos de entusiasmo por lo que estaban haciendo. Una manera decente de referirse a los niños que se comportan como monstruos es decir que están "frenéticos". Pues ese día en particular, los míos estaban en su mejor momento. Yo intentaba darle mi tarjeta de crédito a la cajera mientras les quitaba los diferentes empaques de las manos con gran dificultad antes de que los abrieran y tiraran su contenido por todo el piso. Tan pronto como conseguía arrebatarle uno de los empaques a uno de estos monstruitos, el otro agarraba algo distinto. Aunque sé que esta situación es más que conocida para cualquier persona que tenga hijos, en ese instante me sentí abrumada y apenada. Pensaba que todo el mundo me miraba y me sentí como la peor madre.

De alguna manera, pude contener a los niños y pagar para retirarnos. Tenía a cada uno por la muñeca, de modo que no lograran zafarse en el ocupado estacionamiento. También llevaba nuestras compras y una pesada pañalera. Al acercarnos al auto, sentí que mi espalda empezaba a tensarse. Conocía la sensación más que bien. Empecé a anticipar el dolor ardiente y eléctrico que se avecinaba. Me congelé, porque supe que si me movía un centímetro más, me arriesgaría a lastimarme la espalda aún más.

Me quedé parada junto al vehículo, del lado del conductor, pero no podía tomar las llaves y detener a los dos niños mientras el tráfico pasaba a toda velocidad. No tenía la capacidad para hacer las dos cosas. No podía abrir la puerta, ni poner a mis hijos a salvo dentro del auto. Estaba totalmente paralizada. No sé cuánto tiempo nos quedamos parados allí. Sólo pegué la frente contra la ventanilla y me puse a sollozar. Mis pequeños, al comprender que algo estaba muy, pero muy mal, dejaron de retorcerse. Sólo se quedaron quietos, mirándome, mientras me hacía pedazos y me sentía todavía más destrozada y avergonzada que antes.

No estoy segura de cómo logré subirlos a los dos al coche, y mucho menos llegar a casa. De alguna manera, les di su baño y los acosté. Cojeé hasta el santuario que era mi habitación y me senté sobre la cama. Miré por la ventana y fijé mi vista hacia el vacío, hacia los árboles y las estrellas. Y, justo en ese momento, cedí. Ya era suficiente. El dolor no sólo me estaba torturando, sino que ponía en peligro a mis hijos. Si no era algo que pudiera aliviar con toda la terapia física, los masajes, los tratamientos, los medicamentos y el descanso que había intentado, tenía que hacer algo diferente. Recordé al doctor Sarno. Recordé el cambio cósmico que definió mi vida después de comprender la conexión mente-cuerpo y, en ese instante, supe que tenía que verlo en persona. Mi cuerpo se estaba rebelando y ningún tratamiento tradicional funcionaba. Estaba harta de seguir indicaciones.

Concerté una cita con él. Antes de viajar a Nueva York, me senté y escribí casi una novela completa sobre mi experiencia con el dolor de espalda y registré la fecha de cada una de mis exacerbaciones desde que era adolescente. Anoté lo que me dolía y en qué momento; describí cada parte de mi cuerpo y las sensaciones que la acompañaban. Detallé toda mi actividad física y la agonía conectada con cada flexión, estiramiento o esfuerzo. Al entrar en su consultorio, le entregué esta autobiografía de mis dolores con toda solemnidad y le manifesté la importancia que tenía. El doctor Sarno tomó las páginas que le entregué, ¡que eran muchísimas!, y mientras veía directamente a mis ojos con enorme bondad, las dejó caer en el cesto metálico de basura junto a su escritorio, lo cual produjo un fuerte ruido.

—Nada de esto tiene importancia —me dijo—. No es necesario que sepa cada detalle y cada drama —me sentí algo ofendida, pero experimenté un asomo de esperanza. Captó toda mi atención; me encanta la confianza de una persona que sabe más que yo. Siguió con su característica sequedad—: Deja que te examine y veremos qué podemos encontrar.

Realizó una exploración física exhaustiva, estudió todas mis radiografías con enorme cuidado y, después, sin bombo ni platillo, me informó que no había nada mal conmigo.

—Tu dolor se debe al síndrome de miositis tensional (SMT) —anunció; y continuó—: Sí, hay hallazgos estructurales. Tus médicos no se han equivocado en ese aspecto, pero la espondilolistesis no causa dolor, ni tampoco lo hace el abombamiento discal. Se piensa que son las causas de mucho sufrimiento, pero eso no es cierto.

El doctor me explicó todo esto más fresco que una lechuga, casi como si le resultara aburrido.

—Tienes lo que me gusta llamar una *anormalidad normal* y no hay nada que esté mal contigo que no pueda resolverse con algo de excavación emocional.

Me sentí aliviada, pero aún no para celebrar en ningún sentido.

—Perfecto, pero entonces, ¿qué hago?

El doctor Sarno me habló de la "reserva de rabia" que cada uno de nosotros alberga en su interior. Empecé a darme cuenta de que la mención de este concepto es muy frecuente en nuestro lenguaje cotidiano. Piensa en "¡ya llegué a mi límite!" o "¡ya estoy hasta el tope con todo esto!".

"¿Mi reserva de rabia está a punto de desbordarse?", pensé. Sin duda este hombre se hallaba bajo los efectos de drogas psicodélicas. Yo era la persona menos enojada que conocía. ¡Era demasiado positiva y amorosa! Siempre ayudaba a todos y rara vez esperaba que alguien se hiciera cargo de mis necesidades. ¿Enojo? ¡Por favor! ¿Rabia? Para nada. Era evidente que él no me estaba entendiendo.

—Doctor Sarno —le respondí con gentileza—, no soy una persona enojada. Tal vez haya algo que esté pasando en mi interior, pero no tiene nada que ver con eso.

—¡Pero por supuesto que estás enojada! —rio a carcajadas, cosa que fue un poco vergonzosa, pero, tengo que admitirlo, también muy reveladora—. Es sólo que lo estás sintiendo a través de tu espalda.

El doctor Sarno me dijo que había una manera para romper el círculo. Necesitaba tratar la conexión entre mi enojo y mi dolor. Tenía que encontrar alguna manera de permitir que mis sentimientos reprimidos afloraran. Me dijo que la manera más eficaz de hacerlo era a través de la escritura de un diario, y me sugirió que ahí plasmara mis sentimientos durante 30 minutos por la mañana, y otros 30 por la noche. Me indicó que empezara con la elaboración de tres listas: una para mi infancia (o factores de estrés del pasado), una para mi vida cotidiana y una para mi personalidad. El doctor Sarno me explicó que había un cierto conjunto de rasgos de personalidad que más contribuían a los dolores crónicos y a la necesidad de ocultar nuestros sentimientos; cosas como querer agradar a los demás, autocrítica y un impulso imperioso de que se nos considerara como "buenos". Las listas tenían que ser un inventario por puntos de cualquier asunto que me ocasionara enojo o ansiedad; y tenía que escribir al respecto durante esos dos periodos de cada día.

Perfecto, entonces. Una de las cosas que tienes que saber de mí es que soy la clase de estudiante de excelentes calificaciones. Me encanta que el maestro me dé instrucciones y no sólo seguirlas al pie de la letra, sino hacer un poquitín más adicional. Ahora, mientras me rio con discreción, sé que esta característica de personalidad es parte de la razón por la que estaba sufriendo de entrada.

De modo que elaboré mis listas. Eran muy extensas. Las revisé, detallé recuerdos difíciles, hice un inventario de mi vida cotidiana y todas sus molestias, y admití las características desafiantes que matizaban la forma en que me enfrentaba al mundo. Nada de ello se sintió revelador, pero era alguien que acata las reglas, por lo que hice lo que me dijeron que hiciera.

Me di cuenta de que estaba evitando uno de los puntos de mi lista de *vida cotidiana: maternidad*. Una voz en mi cabeza no dejaba de señalar: "Sáltate esa; ¡ya sabes cómo te sientes! Obvio. ¡Todo el mundo lo sabe! Es maravilloso y agotador. Emotivo y difícil. No es necesario que te detengas en eso". Pero había una sensación más solemne y persistente que propiciaba que mi vista regresara a ese punto del listado. *Maternidad*. Lo anoté al tope de una página y me puse a escribir.

Al principio, empecé a transcribir lo que podría esperarse de una madre de dos hijos en pañales: "Es muy difícil ser madre. Nunca sé si lo estoy haciendo bien. Me siento muy cansada todo el tiempo. Desearía tener más ayuda".

Pero entonces, lo que estaba escribiendo comenzó a llevarme a un sitio inesperado. A medida que revisé lo que había redactado, me sentí incómoda. "Estás mintiendo", dijo una voz interna. Sabía que no mentía *en realidad*, pero no puedo más que reconocer que no estaba excavando en las verdades que tenían el poder de eliminar mis dolores de espalda. Mis palabras no bastaban. Necesitaba ser más valiente. Respiré hondo, bajé mis ojos a la página, y escribí la primera línea del JournalSpeak:

Detesto ser madre.

Me quedé fría, pasmada por las palabras que estaban sobre el papel. Quienes me conocen saben que siempre añoré ser mamá. Estaba por completo segura de mi deseo de ser madre desde que tenía 10 años de edad. Pasé años de tormento después de que me dijeron que no podría tener hijos biológicos por el diagnóstico de espondilolistesis. Lo superé todo, y a todos, con tal de tener a mis dos amados bebés. Y, sin embargo...

En algún punto del camino, de la manera más natural y humana posible, quedé invadida por la toxicidad de las impactantes e irreales expectativas acerca de lo que sería la maternidad.

Como lo sabe cualquier padre, madre o persona que cuida niños, la vida día con día de la crianza infantil es todo menos color de rosa. Es un desastre absoluto. Aunque yo podía reconocer esto último, e incluso hablar de ello, el pesar y la rabia inconscientes que burbujeaban justo debajo de la superficie añoraban salir a flote. Empezaron a surgir verdades más inconvenientes: *Necesito que mis hijos sean perfectos con el fin de revertir el dolor de mi propia infancia. Necesito mi experiencia de crianza para poder reparar lo que siento que está roto en mi interior.* Estas reveladoras aceptaciones no habían estado accesibles en absoluto antes de ese día tan decisivo, pero cuando tocaron a la puerta, les abrí con la desesperación que sólo las personas que están agonizando pueden comprender... Porque muchos de nosotros agonizamos en estos momentos.

Mi dolor me había estado gritando para que lo escuchara. De entrada, tuve que confesar que ser madre no satisfacía las expectativas que creé dentro de mi cabeza. Debí aceptar en ese momento que detestaba ser madre. *Lo detestaba.* Odiaba lo que le había hecho a mi vida y la forma en que me mantenía a las absolutas órdenes de mis pequeños. Me preocupaba que la maternidad limitara mi potencial, que siguiera igual de agotada y abrumada por siempre. Estaba asustada de que nunca me sentiría mejor. Y cada uno de esos sentimientos exigía experimentarse.

Ése es el poder fundamental del JournalSpeak: las palabras sólo son verdaderas hasta que permites que tus pensamientos y tus emociones reprimidas surjan a la superficie y se reconozcan. Tan pronto como plasmé esa verdad profunda, visceral y aterradora sobre la página, me percaté de que no odiaba ser madre. Amaba a mis bebés, amaba a mi familia. Vaya… Entonces, ¿qué era *cierto*?

Continué escribiendo. Empecé a profundizar más en lo que pudiera haberme orillado a tener ese tipo de emociones tan negativas en relación con la maternidad. Me planteé preguntas muy difíciles. Tenía que saber qué estaba impulsando esos sentimientos de ira, vergüenza y desesperación. Me di cuenta de que cuando era niña, y me sentía triste o sola, urdía un plan inconsciente para hacer que las cosas fueran mejores. La estrategia de mi yo de 11 años de edad para combatir esos sentimientos atemorizantes consistía en decirse que algún día tendría su propia familia… Y que sería *perfecta*. Borraría todo el dolor que tuvo que soportar de pequeña. Formar mi propia familia, una familia *impecable*, me completaría; me sentiría segura y realizada.

Me estaba despertando más con cada segundo que pasaba. Dejé de temerles a los pensamientos desagradables que irrumpían uno tras otro. En lugar de eso, empecé a sentir curiosidad… *¿Qué más había allí dentro?* Escribí y escribí, y mi JournalSpeak comenzó a abarcar toda mi experiencia, invitándome a los sitios inexplorados de mi corazón y de mi memoria. Regresé a las heridas de mi crianza; miré a mis abusadores directo a los ojos y les reclamé lo que me hicieron. Salí en mi defensa. Caí de rodillas y pedí perdón con la humildad que sólo nos es accesible cuando nadie nos mira. Lloré y protesté. Dejé que mi niña interior pasara a primer plano para ser escuchada. Invité a todos mis demonios a sentarse en el tapete del kínder y le di espacio a cada uno para que expresara lo que quisiera. Odié y amé tanto a los demás como a mí misma. Me permití salir libre.

Tener la posibilidad de ser así de franca, de comprender de dónde venían mis expectativas para mi maternidad, me transformó por completo. Me permitió reducir los niveles de mi reserva emocional y, en el proceso, eliminé mis dolores de espalda en su totalidad.

Se convirtió en una práctica. Lo denominé JournalSpeak y, por mucho tiempo, lo practiqué a diario. Sin embargo, a medida que creció mi dominio en este tipo de excavación, me di cuenta de que mi dolor no sólo provenía de mi ira. Había otras emociones esenciales que exigían reconocimiento. Pronto expandí la "reserva de rabia" del doctor Sarno para que incluyera todos los demás sentimientos extremos: terror, pesar, desesperación, vergüenza, angustia y muchos otros que solemos ignorar. Todos estos sentimientos son inaceptables en el contexto social, de modo que guardamos en lo más profundo de nuestro ser. Como discutimos antes, aunque es fácil que le digas a alguien más que estás "estresado", es rara la vez que expreses que sientes desesperación, angustia o vergüenza; sin lugar a dudas, no puedes comentarle a la gente que detestas ser madre.

Estaba sanando y cambiando las reglas. Me di cuenta de que si el cerebro percibía mis emociones reprimidas como un depredador aún más peligroso que el dolor físico, era necesario que los afrontara *a todos*, que los sacara a la luz. El JournalSpeak me aportó un modo de examinar todos estos sentimientos esenciales de forma segura y metódica. El dolor ya no era necesario. Perdió su razón de ser.

Mi éxito llevó a que regresara al consultorio del doctor Sarno para compartirle mi enfoque. Pasamos horas hablando de las diferentes maneras en las que estaba integrando su trabajo en psicoterapia con mis clientes, y empezó a canalizar a sus propios pacientes a mi consulta. Me sugirió que mis métodos requerirían una plataforma más amplia y me pidió que empezara a dar conferencias con él en sus presentaciones mensuales para exalumnos en la ciudad de Nueva York. Compartí mi historia y el proceso del JournalSpeak con otros que estaban buscando la forma de traer sus emociones inconscientes a la superficie. Éste fue sólo el comienzo, y ésa es la razón por la que nos encontramos aquí hoy.

Entiendo si aún albergas cierto escepticismo. Muchos de mis clientes sintieron lo mismo antes de empezar a hacer el trabajo a profundidad. Sin embargo, si abres tu mente y, con gran gentileza, invitas a estos abrumadores sentimientos esenciales a que surjan dentro de tu JournalSpeak, podrás transformar tu vida. Es algo real y poderoso, y se deshará de tu dolor.

CÓMO CHARLOTTE SE RECUPERÓ DEL SÍNDROME DE INTENSOS DOLORES/INFLAMACIÓN DE PIES A CAUSA DE UN HUESO ESCAFOIDES ACCESORIO: 16 AÑOS (REGIÓN DEL ATLÁNTICO MEDIO, ESTADOS UNIDOS)

Tenía 10 años de edad cuando me dieron mis primeras zapatillas de *ballet* en punta. Un día, después de clase, la directora de mi academia me sorprendió con la noticia minutos antes de meterme en el coche de mi mamá. Empecé a llorar de la emoción. Obtener tus primeras puntas es algo importantísimo si practicas *ballet* clásico, y bailar era mi pasión. En ese momento, tomaba tres clases a la semana, además de clases de *jazz*, baile contemporáneo y baile lírico. No había nada que me importara más.

Los 10 años eran una edad antes de la recomendada para empezar a usar puntas dentro del mundo de la danza, pero yo estaba adelantada para mi edad. Tomaba clases con chicas que eran un año mayores que yo y no podía esperar a formar parte de sus filas. Mi mamá se sintió un poco preocupada de que fuera poco sano para mis pies comenzar tan joven, pero nunca se hubiera interpuesto en mi camino. Sin embargo, yo sabía por qué se sentía así. Reconocía de lleno que el *ballet* le exige mucho al cuerpo de cualquier bailarina, en especial a sus pies.

Pasaron los meses y cumplí los 11 años. Era excelente en el baile y me encantaba la manera en que mis puntas expandían mis capacidades para florecer. Un día, de regreso de mis clases, le enseñé a mi mamá unas áreas hinchadas que jamás había notado en mis pies. Eran unas protuberancias justo debajo de cada tobillo, como si tuviera otro tobillo más en cada pie. Estos huesos estaban un poco enrojecidos e inflamados y me dolían un poco, aunque no gran cosa. Mi mamá exclamó: "¡Dios mío! ¿Crees que se deba a las puntas? ¡No debimos dártelas tan joven!". Incluso la gran Nicole Sachs puede ser una madre histérica.

Le hablamos a la directora de mi academia y le preguntamos si alguna vez había visto algo parecido. Nos dio una noticia sorprendente. De hecho confirmó que sí, incluso lo tenía ella misma. Se llamaba hueso escafoides accesorio y afectaba a cerca del 14% de la población. En la mayoría de los casos no representaba problema alguno y era asintomático pero, nos explicó, en el caso de los bailarines *sí* podía ocasionar problemas porque los huesos se inflaman con el uso habitual. Nos recomendó que consultáramos a un especialista.

Como estoy segura que lo sabes, mi mamá practica el enfoque mente-cuerpo y es experta en dolores crónicos, pero jamás ha dudado en recurrir al modelo médico en caso de enfermedad o malestar. Es el primer paso, y claro que puede espantarse si algo está mal con uno de sus hijos. Hicimos una cita con el médico y, a medida que pasaron los días, este "tobillo adicional" empezó a inflamarse y a dolerme cada vez más. Hubo un momento en que se puso color rojo brillante, del tamaño de una pelota de golf, y muy doloroso.

Durante la consulta con el doctor, las cosas se pusieron muy mal. Me examino, tomó algunas radiografías y se preocupó más que yo y mi mamá combinadas.

—¡Éste es uno de los peores casos de escafoides accesorio que he visto! —exclamó—. Sin duda, requerirá cirugía.

Yo lloraba como Magdalena. Mi mamá sólo permaneció sentada allí, silenciosa y preocupada. Cuando salimos del consultorio me aseguró que todo estaría bien. Indagaría lo que esto podría significar para mí y me prometió que jamás impediría que pudiera bailar. Yo no estuve tan convencida. El médico se mostró muy firme en su diagnóstico.

Ahora sé que esto fue muy difícil para mi mamá, como lo es para cualquier madre. Quieres hacer lo que sea necesario y mejor para tus hijos, pero en su caso la decisión no era tan evidente. Sabía que el SMT puede ocasionar toda serie de reacciones en el cuerpo y que no siempre resulta lógico que se presente de la manera en que lo hace. Realizó una investigación profunda acerca de mi padecimiento. Confirmó que la mayoría de las personas que tienen este problema no presenta síntoma alguno y, cuando leyó sobre la cirugía encontró la publicación de una bailarina de apenas 17 años de edad. Le hicieron el mismo diagnóstico que a mí, se sometió a la cirugía y, un año después, sus dolores no habían cesado. Ahora tenía dolencias más complejas porque presentaba neuropatía en la zona de la incisión. Tuvo que dejar de bailar.

Mi mamá entró a mi cuarto. Vio los bultos rojos e inflamados de mis pies y expresó lo que habría de cambiar mi vida como bailarina (y como ser humano): "Sabes a lo que me dedico, ¿verdad? Y también sabes que en ocasiones en las personas surgen sentimientos muy abrumadores que no comprenden y que el cuerpo puede experimentarlos por ellas, pero a nivel físico". Por supuesto que lo sabía. La había oído hablar al respecto en diversas ocasiones, pero jamás se me ocurrió que *mi cuerpo* pudiera hacer algo así.

Me explicó que se había sentido muy preocupada, pero que quería tratar mi dolor como caso de SMT. Me contó acerca de la bailarina, de su neuropatía y de que no parecía que la cirugía eliminara el dolor que sufrían distintos pacientes. También me contó que 14% de la población presentaba esta misma anormalidad y que, sin duda, había bailarines que alcanzaban el éxito a pesar de ello. Entonces hizo algo que sé que hace por muchísimas otras personas: me dijo con calma y confianza que este trabajo se desharía de mi dolor por completo. Me recordó que ella había tenido esa misma experiencia de joven, con un hallazgo estructural que nunca fue la causa de su dolor. Sólo necesitaríamos *hacer el trabajo* juntas. Le creí.

Nos sentamos y escribimos una lista. Me pidió que le externara todas las cosas que podrían generarme preocupación, enojo, tristeza y temor. No fue fácil, pero nada iba a interponerse en mi futuro como bailarina, de modo que hice lo que me indicó. Hablamos sobre la escuela y el perfeccionismo extremo que me torturaba desde que tenía uso de razón. Conversamos acerca de mis amistades, y de una en particular, que me hacían sentir una rabia extrema. Charlamos hasta que abarcamos todos los temas que se me ocurrieron y supe cuál era su propósito al hacerlo: *que lo sacara todo*. Me senté en mi cama con un cuaderno y escribí sobre las cosas que más despertaban mis emociones en la forma que pude como niña de 11 años de edad. No recuerdo mucho de qué trataban, pero sí tengo la certeza de algo: comencé a mejorar.

Poco a poco en un principio, y luego como de golpe, el dolor desapareció. La inflamación iba y venía, y mi mamá se aseguró de comprarme unas compresas frías. Ahora sé por qué lo hizo. Quería que tuviera una cosa concreta que sintiera que podía controlar.

Podía sacar las compresas del congelador y llevarlas conmigo en el coche de camino a mis clases de baile. Me daba cuenta de que pensaba que no las necesitaba y, muy en el fondo, estaba de acuerdo con ella, pero se sentía bien poseer algo tangible que pudiera tranquilizarme. Un día olvidé sacar las compresas y en otra ocasión se me pasó por completo. Apenas y noté que ambas olvidamos hacerlo el tiempo suficiente como para dejarlas en definitiva. Quedé libre de síntomas. Aparte de la protrusión estructural debida a ese hueso adicional, mis pies se veían normales y ni siquiera volvieron a inflamarse.

En años posteriores, sufrí de tendinitis de Aquiles cuando comencé a jugar *lacrosse*, mucha ansiedad al iniciar la secundaria y un dolor agonizante en el músculo piriforme antes de una audición para bailar en *El cascanueces*. Aunque cada una de estas situaciones varió de molesta a angustiante, jamás pensé que me ocurriría nada. Sabía lo que tenía que hacer. Con amabilidad, mi mamá me recordaba que tenía que hacer mi JournalSpeak. De vez en cuando salía furiosa de mi habitación y enseguida yo la insultaba en la privacidad de ese espacio; sí lo hacía.

En la actualidad, tengo 16 años y bailo *ballet* clásico más de 20 horas a la semana. Me siento igual de apasionada y dedicada a mi arte como siempre. Incluso tuve la increíble oportunidad de compartir el escenario con bailarines como Tiler Peck, Lucia Connolly y Lyrica Woodruff durante la puesta en escena de *El cascanueces* de esta temporada. Además, cada verano participo durante semanas en cursos intensivos de *ballet* y jamás he tenido una pizca de dolor en mis huesos escafoides accesorios. Cuando mi mamá me platicó que compartiría diferentes historias, le insistí que expusiera la mía. Quiero inspirar a personas de mi edad. Quizá sea difícil de creer, pero de verdad es increíble la manera en que nuestras emociones reprimidas pueden causar dolor en nuestros cuerpos, incluso cuando los médicos creen que hay algo mal con uno. Sin importar lo joven o viejo que seas, puedes realizar este trabajo. Tú tienes el poder de ayudar a tu cuerpo a sanarse a sí mismo.

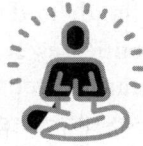

Capítulo 8

El JournalSpeak y la meditación te conducirán a la libertad

Es momento de que hagas esto por tu cuenta. Recuerda que nuestra meta consiste en permitir que todos tus sentimientos esenciales, tu ira, vergüenza, desesperación, aflicción, temor, etcétera, emerjan para reducir tu reserva emocional a un nivel manejable. Esto evitará que se detone tu dolor. La buena noticia es que, a diferencia de la recomendación del doctor Sarno de que lleves tu diario dos veces al día durante media hora (porque, ¿quién tiene tiempo para eso?), puedes realizar el trabajo en una sola sesión de 30 minutos por día: 20 minutos de JournalSpeak, seguidos de 10 minutos de meditación autoafirmativa.

Al paso de los años, muchas personas me han preguntado: "¿Puedo dedicarle *más* tiempo?". Caray, cómo amo a mis nenes aplicados. Sí, cariño, por supuesto. Sin embargo, en mis años de trabajo con mis clientes he detectado que 20 minutos de JournalSpeak son un punto idóneo, un espacio suficiente para que surjan las verdades más profundas sin que se apoderen de tu día o que haya oportunidad de que la resistencia te clausure. Si, como yo en mi momento más bajo, quieres volverte loco y escribir un diario por horas, adelante. Sólo recuerda que no es imperativo que lo hagas para que sanes. Necesitamos que el proceso sea manejable y razonable para tu berrinchudo cerebro.

Quizá sientas que es demasiado bueno para ser cierto que una práctica como JournalSpeak pueda conducir a cambios así de notables en tu salud y tu bienestar, pero, junto con la mentalidad que establecimos juntos aquí, puede hacerlo, y lo hace. Sin embargo, debo insistirte que aunque esta práctica es sencilla, dista de ser fácil. Necesitará que caves a profundidad y que desentierres sentimientos dolorosos que tu sistema nervioso juzgó que eran depredadores peligrosos que debían mantenerse lejos de ti. Las cosas que surgirán podrían sorprenderte, y lo mejor es que estés preparado para ello. No obstante, la vida es una elección entre lo que duele y lo que duele más. A medida que avances y empieces a dominar el JournalSpeak, no tardarás en ver que los resultados sin duda valen la pena el esfuerzo y la incomodidad inherentes.

En las siguientes páginas delinearemos los puntos específicos para llevar a cabo una excavación de máximo impacto. A estas alturas del proceso quizá te sientas listo para abordar esta práctica, pero tal vez no estés seguro de cómo empezar, o de si lo estás haciendo de manera "correcta". Conforme integres el JournalSpeak a tu rutina, encontrarás lo que mejor te funcione. Mientras tanto, puedo ofrecerte una sola respuesta a la pregunta: "¿Cómo sé si lo estoy haciendo bien?".

La única manera de hacerlo mal es no hacerlo. Así que hagámoslo.

Empieza desde el principio

La traducción de tus verdades superficiales en tu JournalSpeak comienza con una mirada detallada a tu propia historia. Cuando exploras tu vida y tus experiencias de manera concienzuda, tus verdades esenciales emergerán a medida que tu sistema nervioso las considere seguras, para que ya no necesite atosigarte con dolores crónicos. Podrás relajarte en la paz que es posible dentro de tu propia vida.

De todas maneras, al principio sólo tienes que prepararte para que sea un poco pesado. No odiarás cada ocasión en la que te dispongas a escribir y no acabará contigo; sin embargo, como ya dijimos, necesitas establecer tus expectativas de manera adecuada. Si esto fuera fácil, tu cerebro no estaría tan presto a inundarte con sufrimiento crónico para ayudarte a evitarlo. Éstas son las cosas difíciles, las cosas caóticas. Pero también son las cosas bellas, impactantes, increíbles y vivas que te van a liberar.

Tu práctica de JournalSpeak empieza con las recomendaciones del doctor Sarno en referencia a que elabores listas para cada una de las tres principales categorías: *infancia* (o estresores pasados), *vida cotidiana* y *personalidad*. La primera debe incluir cada suceso o relación personal de tu niñez o de tu pasado que despierte recuerdos de tristeza, dolor, conflicto o trauma. Todos tenemos nuestras historias. Al acto de contarlas una y otra vez, tanto a nosotros mismos como a los demás, yo lo denomino "reproducir nuestras grabaciones". Los seres humanos hacemos esto con frecuencia y es un lugar excelente para comenzar.

Por medio de una lista con puntos individuales anota la progresión de los momentos sobresalientes de tu crianza. Estos aspectos no tienen que aportarle ningún sentido a nadie más que a ti. Si la *Navidad de 1966* es suficiente para evocarte un recuerdo profundo o perturbador, entonces debes incluirla en tu listado. Los puntos también pueden ser vagos si te resultan poderosos. Por ejemplo, mi familia se mudaba con frecuencia, de modo que yo tenía que cambiar de escuelas, lo cual generó diversos problemas con los que lidié por años. Así que *mudanzas* fue uno de los puntos de mi lista de infancia.

Bajo *vida cotidiana*, enumera las actividades de tu día a día que te estresan lo bastante para que las notes, ya sea que se refieran al empleo, a tus responsabilidades familiares, a tus amistades, a tu vecino molesto o al suceso irritante que viviste la semana pasada en el supermercado. Incluye puntos para cada integrante de tu familia y para cada persona importante con la que compartes tu vida de manera habitual. El conflicto es lo que crea las emociones importantes y nuestros seres queridos más cercanos propician nuestros principales conflictos. Aquí también puede haber temas generales. Por ejemplo, si *dinero* apareció en tu lista de *infancia* porque era una preocupación mientras crecías, también inclúyelo en tu registro de *vida cotidiana* si persiste como fuente de tensión. Encontrarás que aunque hay temas que se comparten en las distintas listas, es frecuente que signifiquen algo único en cada contexto. Esta variación es buena, porque te ofrece material para una práctica más robusta.

En mi experiencia con mis clientes, la lista de *personalidad* puede ser un poco más difícil de elaborar. Los seres humanos libramos una batalla constante entre la autenticidad y el apego. Esto significa que quién eres y cómo te sientes, muy en el fondo, a menudo entra en conflicto con lo que tu familia, en tu empleo o tu pareja esperan de ti. Esta lista debe encarnar esos conflictos; el yo que te sientes presionado a presentarle al mundo y que quizá te torture en tus momentos más privados. Cada uno de nosotros nace con cierto temperamento, y nuestra personalidad se erige a través de la forma en que nuestras experiencias infantiles se combinan con esa naturaleza. Eso crea la lente a través de la cual observamos el mundo.

Nuestro temperamento moldea todo lo que hacemos. En la columna de *personalidad* podrías incluir cosas como las siguientes: *Necesito agradar a todo el mundo siempre, aunque yo sea el único que termine lastimado* o *Me siento incómodo e inadecuado* o *Me siento tan amenazado por los conflictos que simplemente termino por ceder; es más fácil.* A título personal, para mí, el más difícil y más importante de todos fue: *Necesito ser perfecta. Si no puedo ser perfecta, más valdría no ser en absoluto.* Estas oraciones más largas para rasgos como *complaciente*, *perfeccionista* y *codependiente* permiten una transición más sencilla hacia la realización de un diario como JournalSpeak al respecto.

Nadie más que tú verá estas listas, de modo que busca por todas partes y no tengas miedo de incluir absolutamente todo lo que se te pueda ocurrir. A continuación, te dejo un fragmento de mis listas iniciales:

INFANCIA	VIDA COTIDIANA	PERSONALIDAD
Lo que pasó con el ensayo (sexto grado).	Maternidad; dos bebés y agotada/extenuada.	Necesito hacer todo a la perfección o soy un fracaso (perfeccionista).
La cena en la fiesta del cumpleaños 16 de mi prima.	Matrimonio; me siento sola.	No me siento cómoda a menos de que le caiga bien a todo el mundo, siempre.
Mudanzas.	Sin trabajo, sin propósito.	Quiero agradar a todos a mi alrededor (complaciente).
Mi papá cuando me ayudaba con mi tarea.	Dinero.	No me gusta estar en sitios con personas que se conocen entre sí y donde soy la única desconocida.
Segunda separación de mis padres.	Mi amiga [nombre de la persona] y cómo me hace sentir mal.	Me siento sola, incluso en una habitación llena de personas.
Mi primera bicicleta nueva (tercer grado).	¿Por qué todo el mundo siempre está bien, pero yo no?	Jamás me siento orgullosa de mí misma, incluso cuando "sé" que debería.

Este esfuerzo es sólo un punto de partida. A medida que adquieras más experiencia con este trabajo, es posible que tus listas evolucionen. Nada más asegúrate de que vayas anotando cosas que se comuniquen con los sentimientos esenciales dolorosos como la vergüenza, la ira, el terror o la desesperación. Además, asegúrate de que no te estés ocultando de nada a nivel consciente. Cuando experimentes esa peculiar sensación en que preferirías no pensar en algo porque, "¿qué caso tiene? ¡No hay manera de cambiarlo!", dirígete a ese tema de inmediato en tu Journal-Speak. Como ya lo mencioné, de lo que se trata aquí es de salvar tu vida, y es momento de terminar con los ocultamientos.

Al inicio de mi recuperación, no me di cuenta de que las "grabaciones" que estaban inspirando los temas de mi lista no eran toda la historia de lo que necesitaba reconocer para sanar, pero resultaron imperativos para emprender la excavación que me conduciría a ellos. Piensa en tus asuntos conscientes en tus listas, en tus verdades superficiales, como el punto final de un mapa pirata: son la X que indica la localización del tesoro. Sin embargo, una vez que encuentras el sitio correcto, es momento de hacer la tarea más importante. *Tienes que cavar.*

La meta es que explores cada uno de los puntos de tu lista. Recurre a JournalSpeak al respecto hasta que tus síntomas comiencen a ceder y, después, sigue efectuándolo hasta que el dolor crónico, la ansiedad, los espasmos, la inflamación, etcétera, terminen por resolverse. Sé concienzudo y jamás descartes cualquier cosa porque te parezca poco importante. También recuerda que el propósito principal de tu sistema nervioso es mantenerte con vida. Del nivel del trauma o del tiempo que ocupes intentando mantener las cosas sumergidas dependerá lo rápido que consigas sentirte lo suficientemente seguro para liberarte de tu dolor. Por favor, no permitas que esto te cause angustia. Recuerda que si te tardaste 20 años en entrar en el bosque, será imposible que salgas de su interior al cabo de algunas semanas. Ponerle un límite de tiempo a tu sanación es otra forma de resistencia. Puede crear mayor ansiedad y apremio que dejen tu reserva emocional a punto de desbordarse. En lugar de preocuparte por si esto está funcionando con la velocidad adecuada, trata de relajarte y dejarte ir dentro de esta práctica, con la certeza de que sentirás lo que es necesario que experimentes a medida que estés preparado para ello. Si te dedicas a la práctica de manera consistente, notarás un cambio.

Sácalo con palabras

Aparta 30 minutos de tu día para tu trabajo mente-cuerpo. Los primeros 20 son para tu JournalSpeak.

Esos 20 minutos bastan para que el trabajo tenga un impacto, pero no son suficientes para que puedas continuar con tu día. Es el tiempo justo para profundizar, pero no tanto como para que te resulte inmanejable. Puedes lograrlo.

De modo que programa una alarma para dentro de 20 minutos, toma uno de los aspectos de una de tus listas, en cualquier orden que quieras, colócalo al tope de la página y empieza a explorar cómo te sientes al respecto. Si no estás seguro de qué elegir, respira hondo y echa un vistazo a tus puntos. ¿Cuál de ellos te está llamando? ¿Hay algo que te exija que lo sientas? O tal vez haya alguno que ignoras siempre. Eso representa una enorme señal de alerta. Elige ése.

Ya que hayas elegido el tema, abre tu mente y usa una técnica de escritura libre de la mejor forma que puedas. Utiliza *todas* tus palabras, y no temas ser "maleducado". Éste es el momento de permitir que tu niño interior grite, si así desea hacerlo. *¡Que se los lleve el diablo! Te odio. ¡Me voy a largar y nunca regresaré! Me siento tan triste que jamás podré dejar de llorar. No puedo hacer esto. Nunca conseguiré sentirme mejor.* Se te perdona por lo que sea que necesites expresar mientras atiendas tu JournalSpeak. Estas palabras son esenciales para reducir los niveles de tu reserva emocional; le enseñas a tu sistema nervioso que te encuentras a salvo para poder sentir.

Las primeras ideas que surjan conforme escribas serán tus verdades superficiales. Recuerda: estos sentimientos son reales, pero es posible que no sean las verdades más reveladoras que necesiten emerger para reducir tu dolor. Sin embargo, tienes que empezar por algún lado, y éste es uno excelente para comenzar. Narra un cuento. Di lo que sucedió y cuándo. No tengas miedo de iniciar con algunas anécdotas sencillas. Sé un reportero de tribunal y plasma cada hecho. Todo lo importante tocará a tu puerta cuando esté listo para hacerlo.

Escribir un diario para salir de tu dolor constituye una forma de desahogarte distinta a otras a las que hayas recurrido antes. Una vez que domines el arte del JournalSpeak, lo que anotes revelará sitios ocultos dentro de tus rememoraciones que necesitarán afrontarse. Este proceso podría implicar que, de manera valerosa, veas el papel que tú representaste en lo que te sucedió, o permitirte sentir todo el espectro de emociones que acompañen a ciertos recuerdos o sucesos, aun cuando sea inconveniente evocarlos.

Intenta no ponerte a la defensiva. Sé que no es tu culpa que te hayan descuidado o que hayan abusado de ti. Eras apenas un niño. Pero también considera que hay veces en que esa criatura *piensa* que es culpa suya y ella es a la que al fin estamos listos para oír. Una de mis mayores fuentes de liberación fue el día que sollocé en mi JournalSpeak, rogándole a mi padre muerto que me perdonara por decepcionarlo tanto. Claro que como adulta consciente sé que esto es descabellado. No era mi trabajo, como niña, hacer que un hombre adulto se sintiera bien consigo mismo. Sin embargo, si sólo necesitáramos escuchar la versión de mi yo de hoy, no habríamos llegado a este punto de inicio. Esa pequeña personita que quedó atrás después de sobrevivir su infancia es la que ahora necesita una voz. No permitas que tus autoprotecciones automáticas bloqueen esta fuerza poderosa y sanadora.

Mientras vayas avanzando por las fases iniciales de este trabajo, recuérdate una y otra vez que la verdad no te destruirá; te liberará. Habla con ese dulce sistema nervioso tuyo. Al principio, es posible que esto te parezca paradójico y, en efecto, sí se requiere de cierta fe en el proceso. Sin embargo, a medida que tu cuerpo se convierta en la evidencia que necesitas, comprenderás que hay cierta lógica en esta aparente locura. También recuerda que, sin importar lo que pueda emerger en tu caso, *no necesitas cambiar tu vida de ninguna forma para liberarte de tu dolor.* Cuando muy al principio hablaba en las conferencias con el doctor Sarno en el Centro Médico de la Universidad de Nueva York, ese tipo de pregunta era la más frecuente: "¡Pero no puedo renunciar a mi trabajo! ¡Abandonar mi matrimonio! ¡Dejar huérfanos a mis hijos! ¡Robar un banco! ¿Cómo propones que deje atrás el dolor y la ansiedad sin eliminar los factores de estrés de mi vida?".

Esto es lo que les explicábamos: lo único que necesitas es *experimentar* el espectro completo de tus sentimientos esenciales. El dolor está aquí para distraerte y protegerte de aquello que tu cerebro y tu sistema nervioso consideran que son una amenaza para tu supervivencia. Es probable que no resolvamos todos tus problemas, pero sí podemos ayudarte a eliminar tu dolor. Volverte bilingüe en el idioma que hablas y en el JournalSpeak te devolverá tu vida. Quizá no desaparezcan tus problemas, pero estarás mejor equipado para enfrentarlos con dignidad. Es asombroso ver lo que sucede cuando no inviertes todas tus energías en mantener nuestra pelota imaginaria bajo la superficie del agua.

Mientras vayas trabajando con tus listas, es posible que te preguntes cuál es la manera más apta de realizar este proceso de excavación. Lo entiendo. No necesariamente se te dará de forma natural. En mis años de trabajar con mis clientes, así como de llevar a cabo esta práctica de manera personal, he visto innumerables ejemplos de diarios productivos como JournalSpeak. Creo que la mejor manera de ilustrar este nuevo lenguaje es darte una sencilla traducción del mismo. Aquí está una versión adaptada de una verdad superficial (una rápida reproducción de las grabaciones). No surgió de una sola persona, sino que es una amalgama de diferentes narraciones que escuché y atestigüé, incluidas las mías.

> *Punto de la lista: mi amorío*
> *Estoy engañando a mi marido. No sé lo que estoy haciendo. Ya ni siquiera sé lo que me importa. O sea, mis hijos van a estar bien. Ya son adolescentes y no les interesa lo que ocurre entre mi esposo y yo. Son muy egocéntricos. Por cierto, tampoco me molesta tanto porque él lleva años ausente. No me presta la más mínima atención. Mis amigos me conocen mejor que él. Solía importarme, pero ya no pienso mucho al respecto. No sé si quiero irme o no. No sé qué hacer.*

Ahora bien, una vez revelada esa verdad superficial, invitemos a la escritora a respirar hondo y a considerar que sólo tiene que decirse la verdad a sí misma; puede responsabilizarse de su participación, de sus sentimientos, del papel que representa y de su poder. Hablamos de esto otra vez, pero con JournalSpeak.

> *Punto de la lista: mi amorío*
> *Estoy engañando a mi marido y sé a la perfección lo que eso implica. Al fin, después de una eternidad, estoy haciendo todo lo que yo quiero hacer. Ese hijo de puta me ha tratado de controlar y decirme cómo debo sentirme desde el día en el que lo conocí y, para ser honesta, estoy harta. Me siento más que enfadada.*
> *¿Por qué me encuentro así de iracunda? Podría decirme toda serie de sandeces, pero yo sé la verdad. Estoy enojada conmigo misma por ser tan estúpida al pensar que una persona*

podría cambiar por completo sólo por pasar de ser mi novio a ser mi esposo. Sabía quién era cuando me casé con él. ¡Me lo demostraba todo el tiempo! Elegí ignorarlo y no tengo idea de por qué lo hice. Falso; sí lo sé. No, en realidad no. Ufff. ¡Me detesto por esta incertidumbre! ¿Será que creo que yo propicié esta situación? ¿Que la pedí de alguna manera? Me da miedo sentirme insegura…

De alguna manera, por alguna razón, estoy enojadísima con mis papás; en especial con mi madre. Jamás lo digo en voz alta, pero ¿por qué dejaron que tomara tantas decisiones egoístas? ¡Crearon a una hija que estaba tan desesperada por tener estabilidad y amor que estuvo dispuesta a sacrificar su propia autoestima por algo que se viera bien en papel!

Desearía contar con el valor para hablar de todo esto. Soy muy insegura. Creo que sé la razón por la que me siento conflictuada acerca de todo, siempre: ni siquiera sé si de verdad tengo los recuerdos suficientes de mi infancia para creerme a mí misma.

Estoy súper triste. Me siento nostálgica cuando pienso en esa niña… Esa pequeñita que era yo. Me entristece muchísimo esa niña que pensaba que tenía la respuesta al dilema de una familia que la hacía sentir menos. Era tan ingenua. Lloro por su inocencia. Tenía una idea tan firme de que podía arreglarlo todo con la familia perfecta que podría formar cuando creciera. Esa dulce niña usó toda su imaginación idealista para cegarse a todas las señales de peligro. Dios mío… ¡Ni siquiera se dio permiso de tener una idea de la existencia de todas estas verdades!

Ella era yo. Ella soy yo.

Soy madre y esposa, pero esto no es para nada lo que esperaba. No tengo idea de qué esperaba como tal, pero sí sé que era una absoluta estupidez como la de las películas viejas que veía con mi abuela. La verdad es que ella era muy buena conmigo. Desde que murió, en realidad nunca me permití pensar en esa pérdida. No quiero sentirme aún más triste de lo que ya me siento.

Pero ¿sabes qué? Ahora soy adulta y si me atreviera a decirlo, creo que sí sé lo que de verdad me importa. No me resulta cómodo decirlo en voz alta, pero creo que más o menos sí lo sé.

Quiero tener una pareja con quien criar a mis hijos, no sólo a un imbécil de relleno. Quiero ser una buena mami, incluso ahora, aunque ya no me digan así. ¡¡¡Quiero que me reconozcan!!!

Quiero que me aprecien. Quiero que me oigan. Por dentro, siento que quiero ponerme a gritar… Casi siempre.

Sé lo que hice. En lugar de pedir cualquiera de estas cosas de manera razonable, sólo me dejé ir. Me convertí en una esposa infiel; algo que juraba que me parecía muy indigno. No puedo justificarlo. Me siento como un fracaso absoluto. Me enferma. ¿Y sabes qué es lo peor de todo? Me aterra que esto arruine a mis hijos para siempre.

Sé que observan cada una de las interacciones entre mi esposo y yo. Lo entienden a la perfección. Me aterra pensar que me odiarán y que terminarán hechos un desastre, como yo. Acabarán por tomar decisiones estúpidas como lo hice yo por esta desesperación confusa. Mis padres estuvieron ausentes en espíritu y jamás parecían interesados en lo que me importaba a mí. Me mortifica mi debilidad y, ¿sabes por qué?, ¿puedo decirte qué es lo que peor me hace sentir? ¡Que les estoy haciendo justo lo mismo a mis maravillosos hijos!

Puedo ver cómo mis hijos se están alejando de mí y eso me está matando por dentro. Trato de reflexionar que obedece a que son adolescentes, pero, en mi corazón, sé que ésa no es una razón completa. Mi pequeñita, que solía hablar conmigo, se ha convertido en una desconocida. Siento que sabe lo terrible que soy. ¿Cómo podría no saberlo? Sin embargo, ¿cómo podría saberlo en realidad? No tengo idea. Sólo sé que estoy perdida y confundida. Jamás me he sentido así de angustiada.

Mi esposo es demasiado distante y lo detesto por eso, pero la verdad es que no tengo idea de lo que piensa acerca de nada y me gustaría saberlo. Mi sueño secreto es que vuelva a desearme. Quiero que regresen esos años, esa etapa de matrimonio antes de los niños… Incluso esos primeros años después de que nació mi hijo.

Trato de hablar con mis amigos, pero me da vergüenza. No tengo idea de si me entenderán o si hablarán tras mis espaldas. Así que le resto importancia a casi todo lo que pasa. Pienso en esto todo el tiempo, pero no se lo digo a nadie. Pero ¿te cuento un secreto? En realidad, no quiero dejarlo. Sólo quiero que me quiera. Quiero que me ame como antes.

Yo quiero amarme a mí, pero me preocupa que no sepa cómo.

Esta dosis de valerosos discernimientos ilustra un conjunto de emociones crudas, en carne viva. Revela la manera en que debemos traducir las verdades superficiales a verdades esenciales para poder sanar. A medida que esta mujer disminuye con valentía su actitud defensiva, que acepta el papel que representa dentro de su propia vida y que reconoce sus temores antes inexpresados, es capaz de desenterrar sus sentimientos ocultos. Esta clase de autoconocimiento elimina la necesidad de su cerebro de protegerla contra el dolor emocional sustituyéndolo por dolores físicos. Su pelota de playa puede emerger a la superficie y flotar con sutileza hasta la orilla de la alberca. Ya no necesita invertir todos sus recursos para luchar por mantenerla bajo el agua. Su dolor tiene permiso de desaparecer y libera una tremenda cantidad de energía para que logre experimentar el espectro completo de su vida. Esto sucede cuando se reduce el nivel de la reserva. Tu cuerpo puede pasar a una modalidad de descanso y reparación, y no requiere ningún dolor, ataque de pánico o exacerbación de síntomas para mantenerte a salvo.

La consciencia es el antídoto para la represión. Seguir alimentando la negación no hace más que perpetuar las autodefensas naturales de nuestro cerebro. De manera extraordinaria y sencilla, la práctica del JournalSpeak te liberará tanto de la negación como del dolor. Aunque una persona en esta posición sienta el impulso de implementar cambios en su vida, no es necesario que lo haga para mitigar sus síntomas físicos. Sin embargo, una vez que tenga el tiempo para asimilar todos los sentimientos nuevos que ha reconocido de manera consciente, estará en mejor situación para adoptar las transformaciones que desee con una serena determinación. A diario veo cómo se desarrolla el proceso en la vida de muchísimas personas, incluida la mía. El JournalSpeak conduce a la libertad personal y los cambios fluyen a partir de ésta de forma natural.

Tus listas son imperativas y, al principio, te servirán de excelente punto de arranque, pero la práctica continua de JournalSpeak a menudo sólo tiene que ver con conectarte con lo que esté acaparando más espacio dentro de tu cabeza y tu corazón en algún momento. Cuando me encuentro tensa y desconectada de mis sentimientos esenciales, me acomodo en mi asiento por un momento, cierro los ojos y me pregunto: "¿Qué estoy sintiendo con mayor intensidad en este momento?", y me dejo llevar por lo que sea que surja en ese instante. Al tope de la hoja donde voy realizando el JournalSpeak escribo: *Nicole, ¿por qué te sientes tan enojada hoy?* Y enseguida respondo mi pregunta. Me doy permiso de ser genuina y franca. Después de todo, soy la única que oirá esto. Por fortuna, en este caso soy la única que necesita escucharlo.

La respuesta podría ser: "Estoy enojada porque hoy quiero que todo el mundo me deje en paz, pero los niños no paran de exigir mi atención. Deseo esconderme. Estoy enojada porque no quiero tener el autocontrol, la madurez, el cariño y la compasión para sus problemas. Y también quiero ser egoísta e infantil, pero no me es posible. Estoy enojada conmigo misma porque tengo estándares tan elevados como madre, que siento que necesito sobreponerme a todos esos sentimientos. Detesto que yo deba ser la adulta. ¡Nadie fue así de amable conmigo! Nadie jamás me escuchó de la manera en que yo los escucho a ellos. No es justo y ¡hoy no quiero tener que lidiar con nada!".

Considera que un lenguaje fuerte puede ser el detonante de una expresión poderosa. Esto no te hace mala persona. Como siempre afirma mi madre: "Las palabras tienen poder". Así que di lo que te dé la maldita gana decir. Recuerda que la diatriba de JournalSpeak que tienes dentro es igual a un niño pequeño que emite alaridos para que lo escuchen. Tómate un momento y reconoce la voz de esta personita. Es una criatura de cinco años de edad, llena de emociones desbordadas. Su energía ignora lo que pudiera ser aceptable en términos sociales. No está gobernada por la corrección política. La voz no es cortés, ni se preocupa por las consecuencias de lo que expresa. Con mucha frecuencia, es una voz que ha sido rechazada toda la vida. A menudo, cuando éramos niños no podíamos hablar por temor a que nos avergonzaran, o peor (ahondaremos más al respecto en el capítulo 15, cuando discutamos el trabajo con el niño interior).

Estos niños interiores no tienen interés alguno en ser educados, amoldados en sentido social, ni de disculparse con nadie por nada. Por fortuna, no es necesario que trates de que lo hagan. Ahora tú eres un adulto y las personas que crearon todas estas heridas no tienen posibilidad de tomar represalias… No aquí. Quizás descubras que te sientes de diversas maneras en relación con tu vida cotidiana o con los recuerdos de tu pasado, o respecto de las frustraciones que experimentas por la forma en que tu personalidad lidia con desafíos o preocupaciones. Sin embargo, los sentimientos no son hechos y no pueden dañarte; te aseguro que te dolerán mucho menos que los dolores crónicos que te están martirizando.

Sí, incluso tú puedes meditar

Destinaste 30 minutos de cada día a tu trabajo mente-cuerpo. Veinte de esos minutos son para tu JournalSpeak. Los siguientes 10 para una meditación de autoafirmación.

Éste es otro de los aspectos contra los que se rebelan mis clientes. Se resisten a la meditación y argumentan que "no es para ellos" y, como en el caso de la escritura de un diario, es algo que ya intentaron y descartaron en el pasado. De modo que si acabas de leer el término *meditación de autoafirmación* y pensaste: "¡Para nada!", te recomiendo que regreses al capítulo 5 y que vuelvas a leerlo. La resistencia es sólo más SMT, y tu escepticismo no está más que prolongando este baile con los depredadores de tus emociones reprimidas. Cuando te sientas conflictuado, observa tu resistencia con compasión. Tiene la mentalidad de un pequeñito que piensa que lo sabe todo sobre el peligro. Agradece su advertencia con amabilidad, hazla a un lado, y sigue adelante.

Puedes decir algo como lo siguiente: "Gracias por compartir lo que piensas. De verdad que te estoy oyendo. Esto es lo último que quiero hacer en este momento. También sé (por los años de experiencia de Nicole) que esto es justo lo que me hará sentir muchísimo mejor. Así que, ¡adivina! Esto es algo que vamos a hacer ahora mismo".

Cuando tu alarma de JournalSpeak suene a los 20 minutos, siéntate y haz meditación de bondad amorosa durante 10 minutos. Puede ser guiada, silenciosa, con cuencos tibetanos, con cantos de monjes... Lo que prefieras. El propósito es abrir un espacio para ti. El Journal-Speak puede requerir que digas cosas muy extremas acerca de tu familia, de tus decisiones de vida, de tu fe... De ti. Quizá te pida que patalees, grites o llores, o que implores misericordia. Éste es el tipo de emociones crudas que inundan tu reserva y que representan una amenaza mal percibida. Necesitas expulsarlas. Después de conseguirlo, eso puede hacerte sentir vulnerable e inseguro. Sentarte y llevar a cabo una práctica autoafirmadora consistente te permitirá centrarte de nuevo y recordar que estás bien. Quizá necesites manifestar cosas provocadoras, pero estás salvando tu propia vida y sembrando las semillas de la presencia y la dicha.

Docenas de estudios neurocientíficos demuestran que la meditación contribuye a mejorar el estado de ánimo, la calidad del sueño, la memoria y los síntomas relacionados con la tensión. Muchos médicos la recomiendan a sus pacientes que experimentan aumentos de ansiedad. Eso obedece a que la práctica regular de la meditación hace más que sólo ayudarte a centrarte en el momento presente; de hecho cambia la forma en que tu sistema nervioso responde al estrés. Estudios de investigadores de la Universidad Carnegie Mellon sugieren que estos cambios cerebrales, aunados a otras alteraciones en tu fisiología, que incluyen tu frecuencia cardiaca, mejoran la capacidad de regular tus emociones y tus conductas. Al llevar a cabo estos 10 minutos de quietud, alientas a tu cuerpo a dejar ir las emociones reprimidas que amenazan con desbordarse y lo recalibran en formas que sustentan la tranquilidad y la concentración. Excavaste muchos sentimientos difíciles. Los cambios fisiológicos que se suscitan dentro de la meditación permiten que te sea más fácil experimentarlos y, después, dejarlos ir.

No sólo existe una manera para que destines este tiempo para ti. Puedes descargar alguna *app* que te explique cómo realizar una meditación guiada. Puedes repetir algún *mantra* en especial, o contar tus respiraciones. Incluso puedes poner algo de música tranquilizadora y sólo *ser*. En realidad no importa. Sólo opta por lo que te ayude a mantenerte en un estado de quietud, y envíale tu amor a ese dulce y asustado niño que vive dentro de ti. Está haciendo su mejor intento. Todavía no está del todo seguro de que las cosas salgan bien. Necesita sentirse resguardado por tu yo adulto, el que asume su poder y que tiene la capacidad de criar de nuevo a esa personita inestable.

Mira, si yo puedo meditar, cualquiera puede hacerlo. Por naturaleza, soy un ente ansioso y frenético que habla rápido y se mueve a toda velocidad. Establecer una práctica diaria no fue fácil, pero la inicié con la misma mentalidad con la que realizo mi JournalSpeak: con autocuidado, que me hará sentir mucho mejor en infinidad de maneras; de modo que voy a dejar de quejarme como bebita y simplemente lo haré. Poco a poco reveló su valor en los cambios que empecé a percibir en mí misma. ¡El cuerpo como evidencia una vez más! Me volví más centrada, menos nerviosa y más capaz de tranquilizarme. No sólo se ha comprobado científicamente que la meditación reprograma las vías neuronales de la ecuanimidad sino que, en el contexto del Journal-Speak, te ofrece un refugio seguro de perdón personal posterior a todas las cosas que necesitas decir.

Ahora tíralo a la basura

Ya que termines con tu JournalSpeak y con tu meditación, es momento de que te descargues. Ya fuiste lo bastante valiente como para presentarte ante la página en blanco con honestidad e hiciste tu mejor esfuerzo para liberar cualquier vergüenza asociada por medio de la meditación; sin embargo, queda un paso más.

Sea lo que sea que hayas escrito durante tus 20 minutos, es momento de deshacerte de esas palabras. Si apuntaste tu diario en un cuaderno, arranca las páginas, rómpelas y tíralas a la basura, donde nadie tenga posibilidad de verlas. Si tienes una trituradora de papel, vuélvete loco. Tengo clientes que han quemado sus páginas en sus chimeneas o en una lata en su patio trasero. Si usaste una *laptop* o elaboraste un correo electrónico sin destinatario, o si creaste un documento sin título, elimínalo. El propósito es que te purgues de esos sentimientos negativos. Ya no es necesario que cargues con ellos. Como lo dijo una de mis clientes durante mis años en consulta privada: "¡Es como sonarte la nariz con un pañuelo desechable! Lo tiras y ya jamás tienes que verlo de nuevo".

Hay dos razones por las cuales debes deshacerte de tu Journal-Speak. La primera porque, una vez que hayan surgido los sentimientos, ya realizó su trabajo. Las aguas de tu reserva empezarán a bajar. La segunda, porque el JournalSpeak es un idioma que podría malinterpretarse con facilidad si lo vieran tus seres queridos, tus amigos o tus empleadores. Protégete no dejando un diario atrás de modo que otros lo descubran. En caso de que quieras conservar lo que escribiste con otros propósitos terapéuticos (como compartirlo con tu terapeuta o con algún amigo de confianza, cosa que a veces puede ser de utilidad), sólo procura mantenerlo en privado. Estás llevando a cabo este ejercicio para liberarte del dolor, la ansiedad y los síntomas crónicos que te han atormentado por años. Necesitas sentirte a salvo para que funcione.

Ahora que inicies tu travesía, déjame ofrecerte un escrito que titulé "La ciencia mental del JournalSpeak". Deja que sea un guion que portes en tu bolsillo; una conversación entre tú y tú mismo. Permite que te sirva de amable recordatorio de todo lo que discutimos hasta el momento y para que zarpes hacia esta práctica transformadora con paz y determinación.

LA CIENCIA MENTAL DEL JOURNALSPEAK

Si el propósito de mi dolor es evitar que piense en cosas impensables, el solo hecho de permitirme pensar en esas cosas impensables inutilizará este mecanismo natural de protección. Sin embargo, en este proceso sucede algo muy natural. Empiezo a reflexionar que pensar estas cosas "me lastimará más". Esto es parte de la ciencia. En su estimación, mi cerebro quiere que evite centrarme en ellas para protegerme de sus cualidades "peligrosas". El problema es que si me detengo allí y dejo de pensar en esas cosas, ganará el último vestigio del mecanismo protector de mi cerebro y esos sentimientos terminarán reprimidos una vez más. Después, dolor y más dolor. Este ciclo no puede hacer otra cosa que continuar.

Pero si me presento día con día, como guerrero, y vuelvo a pensar en ellas, a escribir de nuevo acerca de ellas y a compartir una vez más mi espacio con ellas, estoy entrenando a mi cerebro primitivo para comprender que estoy a salvo. Me encuentro evolucionando justo aquí, dentro de mi propio espacio y tiempo. Le estoy demostrando a mi sistema nervioso, una y otra vez, que no necesito este dolor o esta ansiedad crónicos que me paralizan para protegerme de mis propios sentimientos. Puedo compartir mi espacio con mis emociones más difíciles, ser valiente y sentir lo que sea necesario para convencer a mi cerebro que no necesito su protección.

Los pensamientos que me alejan de mi JournalSpeak pueden sentirse demasiado lógicos; esto también forma parte de la ciencia. El cerebro es sagaz y astuto. Utiliza mi propia voz. Éstos son "mis" pensamientos; me dicen: "Deberías sentirte avergonzado de que todavía te preocupes por estas cosas". Me aseveran: "Te hundirás en tu negatividad y en tus síntomas si piensas sobre esto una vez más". Estos mensajes me parecen adecuados porque mi cerero prioriza mi supervivencia. Está tratando de conducirme a un sitio "seguro", pero este espacio sólo es seguro de la manera más insegura posible. Es uno en el que me obsesiono por mis síntomas y por mi fracaso en eliminarlos, o quizá planeo otra visita al doctor para asegurarme de que estoy bien. Mi cerebro está tratando de ayudarme a sobrevivir de la mejor manera en que sabe hacerlo; cree que me mantiene con vida.

Todo mi sistema necesita renovarse. Está operando con herramientas primitivas. No se da cuenta de que puedo sentir todas estas cosas millones de veces, de que soy fuerte y capaz de hacerlo. Es mi responsabilidad enseñárselo porque mi cerebro controla mi cuerpo y la forma en que me siento. Mi cerebro es el soberano absoluto de mis experiencias y mis sensaciones. Tal vez no tenga el control inmediato de su reacción natural a diferentes estímulos, sean emocionales o de otro tipo. Sin embargo, sí tengo control absoluto de mi mente intencional y mi mente es infinita y poderosa. Mi mente sabe que mi cerebro me ama, pero que necesita entrenamiento. Si valoro sentirme bien y estar en paz, me toca a mí reentrenar a mi cerebro a que reaccione de manera adecuada a los estímulos adecuados.

Por ejemplo, si hay un depredador que me acecha, mi sistema primitivo estará actuando de manera más que correcta. El estímulo de verme perseguido y de que mi vida corre peligro real es el correcto para que se inicie la reacción de lucha o huida. ¡Bravo, sistema nervioso! Excelente trabajo. Gracias por ayudarme a correr un poco más rápido, a pensar con mayor agilidad y a responder con una atención enfocada. Gracias porque estoy vivo y, sin tu ayuda inmediata, tal vez ya habría muerto.

Sin embargo, hay ocasiones en que precisas actualizarte. No necesito que reacciones con esa respuesta de lucha o huida a medida que me hago consciente de mis sentimientos. No es necesario que me protejas cuando tenga miedo de las decisiones que requiera tomar. No estoy en peligro cuando me preocupa que otros me estén juzgando o cuando mis relaciones personales no sean como yo esperaba. Puedo manejar (por más incómodo que me resulte) la inestable felicidad de mis hijos, la forma en que mis padres me trataron cuando era niño y los patrones que desarrollé por esa razón. Me toca a mí enseñarte las diferencias entre el peligro real y el percibido. Lo hago al decirte, en repetidas ocasiones, lo que en realidad siento. Poco a poco, te darás cuenta de que no es necesario huir de estos sentimientos o que me paralice en un pastizal para que nadie me vea, o que luche en su contra con el poder de cien soldados.

Al paso del tiempo, te darás cuenta de que estoy experimentando estos sentimientos y de que no corro peligro. Que no son más que pensamientos y sentimientos, y que sigo aquí.

Nada me ha devorado de un bocado porque me arrepienta de mis decisiones, ni porque me haya quedado callado, ni porque mentí sobre algo, ni porque terminé en una situación que no pude manejar. Quizá no me sienta bien, pero no es nada que me haga daño, de modo que puedes dejar de protegerme dándome algo "real" en lo que centrarme.

Sé que decirte todo esto en una sola ocasión no basta. Necesito manifestártelo a diario, una y otra vez, compartiendo contigo mis pensamientos sucios, feos, desagradables, vergonzosos, bochornosos, aterradores, devastadores e iracundos: mi Journal-Speak. Al hacerlo, te probaré que sentirlos y conocerlos no me matará. A la larga, terminarás por aprender y dejarás de enviar señales que le digan a mi cuerpo que necesito el dolor para distraerme y protegerme.

Cuando me diga la verdad a mí mismo una y otra vez, dejará de tener el poder que alguna vez tuvo sobre mí. Mientras lo haga, acepto que cuando una cosa pierda su carga, otra, aparentemente nueva, con carga parecida, tomará su lugar y, entonces, pensaré, hablaré y escribiré acerca de ella. Sólo necesito comunicarme conmigo mismo, es imperativo que lo haga. No puedo quedarme callado porque, si lo hago, mi sistema primitivo tomará el control y me protegerá como bien le parezca. Esto ya no es algo que me sea aceptable. Elijo experimentar mis sentimientos feos, incómodos y desagradables en lugar de vivir en dolor.

Al ir adoptando este estilo de vida, mis emociones dejarán de asustarme porque sabré que la vida es así, que a diario puedo pensar y sentir cosas desagradables, pero que no me matarán. Estoy a salvo y mi vida volverá a ser mía. Mi dolor fluirá a través de mí como tiene que hacerlo, pero ya no me poseerá. Viviré una vida de verdades y elecciones. Evolucionaré hasta convertirme en la mejor versión posible de mí y seré libre.

Éste es el camino para avanzar. Eres lo bastante valiente y fuerte para asumirlo. Después de todo, mira todo lo que has soportado hasta ahora.

CÓMO MICHAEL SE RECUPERÓ DEL DOLOR DE ESPALDA, LA CIÁTICA Y TRES OPERACIONES DE COLUMNA: 25 AÑOS (OESTE DE ESTADOS UNIDOS)

Me llamo Michael Porter Jr. y juego para los Nuggets de Denver. La gente me conoce como MPJ. Ya llevo seis años en la NBA y empecé a jugar básquetbol a los tres años. Mis problemas de espalda comenzaron durante mi primer año de preparatoria. Me caí de espaldas después de efectuar un tiro y, en ese momento, pensé que no me había dado el tiempo suficiente para recuperarme porque empecé a experimentar cada vez más dolor. La molestia se centraba en mi espalda baja y fue empeorando durante el resto de la preparatoria. Llegó el segundo año, y después el tercero. El malestar siguió empeorando. Jugaba a pesar de ello, decidido a que no impidiera que alcanzara mis sueños.

Terminé en la Universidad de Missouri como el recluta número uno de todo el país. Se suponía que sería la primera elección para el reclutamiento de la NBA el año siguiente, pero mis problemas de espalda no dejaban de interferir en el proceso. Consulté a infinidad de quiroprácticos y terapeutas físicos, pero en vano. Parecía que cada que acudía con alguien nuevo, mis problemas de espalda se agudizaban.

Algunos meses después, mi dolencia abarcaba dos áreas diferentes y padecía un dolor de ciática debilitante. Vi a un médico que dijo que tenía una protrusión en un disco herniado y que necesitaría cirugía. Me sentí consumido por la preocupación y el temor acerca de mi futuro. No tenía idea de lo que era la "enfermedad discal degenerativa", pero sonaba de lo peor. Ahora sé que es una consecuencia natural de la edad e, incluso, del simple crecimiento para un tipo como yo, que mide más de dos metros de estatura. En retrospectiva, puedo ver cómo esa frase despertó un verdadero terror dentro de mi cerebro. Recuerdo que un quiropráctico me dijo: "Oye, si no remedias esto con una cirugía, jamás jugarás en la NBA".

De modo que me sometí a la intervención quirúrgica cuando aún cursaba la universidad y me tuvieron en la banca durante tres o cuatro meses. De inicio me sentí mejor, pero cuatro meses después, el dolor estaba peor que nunca. Regresé con los médicos. Me dijeron que la enfermedad discal había empeorado al siguiente nivel. Me sentí devastado. Vino la ronda de reclutamiento y bajé al puesto 14. Fue terrible. Me sometí a otra cirugía y, después, a otra más: en total fueron tres intervenciones: L4/L5, L3/L4 y L2/L3. Ninguna alivió mi dolor por mucho tiempo.

Por fortuna, seguí jugando para la NBA, pero tenía exacerbaciones cada mes o dos. Eso es insostenible para alguien que compite a mi nivel. Me sentía constantemente ansioso respecto de cuándo volvería a experimentarlo.

En el verano de 2023, estaba en Los Ángeles cuando tuve una fuerte exacerbación. Pensaba: "Esto no es posible, ¡tiene que haber algo que pueda ayudarme!". Y entonces recordé al doctor Sarno. Ya había leído *Libérese del dolor de espalda*, que produjo cierto impacto sobre mí, pero en ese momento no me encontraba listo para confiar de lleno en la idea de que no necesitaba más cirugías. Esta vez sentí más curiosidad. Una noche, me topé con la serie de cuatro partes de Nicole Sachs, *Healing Yourself* (*Sánate a ti mismo*). Se me encendió una luz. Comprendí que si quería mejorar, necesitaba dedicarle el tiempo necesario y hacer el trabajo.

Sé que muchas personas no cuentan con la oportunidad de hablar con Nicole de manera directa, pero tuve la fortuna de poder recibir sus consejos. Me contó su historia, escuchó la mía y me explicó la forma exacta en la que podía mejorar. Empecé a aplicar sus métodos constantemente todos los días. No lo tomaría a la ligera. Comencé a elaborar mi JournalSpeak 20 minutos al día, meditaba y de veras creí que mis problemas de espalda se debían a la conexión mente-cuerpo. Aprendí todo sobre la ciencia del cerebro, la compasión hacia mi persona y el trabajo con mi niño interior. Podrías pensar que un tipo como yo ignoraría esos asuntos sentimentales, pero de verdad les estaba dando una oportunidad. Quería tener una vida; anhelaba retomar mi carrera y lo que más feliz me hace: jugar básquetbol.

Mientras escribo esto, estoy a punto de iniciar el juego 24 de esta temporada. Ni siquiera he estado cerca de perderme ningún partido a causa de mis dolores de espalda. De manera consistente, soy el jugador que recibe la segunda cantidad más alta de minutos de juego en mi equipo. Si alguna vez me duele algo, sólo es la molestia ocasional que le puede pasar a cualquiera. Perdí muchísimos partidos por culpa del dolor de espalda. Este año no puedo esperar a jugar el mayor número de encuentros en los que he participado desde que me convertí en basquetbolista profesional. El otro día, un amigo me dijo que estaba jugando como el chico al que recordaba de la preparatoria; quizá mejor que nunca en toda mi vida.

Este proceso cambió mi perspectiva acerca del dolor. Transformó mi perspectiva sobre la vida y el modo en que necesitamos manejar nuestras emociones. El cuerpo no opera sólo como un conjunto de músculos, órganos y nervios: es físico, emocional, mental y espiritual. No sólo puedes prestarle atención a lo físico y esperar a que prosperes y estés sano. Ser un ente humano es algo multifacético.

El mayor regalo que me brindó esta travesía de sanación fue comprender que el dolor es parte de tu realización como persona. Te ayuda a conocerte y aprendes a sentir compasión por ti porque el JournalSpeak une todos los puntos de tus experiencias de vida. Puedes seguir tu camino de manera amorosa y afectuosa.

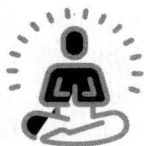

Capítulo 9

Perfecciona tu JournalSpeak

De manera que aquí estamos. Estás viviendo el sueño y haciendo el trabajo. Una pregunta importante que surge a medida que las personas avanzan por este camino es: "¿Qué pasa si, en cualquier día, mis listas no se sienten pertinentes o apremiantes?"; o bien: "¿Cómo sigo profundizando una vez que agoto mis listas?"; o asimismo: "¿Cuál es la manera más eficaz de seguir adelante?". Sí, sí. Todas estas son preguntas excelentes. Respondámoslas juntos.

Recuerda que todos les tenemos tanto "miedo" a nuestros sentimientos importantes que los reprimimos de manera *automática*. Como sabes para este momento, lo anterior comienza por el impulso a sobrevivir y aquellas sensaciones relevantes nos producen inseguridad. Al paso de los años, acumulas reacciones emocionales y, dado que estás mal equipado para procesarlas, terminan desechadas en tu reserva imaginaria. Por supuesto, nadie tiene la posibilidad de manejar la cantidad de información emocional que cualquiera recibe a diario. No sólo tiene que ver con la batalla constante de estar vivo, con todas tus responsabilidades y presiones actuales, también tiene que ver con cada disparador que, de manera inconsciente, te remite a una herida de infancia. Es tu propia personalidad la que crea la lente a través de la cual se filtra cada experiencia.

Una vez que inicies tu excavación, el temor y la resistencia pueden propiciar que cuestiones y dudes de maneras todavía más efectivas.

Quizá se active el imperativo sintomático y acudas a una cita con el doctor Google a las tres de la mañana en busca de la siguiente solución médica. No estás solo. Hablemos de tu reserva. En realidad, ella es la culpable aquí.

Repasemos los conceptos centrales. La reserva siempre llega a una densidad máxima; cosa que no tiene nada de malo. Sólo es parte de lo que significa que seas humano. Cuando amenaza con desbordarse e informarle a tu mente consciente que estás hasta el colmo de ira, temor, pesar, desesperación o vergüenza, aparece un síntoma. Lo anterior obedece a que, en este estado desbordado, tu cerebro consciente empieza a percatarse de lo estancado y desesperanzado que te sientes por las cosas que no puedes controlar. Aunque estos sentimientos son manejables y seguros cuando se les brinda la expresión y el apoyo adecuados, una reserva que se está desbordando envía señales de alerta que equivalen a un peligro de supervivencia para el cerebro y el sistema nervioso. "¡No puedes sentir esas cosas! Si te enteras de lo mucho que estás enojado con tus hijos, ¡quizá te marches y no regreses jamás! Si experimentas todos los conflictos que hay en tu relación, ¡vas a querer terminarla! Si sabes la manera en que de verdad te ves a ti mismo, ¡tu desprecio por tu persona podría comerte vivo!".

Así que, como ya sabes, el sistema nervioso responde de inmediato con lucha o huida y envía su protección en forma de dolor. Recuerda que, en esencia, el dolor *es* protector. Cuando nos cortamos, nos duele para que nos aseguremos de limpiar la herida y evitar que se infecte. Si no se trata, una infección es un riesgo para nuestra supervivencia. El dolor crónico, por indeseado que sea, cumple el mismo propósito.

Sólo sigue recordándoselo a tu cerebro: lo más loco (e increíble) es que estos sentimientos no son peligrosos en absoluto. Son normales y humanos. Toda persona los experimenta. Cuando tienes la libertad y la consciencia de reconocer su existencia, eres capaz de lidiar con ellos. En el momento en que consigues pausar y reemplazar tu temor por curiosidad, puedes abordarlos. Perfeccionar tu práctica de Journal-Speak implica meter un cucharón dentro de tu reserva y vaciarlo. En el instante en que deja de estar a punto de desbordarse, las señales de dolor ya no son necesarias. Tu sistema nervioso, que ha fungido como centinela para protegerte, puede descansar. Recibe el mensaje: aquí no hay peligro. Recordemos los temas centrales que suelen suscitar preguntas y problemas mientras emprendes tu JournalSpeak para liberarte de tu dolor.

Consistencia

Se requiere cierto tiempo para dominar el ejercicio de JournalSpeak. Cada uno de nosotros tiene un niño interior, uno cuya voz se vio ignorada demasiadas veces en momentos difíciles. Nuestro bienestar físico y mental está estrechamente vinculado con la posibilidad de permitirle hablar. Tu JournalSpeak no se parecerá al mío ni al de nadie más. Encontrarás el lenguaje adecuado para permitir que emerjan tus sentimientos esenciales. Empezamos el trabajo mente-cuerpo con el esquema original del doctor Sarno: *infancia* (o estresores pasados), *vida cotidiana* y *personalidad*, pero esto no termina ahí. La vida no es estática. Aunque empiezas analizando los sentimientos que estuviste reprimiendo al paso del tiempo, sigues adelante al decir lo que sea que necesites para evitar que tu reserva se llene demasiado.

Esta práctica es más que factible si estás dispuesto a darle la bienvenida a esa temida palabra que empieza con c: *consistencia*. Cualquier cosa se siente fácil si sólo se realiza una o dos veces, como ejercitarse, comer de manera sana o tomar una clase de yoga. Sin embargo, todos sabemos que las únicas prácticas que ofrecen resultados perdurables son las que hacemos con regularidad. Si quieres reentrenar a tu cerebro para que deje de protegerte a través del dolor, la ansiedad, los síntomas y los padecimientos, necesitas meter ese cucharón en la reserva y vaciarlo *con regularidad*.

Aunque sin duda alguna tus síntomas no te perseguirán durante tu vida entera, voy a pedirte que realices tu JournalSpeak todos los días en tanto no disminuyan de manera considerable. Como lo discutimos en el capítulo 6, la consistencia es esencial para lograr desactivar este reflejo natural y protector. Cuando nos encontramos en un estado sostenido de lucha o huida y la reserva está a su capacidad máxima, la inflamación, las contracturas, los espasmos musculares y todas las demás reacciones corporales desagradables se disparan con una facilidad increíble. Hacer el trabajo para que eso aminore es vital para conducirte a un estado de descanso y reparación y, en consecuencia, para reprogramar a tu cerebro con el de fin de mejorar tu bienestar físico y mental.

Resistencia

El trabajo consistente puede ser un detonante que despierte todos los temores que quizás estuvieron ocultos entre las sombras. Sé que suena descabellado, pero puede resultar "atemorizante" estar libre de dolor. Podrías preguntarte: "¿Y si ya no me siento cómodo al pedir ayuda? ¿Qué ocurrirá si la gente ya no me presta atención? ¿Qué tal si no me quieren tanto como pensé?". Tal vez creas, muy en el fondo, que no mereces una vida plena libre de dolor. Quizá te preocupe que estar libre de todos tus problemas crónicos no sea tu destino. Todos esos temores podrían estar gritando desde tu interior, diciéndole a tu mente consciente:

> *Un ejercicio emocional jamás podría curar un problema físico.*
> *Esto es demasiado bueno como para ser cierto.*
> *Mi médico fue quien me dijo que padecía esta enfermedad.*
> *A mi mamá le pasaba lo mismo.*
> *Lo dicen mis imágenes por resonancia magnética.*
> *Soy alérgico a la comida.*
> *Soy hipersensible a los químicos.*
> *Tengo una predisposición.*
> *Hay amplia evidencia de esto en mis radiografías.*
> *Esto me ocurre desde que era niño.*
> *Así es como soy.*

Te oigo y te entiendo. Pero ésa sólo es otra faceta más de la resistencia y, a medida que sigas presentándote frente a tu página en blanco, empezará a ceder.

¿Por qué 20 minutos?

Al paso de los años, muchos de mis clientes se quedan atorados en la idea de los 20 minutos. "¿Por qué 20? ¿Por qué no media hora? ¿Por qué no 10? ¿No bastará con cinco?". Discutámoslo.

Durante mis primeras citas con el doctor Sarno, me recomendó que llevara un diario escrito en el cual hablara de mis sentimientos

30 minutos por la mañana y 30 por la noche. Recuerdo que quise comentarle: "Pero sí recuerda que tengo dos niños pequeños, ¿verdad?". Aunque sabía que resultaría desafiante, de verdad intenté seguir sus recomendaciones por varias semanas. Sabía que necesitaba hacerlo para evitar que mi sistema nervioso me protegiera con tantísima vehemencia.

Después de un tiempo, me percaté de que no se requería que apartara una hora a diario. A medida que fui perfeccionando mi práctica, noté que podía llegar a mis sentimientos esenciales en alrededor de 20 minutos. Les hice caso a mis clientes y a la retroalimentación que recibía de mi comunidad en línea y los 20 minutos siguieron siendo el lapso perfecto; es el tiempo suficiente para que realices el trabajo preciso que reduzca tu reserva emocional. También es manejable, sin importar lo ocupado o cansado que estés. Créeme: si yo puedo encontrar 30 minutos al día para mi práctica de JournalSpeak y de meditación, tú también puedes hacerlo.

De todas maneras, dicho lo anterior, algunos de ustedes podrían toparse con una formidable barrera de resistencia a medida que intentan abarcar esos 20 minutos. Hace poco, una mujer que trataba de efectuar su JournalSpeak me comentó: "Escribí durante ocho minutos, pero después no se me ocurrió más que decir".

Éste es el momento en que necesitas abrirte paso para derribar la postura de resistencia, agotamiento y excusas que tomará tu sistema nervioso. Pregúntate: "¿Esto que estoy escribiendo es real y verdadero?". Si la respuesta es no, cava un poco más; encuentra las palabras para comunicar tus sentimientos sobre el tema. Hay veces en que, de hecho, me detengo a media oración si mi JournalSpeak no me suena auténtico y entonces escribo: *Nicole, ¿qué es real y verdadero?*, para después seguir con: *Lo que es real y verdadero consiste en* _____
_____. Es frecuente que terminar esa oración me remita al corazón de la resistencia a la que me estoy enfrentando.

> *Lo que es real y verdadero es que estoy cansada y ya no aguanto pensar en estas cosas.*
> *Lo que es real y verdadero es que no quiero hacer esto; preferiría tomarme una pastilla.*
> *Lo que es real y verdadero es que estoy demasiado enfurecida de que tenga que hacer este trabajo de entrada.*

Y así sucesivamente…

Otro truco para tu JournalSpeak consiste en que tomes tu pluma o tu teclado y que documentes los berrinches de tu niño interior:

Esto es una estupidez. No tengo nada que escribir. No sé lo que estoy haciendo y no tengo idea de cómo terminar con la mano acalambrada me ayude con el dolor de mis rodillas. ¿Cómo es posible que todo el resto del mundo, menos yo, pueda hacer esto durante 20 minutos? ¿Qué me pasa?

A menudo, estas tácticas lograrán meterle de nuevo un acelerador a tu sesión de JournalSpeak. Sólo recuérdate que:

Estoy salvando mi propia vida. Reprogramo mis vías neuronales para alcanzar la salud y mi bienestar físico y mental óptimos. Me estoy dando un regalo que aún no es posible valorar. Esto es poder, y me pertenece.

Antes de que te des cuenta de ello, tus palabras, tu voz, te llevarán a donde necesitas ir. Mantén tu pluma o tus dedos en movimiento. La incomodidad de tener que abrirte paso a través de tu resistencia es el campo de cultivo para la epifanía. Al igual que todo lo demás, tus barreras se disolverán si te sientas junto con tus recuerdos traumáticos y tus sentimientos complejos y dejas que se expresen.

La vida puede ser intensa

Seamos francos, hay veces en que la vida puede ser intensa. Aunque no es lo ideal, habrá días en los que encontrar 20 minutos para ti simplemente no te será posible. Surgirá algo que destruya todo el horario que tanto trabajo te costó armar. Los niños no respetarán tus límites. Tu jefe te recortará la hora de la comida para que termines con algún importantísimo proyecto. Las cosas pasan y todos tenemos que adaptarnos.

En días como ésos, te recomiendo que hagas lo que puedas con lo que tengas. Si sólo cuentas con cinco minutos, tómate ese tiempo para elaborar una lista de puntos acerca de lo que te molesta. He tenido clientes que se sientan en el parque durante su hora de comida, sándwich en mano, para anotar sus sentimientos esenciales en una servilleta. Incluso en los días más ajetreados, puedes abrir un espacio para sacar un cucharón de tu reserva emocional. En especial durante tiempos estresantes e impredecibles, es esencial que hagas lo que puedas para garantizar que la reserva no se desborde.

Perfecciona tu práctica

Después de que lleves cierto tiempo realizando tu JournalSpeak, es posible que notes que tus listas originales de *infancia* (o estresores pasados), *vida cotidiana* y *personalidad* estén tachadas como si fueran una tarjeta ganadora en el bingo. Ya trataste con muchos de tus temas arcaicos y estás comenzando a sentir los resultados en tu cuerpo. *Navidad de 1996* ya no tiene el mismo poder sobre ti ahora que reconociste los sentimientos irresolutos en torno a ella. Te tomaste el tiempo necesario para examinar las batallas cotidianas y comunes de tu vida y les diste su día de gloria a tus rasgos de personalidad principales.

Eso no significa que no debas repasar cualquiera de estos puntos las veces que lo requieras. Es muy valioso retomar algo hasta que deje de contener la carga que solía ostentar. Tus listas sólo son un punto de partida, una manera de comenzar a escribir acerca de tus sentimientos para ayudarte a comprender cómo se conectan con tu dolor. No obstante, el JournalSpeak no es un recurso que proclame: "Lo hice una vez [o 50] y ya acabé". Hay algunos aspectos que pueden exigir más de una sesión. Otros, los más grandes que aún ejercen cierto poder sobre tu vida, podrían requerir una excavación continua. Por favor, jamás sientas vergüenza por esto. No estás más dañado que la persona que vive junto a ti porque necesites hablar de tu mamá *otra vez*. Cada ejemplar de JournalSpeak es único, al igual que cada uno de nosotros.

Debido a que somos criaturas vivas de carne y hueso que interactuamos con el mundo exterior a diario, siempre saldrán asuntos nuevos y relacionados. Lo anterior es algo que debes esperar y aceptar, más que otra cosa, ¡porque ninguno de nosotros tiene de otra! Cuando te des cuenta de que los puntos de tu lista ya no te exigen que los atiendas, el trabajo no se detendrá. Sólo significa que es momento de que identifiques los temas que podrían estar amenazando con desbordar tu reserva emocional *en este momento*. A medida que vayas habitando este nuevo mundo de excavación y reflexión propias, es útil contar con una pequeña guía para darle al momento presente la atención que merece. Éste es tiempo más que bien invertido: sentarte un momento más a reflexionar sobre cómo puedes seguir manteniendo viva la curiosidad dentro de tu práctica.

Cuando la gente me contacta y me dice que piensa que ya no tiene nada más qué escribir, le aseguro: "Pero, mi vida, no temas. Siempre hay mucho más que puedas encontrar". Por fortuna, o por falta de ella, esto de ser humano no termina hasta que termina la parte humana. Siempre hay más. Desde el fondo de mi corazón, a mí me parece que esta "perpetuidad" es algo positivo. Conforme evoluciona mi propia práctica, es frecuente que me siente a maravillarme con gratitud por las lecciones que siguen revelándose. Estoy aquí para crecer. Permanezco aquí para vivir y amar con pasión y veracidad. Esto sólo es posible si me mantengo inquisitiva respecto de lo que se oculta en esos sitios que podría estar tentada a evitar.

Al final de cuentas, sentir que "ya lo hemos visto todo" no es más que otra forma de resistencia. Por suerte, existen estrategias que te ayudarán a superar estos bloqueos. Puedes ir más allá de tus listas para detectar qué requiere la voz del JournalSpeak en este momento de tu vida.

Una manera de mantener las cosas en movimiento es repasar tus listados. A medida que termines de trabajar con los diferentes puntos, quizá sea oportuno revisarlos. Coloca tu viejo inventario a un lado y, una vez más, crea un recuadro con tres columnas: *infancia* (o estresores pasados), *vida cotidiana* y *personalidad*. Tómate un momento, respira, y piensa en los aspectos que deberían estar en ese esquema en este instante. Es posible que sean diferentes a los elementos que te parecieron más importantes *ayer*.

Estás creciendo y cambiando, y éste es un trabajo de por vida. Eso no significa que sea una *cadena perpetua*. Yo ya no practico mi JournalSpeak todos los días; sin embargo, es una herramienta que jamás me abandonará y la uso siempre que la necesito. Tu travesía de JournalSpeak es justo eso: tuya, y tú puedes determinar qué experiencias, asuntos o sentimientos esenciales requieren excavación. Sólo te advertiré que no repases tus listas para evitar algún punto específico. Sabes a lo que me refiero. Es posible que haya algo que anotaste y que estés evitando en particular porque te da miedo hablar al respecto, o porque te preocupa el tipo de sentimientos que podrían liberarse. *Si en este momento te encuentras en esa situación, dirígete de inmediato a ese monstruo.* Empieza a escribir sobre el tema en tu siguiente sesión de JournalSpeak. El hecho mismo de que sigas evadiéndolo te está indicando que llegó la hora de enfrentarlo.

Otra táctica consiste en que te preguntes lo siguiente cuando empieces una de tus sesiones: ¿qué está ocupando más espacio ("rentando la mayor cantidad de bienes raíces", como me escucharás decir) dentro de mi cabeza *en este momento*? ¿Qué sentimientos podrían estarse manifestando como irritación o molestia o, peor, como los inicios de una migraña o como alguna punzada en tu "hombro malo"? Averigua qué está abarcando todo el espacio en tu banca y comienza a escribir al respecto. Nunca sabes a dónde podría llevarte tu Journal-Speak. La idea con la que arranques es similar a un conejito sobre la nieve fresca; bájalo y déjalo correr a un lado y otro, por arriba y por abajo. Podrías empezar con el juego de fútbol en el que una madre de familia gritona se hallaba enfrente de ti, para después encontrarte en tu cuarto de infancia, escuchando una de las discusiones de tus padres. Es una cosa maravillosa reemplazar tu temor con curiosidad y acompañar al dulce pequeñín que está dentro de ti y que tanto agradece tu atención después de estar solo durante tantísimo tiempo.

En los días en que no estoy muy segura de dónde empezar, me gusta elaborar un mini inventario. Cuando me siento a redactar mi Journal-Speak, de inmediato saco cinco cosas en mi historia reciente que de verdad me enojaron, asustaron, entristecieron, avergonzaron o me generaron ansiedad. Quizá no sean más que cosas en las que no puedo dejar de pensar. No tienen que estar relacionadas y no tienen que ser "grandes". Sólo tienen que haber dejado alguna huella. Una vez que anoto estos antagonistas, elijo uno sobre el cual escribir. Quizá sea el más atroz, algo que de verdad me llevó hasta el límite. Tal vez se trate de un incidente que no dejo de rumiar: sé que estoy creando una "grabación" del mismo dentro de mi cabeza a medida que trato de terminar mi día. O quizás, sólo quizás, haya algún tema que mi mente se rehúsa a discutir. Como mencioné antes, si tienes una reacción así de visceral, ésa debería ser la clave. Lo es para mí, si me sucede. Sólo empieza a escribir.

Prestarles atención a tus sentimientos actuales es una manera esencial de perfeccionar tu práctica, y para asegurarte de que los problemas de hoy no se conviertan en los llenadores de tu reserva el día de mañana.

Utiliza un estímulo específico

Cuando has pasado la mayor parte de tu vida reprimiendo sentimientos de manera inconsciente, no siempre te parecerá natural dejar que surjan diferentes cosas. Hay ocasiones en que te servirá tener un estímulo que te ayude a empezar. Uno que me fascina en lo personal es la pregunta perdurable de Tara Brach: "¿Qué no estoy dispuesto a sentir?". Otros que a menudo suelo sugerirles a mis clientes incluyen:

De verdad que _____ *hace que me hierva la sangre.*

Me gustaría haberle dicho _____ *a fulano o mengana cuando me confrontó.*

Me siento _____ *acerca de esa decisión reciente.*

Me gustaría cambiar _____ *acerca de mi(s) (hijos, pareja, amigo, hermano, trabajo).*

Aún creo que tengo que _____ *para que me amen y me acepten.*

Me da miedo admitir esto, incluso a mí mismo, pero _____.

Mi secreto más enorme es _____.

Odio _____ *de mí mismo.*

Evito sentir _____ *a toda costa.*

Desearía tener el valor suficiente para decirle _____ *a mi mamá (papá, hermana, pareja, amiga).*

Lo que más temor me produce es _____.

Si soy absolutamente honesto, en este momento lo que de verdad provoca que pierda toda esperanza es _____.

Me niego a aceptar el hecho de que _____.

Me avergüenza muchísimo _____, *aunque ya pasaron años de ello.*

Me enfurece la manera en que se comporta _____.

Siento que falta _____ *en mi vida.*

Me da miedo llorar (confrontar, aceptar, expresar) _____.

Elige un estímulo que te llame la atención. Después, aplica las mismas reglas. Empieza a escribir y mantén tu pluma (o tus dedos) en movimiento durante 20 minutos. Jamás sabrás lo que descubras. No se te olvide hacer los 10 minutos de meditación de autoafirmación cuando acabes. Efectuar esto es doloroso, como es de esperar. Tu cerebro no estaría enviando un ejército de protección contra sentimientos que no tuvieran una carga poderosa.

Ya sabes lo que está en juego aquí. Tu vida es demasiado importante como para que permanezcas en el estado en que te encuentras. Cuando logres develar tus temores, tu ira, tu vergüenza, tu desesperación, tu pesar y tus demás emociones poderosas, te abrirás a posibilidades que jamás imaginaste. Comenzarás a visualizar la vida que deseas y las relaciones que anhelas cultivar. Empezarás a saber que puedes hacer que diferentes cosas sucedan para ti. Así es como se siente la inspiración.

Con un trabajo consistente, verás cómo tu dolor comienza a disminuir. Es posible que los resultados no sean inmediatos, pero llegarán. A medida que adquieras más experiencia en permitir que tu niño interior hable sin freno (abordaremos al respecto con mayor amplitud en el capítulo 13) y que invites a esos sentimientos feos e inapropiados a surgir, el descanso y la reparación se convertirán en un estado de existencia más consistente. La diferencia que experimentarás te asombrará; en cuerpo, mente y espíritu. Sé valeroso en la consistencia de tu práctica y verás que los atisbos de luz crecen y se profundizan. La libertad te está esperando.

Cómo Lauren se recuperó de migrañas crónicas, ansiedad y ataques de pánico: 35 años (noreste de Estados Unidos)

Comencé a presentar migrañas cuando cursaba la universidad, pero como los medicamentos de venta libre que tomaba se deshacían de ellas, llevaba una vida plena. Sin embargo, una vez que inicié mis estudios de posgrado para convertirme en terapeuta física, las migrañas empeoraron y se volvieron más frecuentes. Tuve que tomar infinidad de fármacos prescritos. También desarrollé episodios de ansiedad extrema. Ansiedad tipo "me aterra de que mi marido muera cada vez que sale de la casa". Acudí a un médico y me diagnosticó con trastorno de ansiedad generalizada (TAG) y me recetó más medicinas. De alguna manera, logré finalizar mis estudios, me gradué de mi doctorado y empecé a trabajar.

Poco después del nacimiento de mi primer hijo, todo se vino abajo. Tenía que hospitalizarme un par de veces al mes debido a la gravedad de mis migrañas. Duraban semanas sin darme tregua. Tenían que ponerme infusiones de dihidroergotamina (DHE), que me enfermaban, pero eran lo único que lograba romper el ciclo.

Mi neurólogo insistió en que debía dejar de trabajar para enfocarme en mi salud. Vendimos nuestra casa, redujimos gastos y me incapacité. No queríamos dejar de vivir nuestras vidas y siempre planeamos tener dos hijos. Después de mucho pensarlo, decidimos que me volvería a embarazar. No queríamos vivir con el arrepentimiento de no intentarlo.

Sin embargo, poco después de que naciera mi segundo hijo, me hospitalizaron porque mis signos vitales eran irregulares y me sentía mareada todo el tiempo. Como resultado de mi internamiento y de las consultas subsiguientes, me diagnosticaron síndrome de taquicardia ortostática postural (STOP). Mi frecuencia cardiaca en reposo era de más de 90. *¡En reposo!* Eso significa que tan solo ponerme de pie y caminar por la casa hacía que subiera incluso a 180. No podía bañarme por la gravedad de mis síntomas. Mi esposo tenía que lavarme el cabello en el lavabo del baño, como en salón de belleza. ¡Pero esto no era como un día en el *spa*! Pasaba cerca de 25 a 27 días de cada mes con migraña. Era una madre dedicada al hogar que enviaba a sus hijos a una guardería. Me sentía miserable. Empecé a tener ataques de pánico. No podía lidiar con la vida.

Un fin de semana, cuando ya no podía aguantar más, le pedí a mi familia que me dejaran ir a solas a una cabaña. Fue el momento en que toqué fondo. Entonces, a través de lo que sin duda creo que fue intervención divina, me topé con el trabajo de Nicole en línea. Durante los siguientes tres días, escuché incontables horas de su *podcast* sin interrupción mientras aprendía todo sobre la conexión mente-cuerpo y del dolor crónico.

Tan pronto como entendí los conceptos, no tuve problema alguno en creerlos. Me convertí en ejemplo representativo del SMT. Tenía montones de traumas infantiles: cada uno de mis padres se divorció y se volvió a casar en tres ocasiones diferentes. Mi papá era militar, de manera que nos mudamos más veces de las que podía contar. Recuerdo que me sentí insegura en infinidad de ocasiones. Además, cuando cumplí los 18 años y al fin estuve lista para cambiarme de casa y comenzar una nueva vida, me diagnosticaron un cáncer raro que alteró mi vida para siempre.

El solo conocimiento de la conexión mente-cuerpo redujo mis migrañas a la mitad; apenas estaba teniendo 17 por mes… *¡Apenas!* Pero, para mí, significó regresar a la vida. En ese momento, no estaba preparada para introducirme de lleno en el trabajo y, como dice Nicole: "La verdadera disposición lo es todo". Cuando mis migrañas empezaron a intensificarse una vez más después del tercer bebé, decidí dedicarme a sanar en serio.

Comencé mi JournalSpeak. Elaborar las listas referentes a mi infancia, a los estresores actuales y a mis rasgos de personalidad me abrió los ojos a la cantidad de mierda que estaba bajo la superficie. ¡Tenía mucho que excavar! Por fortuna, lo primero y esencial ya estaba dado: creerlo. Y una vez que acepté que tenía que hacerlo, lo siguiente, el trabajo, se me dio de manera sorprendentemente natural. Hay ocasiones en que sólo tienes que decidir que harás algo que resulta difícil, sin que importe nada más. ¡Me asombró lo poderoso que podía ser escribir durante 20 minutos al día! Empezaba con un tema, y 20 minutos después estaba hurgando en un pozo sin fondo por completo diferente. Durante ese tiempo, experimenté y dejé ir muchísimas emociones. En algunas otras cosas, como mi diagnóstico de cáncer en la adolescencia, me tardé días y semanas. Sin embargo, me estaba sanando a mí misma y eso era muy poderoso. Aprendí tanto acerca de quien soy que te juro que habría valido la pena aunque mis síntomas objetivos no hubieran cambiado jamás.

La curación física se presentó al fin. Noté que recibía alertas frecuentes de mi iWatch debido a que mi frecuencia cardiaca en reposo era más baja… Y después más baja aún. Descendió a menos de 70, un nivel saludable. Volví a tolerar el ejercicio. Andaba en bicicleta cinco días a la semana. Desapareció el stop. Las migrañas dejaron de ser crónicas.

Estaba cambiando mi cuerpo en tiempo real. Mes tras mes, los dolores de cabeza se hicieron cada vez menos frecuentes y su gravedad se redujo de manera drástica. Aprendí a no temerle al dolor y, en cambio, a preguntarle qué intentaba decirme. Me hice socia del dolor. Lo acepté de lleno, algo que jamás pensé que sería posible. Siempre dije que necesitaba una nueva cabeza porque la mía estaba en mi contra, ¡pero lo que en realidad tenía que cambiar era mi mentalidad y mi consciencia!

Lo anterior me conduce a la tercera parte del trabajo: la compasión conmigo misma. Esto es lo que llegó hasta el final para mí porque no me percaté de lo desagradable que fui conmigo toda mi vida. Usé las técnicas de Kristin Neff para profundizar en esta parte de mi sanación. Dos años antes, me habría retorcido de la risa si me hubieras dicho que iba a meditar. Pensaba que simplemente no era el tipo de persona que pudiera sentarse quieta. Mi personalidad era demasiado tensa y controladora. No existía manera en que me pudiera relajar.

Pero eso ya no es así.

Esta transformación ha sido poco menos que mágica. Ahora soy muy diferente, pero sigo siendo la misma. Puedo reconocer que soy quien siempre he sido, pero que necesitaba una importante educación para saber conocerme. El dolor fue una parte importante de mi historia de vida. No había nada que estuviera mal o descompuesto en mí y que necesitara repararse. Al final, la experiencia total no fue más que un momento de sufrimiento para mí. Sin el mismo, no habría encontrado la sanación y el crecimiento que tanto requería.

Me convertí en la clase de persona que siente "gratitud por mi dolor", algo que jamás pensé posible. Ya no tomo ningún medicamento para los dolores de cabeza, ni para mi ansiedad. Vivo libre de padecimientos crónicos. Es asombroso, es impactante, y es mi vida.

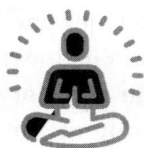

Capítulo 10

Descubre el proceso PNPL y deja que tu cuerpo sea tu comprobación

Como quizá ya empezaste a experimentar a nivel individual (y como puedes constatar en las historias de las personas que ya tomaron este mismo camino), la actitud mente-cuerpo adecuada, junto con la práctica de JournalSpeak, tiene el increíble poder de reducir tu reserva emocional y de permitir que el cuerpo entre en un estado restaurativo, sin necesidad de dolor o síntomas crónicos. A medida que integres el JournalSpeak en tu rutina diaria, serás capaz no sólo de liberar el sufrimiento pasado, sino también de impedir que tu mente reprima los sentimientos esenciales que acompañen a las situaciones más nuevas.

Implica tiempo y paciencia, pero tendrás la posibilidad de ver con tus propios ojos discernimientos nuevos sobre la manera en que tu sistema nervioso responde a tu entorno. Por naturaleza, los seres humanos somos criaturas reactivas. Cuando no eres lo bastante consciente de ti mismo como para comprender los aspectos de tu mundo (familia, empleo, inseguridades propias) que hacen que reprimas tus emociones, el cuerpo se verá obligado a registrar y a expresar el exceso. En lugar de enfrentarte a cada reto con una calmada consideración (de manera ideal), no tienes otra opción más que retroceder de tus disparadores de forma muy similar a cuando quitas tu mano de una hornilla caliente. En el mundo de los traumas almacenados y los sentimientos irresueltos, estas respuestas han funcionado como técnicas de supervivencia, pero por fin estás listo para evolucionar y alejarte de ellas.

Llega un momento en que adquieres suficiente experiencia con tu JournalSpeak para comprender que vives en el proceso PNPL. Como sociedad, somos excelentes para delinear problemas, pero batallamos contracorriente para encontrar soluciones accesibles. A medida que he desarrollado este trabajo durante años de práctica, he llegado a encontrarme de manera calmada y confiada en un perpetuo "estado de flujo" en cuanto a lo que tiene que ver con mi salud. Esto es lo que te ofrezco en estas páginas: una manera de adoptar una manera de vivir que es por completo novedosa. Tomemos un paso atrás y consideremos cada una de tus experiencias emocionales en cuatro partes: permitir, nombrar, permanecer y liberar.

Llevar a cabo este trabajo equivale a buscar un tesoro: necesitamos darle reconocimiento a una vida entera de experiencias. Algunas muy dolorosas, vergonzosas, perturbadoras y confusas. Tú, como humano suave y masticable, te resistes de manera natural a que estas experiencias se vean, se sientan y se reconozcan. Como ya lo discutimos, no sólo se trata de una resistencia humana de la que tengas conocimiento. Tu resistencia proviene de procesos inconscientes que operan en las sombras dentro de tu cerebro. A medida que nos abrimos a las transformaciones que son posibles por medio de esta práctica, empezamos a aprender cómo manejar cualquier sentimiento nuevo y complicado que surja.

Aceptamos de lleno la vida con el PNPL.

El PNPL es el marco conceptual mediante el cual podemos considerar los sentimientos esenciales, tanto viejos como nuevos, con el tipo de consciencia que nos facilita procesarlos y dejarlos ir. Hay nuevos retos por delante, y siempre los habrá, pero el PNPL ofrece una vía efectiva para que jamás tengas que preocuparte de que tu reserva emocional vuelva a desbordarse.

A continuación, encontrarás las definiciones de cada aspecto del marco del PNPL:

PERMITIR. Considera que dado que las emociones son el "depredador" del que nos están protegiendo el sistema nervioso y el cerebro, debemos permitir que cada momento, narración, relación, experiencia, etcétera, junto con sus emociones acompañantes, surjan y se manifiesten. Esto no debe resultarte abrumador y no debería causarte ansiedad excesiva. Nada te inundará de golpe. Permitir no es más que percatarte de que si sanar exige saber estas cosas, necesitas dejar que surjan a la superficie y que reconozcas su poder.

NOMBRAR. *Una vez que permitas que emerja un recuerdo, un disparador o una historia, es momento de nombrarlo por lo que es. Nombrarlo es ejercitar JournalSpeak. Es sinónimo de "realizar el trabajo". Es el proceso que trae nuestras experiencias, nuestras respuestas y nuestros recuerdos traumáticos del pasado a la vida cotidiana y que nos indica que volquemos en palabras todos nuestros sentimientos relacionados. El JournalSpeak es invaluable para nombrar de manera efectiva porque los seres humanos pensamos a velocidades pasmosas. Cuando reducimos esta velocidad para poder escribir, somos capaces de ver las cosas con una luz nueva y cambiante. Lo anterior le abre espacio a la revelación. Esta lentitud invita al cerebro a comprender y aceptar que no hay peligro al sentir aquellas emociones incómodas, pero nada peligrosas. Sé que lo estoy reiterando, pero es importante afirmarlo una vez más: incómodo no equivale a peligroso. Y qué bueno que así sea, porque el camino hacia lo diferente es incómodo.*

PERMANECER. *Todos los animales, incluidos los seres humanos, estamos programados para huir del peligro. Permanecer necesita una intención y una consciencia deliberadas. En este proceso, permanecer significa resistirnos al impulso por escapar. Permanecer de manera deliberada con tus sentimientos, una vez que se nombran, envía un mensaje de seguridad a nuestro sistema nervioso. Quizá tu impulso natural sea huir de lo que descubras mediante tu práctica de JournalSpeak. Permanecer es un acto de amor por ti mismo y por tu niño interior, así como ser el padre o la madre que quizá jamás tuviste.*

LIBERAR. *Desaferrarte del control que las experiencias dolorosas tienen sobre ti es el resultado natural de permitir, nombrar y permanecer. Es frecuente que las personas me pregunten: "¿Cómo puedo liberar mis dolores y mis sufrimientos? ¿Cómo me deshago de esta angustia? ¡Tiene un control inmenso sobre mí!". Y te recuerdo, con amor y empatía, que no puedes forzar, obligar o rogar la posibilidad de liberar. El sistema nervioso percibe tu deseo por ser diferente (a como eres) como temor. La desesperación por liberar crea más inflamación y constricción en tu sistema y descarga una mayor cantidad de contenido en tu reserva.*

Esta liberación sucederá de forma orgánica a medida que trabajes para poder permitir, nombrar y permanecer.

Junta todo lo anterior y tendrás un marco que, a la larga, te permitirá dejar atrás tu dolor y tu ansiedad crónicos, y que ingreses en un espacio de autenticidad que no percibas como amenazante.

A medida que leas las definiciones anteriores, es posible que pienses: "Sí, fantástico; pero *¿cómo* exactamente incorporo el PNPL a mi trabajo mente-cuerpo? ¿Cómo puedo usar su poder para ayudarme a sanar?".

¡Qué gusto que me lo hayas preguntado! Conforme te acostumbres más al JournalSpeak, puedes utilizar este marco para guiar lo que escribas. A la larga, incluso cuando no estés efectuando tu práctica cotidiana de este ejercicio de introspección escrita, podrás aprovechar el PNPL para ayudarte a enfrentar cualquier situación de vida. Analicemos cada aspecto en detalle.

Permitir

Empiezas este proceso de sanación al abrir la puerta, al permitir que tu vida y tu personalidad sean visibles. Recuerda que tú eres la única persona que necesita advertir lo que se revele. Este hecho servirá de un muy indispensable consuelo al principio; no precisas confrontar a nadie, ni cambiar tus circunstancias para quedar libre del sufrimiento crónico. En los momentos en que dudes, recuérdate a ti mismo que tienes autonomía. Puedes actuar de manera deliberada. Puedes decidir dejar de hacer lo que siempre has hecho porque el dolor, los síntomas y la incomodidad general resultantes ya no te están sirviendo de nada. A medida que te concientices de lo que requieres examinar por medio de tus listas y que tomes en cuenta tus disparadores y tus recuerdos traumáticos, permite que ingresen los sentimientos y las experiencias. Invítalos, como en el poema de Rumi, "La casa de huéspedes":

Esto de ser humano es una casa de huéspedes.
Cada mañana hay un recién llegado.
Una dicha, una depresión, una maldad,
alguna consciencia momentánea llega

como visita inesperada.
¡Dales la bienvenida y complácelos a todos!
Aunque sea una turba de pesares,
que arrasa tu hogar con violencia,
que se lleva todos tus muebles,
aun así, trata a cada huésped de manera honorable.
Quizá te esté despojando
para darle cabida a algún nuevo deleite.
Ese pensamiento oscuro, esa vergüenza, esa malicia,
recíbelos en la puerta con risas,
e invítalos a pasar.
Agradece a quien venga,
porque cada uno es enviado
como guía desde el más allá.

Es frecuente que les diga a las personas que permitir es como estar en el tapete de un jardín de niños. Te sientas en él con todos tus "pequeñitos" como les dice Ram Dass. Son tus neurosis, tus sentimientos heridos, tus resentimientos y tus recuerdos angustiantes (como mejor puedas recordarlos en cualquier día dado). Son defectuosos e imperfectos, igual que los de todos los demás. Mientras te acomodas con ellos en calma sobre el florido tapete, es posible que otro más toque a tu puerta. Quizá recuerdes el momento en que alguien te destrozó o te sientas detonado por algo que sucedió antes en tu día. De repente, estás de regreso con esos sentimientos de rabia que eran tan poderosos cuando estabas en secundaria. ¡Todo eso es excelente! No te resistas a estos visitantes. Sea lo que sea que surja, está bien.

Aquí todos son bienvenidos. Hazte a un lado en el tapete y ofrécele un sitio a cada uno de estos pequeñitos. El tapete es infinito, de modo que no hay de qué preocuparse. Siempre que te muestras dispuesto a levantar la mirada y abrirles espacio, te estás dirigiendo hacia tu bienestar físico y mental. ¡Lo único que tienes que hacer es dejar de luchar con uñas y dientes para bloquear esas emociones! Eso es lo que estamos haciendo juntos cuando permitimos. Abrimos un espacio, apartamos un lugar. Practicamos la ecuanimidad y comenzamos a darnos cuenta de que convivir con estas partes de nosotros (que a veces muestran un aspecto muy desagradable) es tolerable y seguro.

A medida que lo vayas haciendo, desafías las barreras naturales que surjan al permitir el discurso interno que te alienta a rendirte, el agotamiento que tu sistema nervioso te envía a modo de protección y la insensibilidad que acompaña a los sentimientos abrumadores. Reconoce la resistencia, pero mantén la puerta abierta.

Nombrar

Aquí es donde entra el JournalSpeak. Permite que tu sistema nervioso renuncie a su postura automática de protección. Descubrirás que las señales de dolor se dispararán sólo cuando te encuentres "en peligro".

Como lo enseña mi colega Gigi Cockell, bióloga egresada de Oxford, te sirve pensar en tus síntomas como una alarma contra incendios, roja y cilíndrica, que contiene luces centelleantes que giran sin cesar dentro del receptáculo. Cada día, cuando les brindas tu plena atención a tus síntomas y los llevas contigo a consultorios, tratamientos y procedimientos médicos, lo que estás haciendo, en efecto, es rociar la alarma con una manguera contra incendios una y otra vez. Piensa un momento en el esfuerzo que estás llevando a cabo y, después, reflexiona sobre sus resultados. La verdad es que, sin importar lo empapada que esté la alarma, jamás se detendrá. ¿Por qué? (tú ya lo sabes). Porque la realidad es que el problema no es la alarma. Ésta sólo *te avisa* que hay un problema.

El verdadero problema es el incendio.

En este caso, el incendio es tu mundo interno reprimido y tus traumas emocionales almacenados. Arde en tu interior, conduce tu reserva a un punto de quiebre. Tus síntomas son reales y debilitantes, pero no son más que la alarma. Te están comunicando que hay un problema, pero el mismo jamás se resolverá si lo inundas con tu atención día con día. Lo que tienes que hacer, con valentía y arrojo, es voltear hacia el incendio. Necesitas entrar en tu habitación más oscura y prender la luz.

Eso es el JournalSpeak. Eso es nombrar.

Tómate el tiempo que requieras. Priorízate. En mi experiencia, el solo pensar en nuestra propia vida no basta. Necesitas tranquilizarte y descargar todas tus "cosas" por escrito, junto con sus sentimientos asociados. El sistema nervioso no te pedirá tu opinión, ni esperará a que le des permiso para salvarte la vida. Si supone que tu mundo emocional reprimido es un depredador más amenazante que tu malestar físico o que tu ansiedad, elegirá el dolor cada que pueda hacerlo.

Así que te toca hacerte responsable de enviarle un mensaje de bienestar y seguridad.

Ahora, te voy a rogar que me escuches con atención, porque externaré algunas cosas de ti que podrías desconocer a nivel consciente. Esto es el JournalSpeak.

Puedes experimentar incluso tus temas más horribles. Puedes admitir el papel que representas en tus dificultades. Puedes bajar la guardia y contar tu historia en su totalidad. Puedes adueñarte de tus errores. Puedes enojarte con quienes quizá jamás están dispuestos a escucharte. Puedes rogar por el perdón que jamás recibirás. Nadie está oyéndote más que tú. Tú eres la única persona que necesita escuchar esto. Tú creas y tú destruyes. Tú tienes el poder de ser valiente, de verte a los ojos frente al espejo y de adentrarte en el fuego.

Permanecer

A nadie le gusta pasar tiempo en sus habitaciones más oscuras para reflexionar sobre las cosas de su vida que les han dolido como el demonio. Es más que posible que sientas el impulso de huir de las sensaciones que vayan surgiendo. Sin embargo, para que sanes, es indispensable que permanezcas con tus sentimientos y que reflexiones acerca de las formas en que tus experiencias te moldearon. El sistema nervioso percibe que hay peligro porque su único medio para comprender la realidad es la información que recibe de nosotros. *De la misma manera en que ninguno de nosotros huiría de la seguridad, jamás nos quedaríamos en un sitio que no fuera seguro.* Cuando permanezcas, sientas lo que se necesita sentir y reconozcas las verdades que fueron y que siguen siendo, la alarma terminará por acallarse. Las señales de dolor se detendrán. Está bien que lo veas. Está bien que pauses y que sientas curiosidad. Te encuentras a salvo cuando estás allí. De hecho, es esencial que lo estés.

Como lo discutimos en el capítulo 5, la resistencia asume un sinfín de formas y todas tienen la intención de disuadirte de que permanezcas. Cuando caes en la cuenta de algo incómodo o de una situación que sientes que es imposible controlar (como sucede con la mayoría), la resistencia se detendrá para ayudarte. "¡Cómete esto!", te ofrecerá. "¡Bébete esto otro! ¡Corre hacia allá! ¡Navega en tu teléfono! ¡Mira este programa de televisión! Vete a donde sea, menos aquí; ¡no es seguro que sientas con esta profundidad!".

Amor mío, cierra los ojos. Escucha mi voz dentro de tu cabeza. Dile a esa voz resistente:

"Lo sé, cariño, lo sé. Tienes las mejores intenciones. Me has mantenido con vida todos estos años con tus mensajes de protección. Te escucho, te honro, te agradezco. Pero los dos estuvimos confundidos. En realidad, permanecer con estos sentimientos es más seguro que estar enferma y sufrir dolor. Sé que suena loco, pero ahora reconozco la verdad. Además, dulcísimo yo, ya no puedo vivir así. Aunque estés convencido de que no estaré a salvo con estos recuerdos y verdades dolorosos, ya no estoy dispuesto a avalar este sufrimiento físico. Mi cuerpo me grita y necesito escucharlo. Pero mis síntomas no son más que la alarma; necesito encargarme del incendio. Necesito permanecer. Puedo permanecer, y eso haré. Y tú, sistema nervioso mío, puedes quedarte aquí también. No te estoy desterrando, te estoy invitando a que me acompañes. Puedes venir conmigo, pero ya no puedes ser el mandamás. Te escucharé con cuidado, pero no seguiré tus indicaciones. Soy adulto, soy fuerte y estoy a cargo".

Al principio, te parecerá una tontería hablar contigo de esa manera, pero funciona. A lo largo de los años, ha sido frecuente que mis clientes digan: "Mi cuerpo está en mi contra". Pienso que lo que las personas no logran comprender es que sus cuerpos (y los sistemas mente-cuerpo en su totalidad) son sus máximos protectores. Al permanecer con tus percibidos leones y tigres internos para transformarlos en mascotas domesticadas, permites que tus mundos interiores y exteriores se alineen. Aquí nadie está en contra de nadie. Sólo estuviste confundido, pero ya no lo estás más.

Respira, permanece, siente, entrégate. Puedes estar aquí. Todo lo que deseas te espera.

Liberar

Repasemos algunas de las verdades inconvenientes acerca del acto de liberar: no puede alcanzarse por medio de la voluntad. No puedes decidir liberar. No es posible liberar por la fuerza. En realidad, intentar forzarla sólo la obstaculiza. Liberar, en toda su gloria, es el resultado.

Es el fruto de permitir y nombrar, y de tener la valentía para permanecer. A medida que vivas estas prácticas, la liberación vendrá de manera natural. En esos momentos, sentirás que el dolor se desvanece y que tu alma se eleva. Notarás cómo se aligera tu carga, en sentido físico, mental y emocional.

He pasado la mayor parte de mi vida resistiéndome y reteniendo. Toda mi infancia sufrí estreñimiento. Apretaba los dientes cuando dormía, muy a pesar de mi protector dental. Mi ansiedad se manifestaba de infinitas maneras, desde tener problemas para tragar hasta padecer un insomnio implacable. No soy una persona que pueda liberar las cosas naturalmente, de modo que, créeme, este proceso que te estoy enseñando es la manera de solucionarlo. Me gustaría poseer una varita mágica y ofrecerte la liberación que tanto ansías en este mismísimo instante; sin embargo, la única forma de superarlo es pasar por ello, y el PNPL es tu mapa para lograrlo.

Cuando empecé a vivir este proceso, mucho antes de que tuviera nombre, vi cambios en mí que me comprobaron su eficacia. Mi digestión se regularizó. Dejé de tener los dolores de cabeza que siempre asocié al hecho de apretar los dientes. Calmé mis pensamientos ansiosos y pude dormir. A menudo pienso en el dicho: "Si no tienes salud, no tienes nada", y se aplica por completo a quienes hemos vivido sin un cuerpo sano como nuestro socio. Venero este trabajo, aun a pesar de sus dificultades, porque me brindó el compañero vigoroso que siempre anhelé. El alivio que ofrece este método necesita experimentarse para poderlo creer.

Y lo mejor de todo es que el dolor catastrófico que has soportado es la parte más importante (y la menos importante también) de la ecuación. ¿Qué significa esto? Que creías que sobreponerte a tus tormentos físicos era el máximo objetivo, pero que descubrirás que no es más que la entrada a una existencia que jamás consideraste. ¡Te espera una vida plena! Un asomo de luz es todo lo que se requiere para exponer tu oscuridad presente como algo temporal. El proceso PNPL te ayudará a aliviar tus dolores crónicos y te ofrecerá que te deshagas del ciclo eterno de médicos y procedimientos, aunque, amor mío, es muchísimo más que eso. Una vez que empieces a vivir en el PNPL, tus relaciones, tu autovalía, tu confianza, tu capacidad para manejar conflictos y tu conexión con un propósito comenzarán a transformarse también. Ésta es la nueva forma de vivir que te he estado insinuando. Es una que implica tenacidad y valor, pero que produce todas las posibilidades e inspiración que estuvieron fuera de tu alcance durante tantísimo tiempo.

Permite que tu cuerpo sea tu comprobación

Antes de este momento de tu vida, quizá no hayas creído que un ejercicio emocional pudiera curar un padecimiento físico. Sin embargo, una vez que inicies este trabajo, la prueba de lo anterior se volverá evidente en la manera en que responde tu cuerpo. El dolor se torna menos generalizado. Los problemas digestivos dejan de presentarse sin importar lo que comas. El clima que se avecina deja de detonar tus migrañas. Los pensamientos ansiosos no te poseen, incluso cuando estés lidiando con una verdadera situación estresante. El reto, al principio, es creer que todo esto es posible. Esta certeza se fortifica, ladrillo por ladrillo, conforme permites que tu cuerpo se convierta en tu comprobación.

Con demasiada frecuencia, las personas menosprecian sus éxitos porque temen creer que, de hecho, *ellas mismas son la razón de su mejoría*. Se trata de una reacción defensiva normal. Proviene del profundo temor de no poseer autonomía sobre nuestras vidas, aunado a la inherente desesperación por estar sano. No te permitas caer en esta trampa de manera inconsciente. Si inventas una serie de excusas para los resultados tangibles que estás experimentando, puedes detener estas mejoras en seco. Cuando tus diálogos internos se ven motivados por el temor y la falta de confianza que se basa en las voces del pasado, pueden llevarte a descartar incluso las victorias por las que más luchaste. Hagamos el pacto de que no tratarás de darles una explicación alterna a los triunfos que son el resultado directo de todo tu intenso trabajo. El siguiente es un ejemplo de lo que podría suceder:

Llevas algo de tiempo haciendo el trabajo y una mañana, mientras te echas de reversa para salir del estacionamiento, te percatas de que tu cuello no está en agonía a pesar de que vas mirando por encima de tu hombro. "Ha de ser una coincidencia", podrías pensar. "Es casi seguro que se deba a que el clima mejoró", o: "Debe ser que esas inyecciones que me aplicaron hace un par de semanas tardaron en hacer efecto".

¡No! ¡Eso es inaceptable!

Estamos trabajando con la ciencia del cerebro y, recuerda: el cerebro posee muy poca información (fuera de la que le proporciones de manera consciente) para saber si estás a salvo. Cultivas una postura de seguridad cuando, deliberadamente, reconoces que tu intenso trabajo arrojó resultados. De manera intencional, esto conecta la reducción de tu reserva desbordada con la disminución de tus síntomas. El estado cerebral de descanso y reparación se consolida cuando reconoces tu poder personal. Estás cambiando las maneras en que tu cuerpo lidia con tu bagaje emocional.

Como ya lo discutimos con bastante detalle, mi trabajo consta de tres facetas: *creer, hacer el trabajo* y *tener paciencia y cariño contigo mismo*. Dado que la creencia es esencial para la recuperación, es indispensable que *creas* en lo que acabas de hacer. Tu cuerpo te ofrece las pruebas de que tú tienes el poder para afectar tu salud física y emocional. Reconoce esto y ya estarás a medio camino. Recuerda nuestro cliché favorito: si sigues haciendo lo que estás haciendo, seguirás obteniendo lo que estás obteniendo. Tenemos que acoger lo contrario de manera continua y con consciencia plena: cuando realizas las cosas de un modo diferente, cambias tu vida. Esta mentalidad es crucial para que progreses. En el pasado, estoy segura de que te convertías en el catastrofista máximo cuando pensabas en los posibles resultados desfavorables. Sé que yo lo hacía. Hoy, tu reto es creer en lo positivo.

Analicemos más de cerca una trayectoria común del trabajo consistente:

Después de un tiempo de hacer el trabajo, empezarás a experimentar un poco de cambio. Sólo algo pequeño. Quizá sea un momento fugaz. Estarás allí sentado, o parado, o tratando de alcanzar algo en una repisa alta o trabajando frente a tu escritorio y, por un instante, percibirás un cambio:

> *No sentiste el dolor habitual que siempre te da a esta hora del día.*
>
> *Comiste hace 30 minutos y no has tenido que salir corriendo al baño.*
>
> *Llevas más de una hora viendo la pantalla de tu computadora y no hay asomo de un dolor de cabeza.*
>
> *Te inclinaste a recoger el canasto de la ropa sucia y no sentiste el habitual relámpago de dolor en tu espalda.*

Sea lo que sea que te afecte, percibirás un cambio sutil y lo notarás. Tal vez sea breve, pero no podrás negar que sucedió. "Mmmm", pensarás. Y, entonces, te verás tentado a descartarlo como algo fortuito. ¡Hoy no, Satanás! Agradece a esa voz amenazadora por su opinión y continúa con el trabajo. Sigamos jugando con las diferentes posibilidades (es divertido, ¿no crees?).

> *Llevas 15 minutos haciendo senderismo y notas que la rodilla no te ha dolido.*
> *Te das vuelta en la cama y te percatas de que son las 5:30 de la mañana y que dormiste toda la noche... El dolor del hombro no te despertó esta vez.*
> *Llevas tres cuadras paseando a tu perro y no has sentido que te molesta la cadera.*
> *Ni siquiera has pensado en rascar tu eczema y ya son las 10:30 de la mañana.*

Y, de repente, piensas que al fin está sucediendo... El síntoma regresa de golpe. "Claro", piensas. "Si ya sé que estoy hecho un desastre". ¡No! Ignora al temeroso sistema nervioso que te susurra al oído y prosigue con el trabajo.

No puedo predecir el tiempo exacto que transcurrirá, en tu caso particular, para que el dolor disminuya de manera tan innegable que no tengas opción más que creerlo, pero ese día llegará. Lo más importante que debes aceptar es que la comprobación está allí, esperando que la reconozcas. Como me encanta decir, esa llamada se está haciendo desde el interior de tu casa. Préstale atención a tu cuerpo y no permitas que tu sistema nervioso, protector y resistente, siembre las semillas de la duda. Estás tomando el control y reprogramando tu cerebro. Estás regulando tu sistema nervioso a través de tu mentalidad, tu disposición, tu esfuerzo intencional y tu meditación. Cree en el trabajo y creerás en ti mismo. Y nunca olvides que el dolor no es más que un punto de entrada. Te invita a pasar y te motiva a seguir adelante, pero hay muchísimas cosas bellas a la vuelta del camino que no tienen nada que ver con las alteraciones físicas. Por más increíble que te parezca ahora, algún día verás hacia atrás, a este momento, con gratitud. Apenas estás al principio de lo que es posible para ti.

Cómo Paul se recuperó de espondilitis anquilosante, vómitos cíclicos y ansiedad paralizante: 62 años (medio oeste de Estados Unidos)

Empecé a experimentar dolores en la espalda baja a los 14 años de edad. Mis padres no me creyeron porque, según ellos, ningún chico adolescente podía tener dolores de espalda. Un día, no me pude levantar de la cama. Por fin, mis padres aceptaron que tenía un problema, pero no había forma de encontrarle una buena solución. Comencé a acudir con un quiropráctico de manera regular, pero no hubo gran mejoría incluso después de dos años.

Fue momento de consultar con un cirujano ortopedista. Me hicieron análisis y radiografías. Me diagnosticaron espondilolistesis y me sometí a cirugía de fusión vertebral en 1978. No tuvo éxito. Seguí sufriendo dolores de espalda; más que otra cosa, dolores musculares que se intensificaban y disminuían. La gente me decía seguido que no podía hacer ciertas cosas y que tenía que cuidarme la espalda. Como adolescente, esto me enojaba y molestaba todo el tiempo.

Ya en la universidad, comencé a tener problemas con el SCI. Acudí con nuestro médico de cabecera, que me dio un diagnóstico, pero ninguna herramienta de utilidad para curarlo. Este padecimiento me avergonzaba e interfería con mi vida diaria. Muchas pruebas después, consulté con un gastroenterólogo que me recetó un medicamento con el que pude manejar mis síntomas de mejor manera, pero distaba de ser ideal. Los síntomas empezaban y se detenían todo el tiempo. Jamás me sentía seguro. También empecé a presentar tronidos, sensibilidad e inflamación en mis articulaciones. Esto me espantó porque pensé que podría ser artritis reumatoide. Tuve demasiado miedo de comentárselo a mis padres y de buscar atención médica.

Había muchísimos problemas en casa. Mi padre era alcohólico y mi madre padecía una infelicidad terminal. Como era el hijo mayor, con frecuencia la hacía de mediador durante las desavenencias y los pleitos familiares. Era responsable de ver no sólo por mí, sino también por mis padres y por los demás integrantes de mi familia. Cursaba la universidad y trabajaba de tiempo completo. Ahora sé que era demasiado estrés para que lo manejara cualquiera en su adolescencia. Cuando cumplí 26 años de edad, le diagnosticaron cáncer de mama metastásico a mi madre. Pasé mucho tiempo cuidándola y murió cuatro años después. Las cosas en casa empeoraron.

Después de lidiar con episodios de insomnio justo antes de hacer mi posgrado, me diagnosticaron trastorno de ansiedad generalizada. Comencé a ver a un terapeuta y a un psiquiatra. De forma parecida a mis dolores de espalda y al síndrome de colon irritable, estos episodios iban y venían en torno de los diferentes sucesos de mi vida. Me encontraba en un ciclo interminable del imperativo sintomático del SMT, ¡pero no tenía idea de ello! A medida que pasó el tiempo, empecé a experimentar inflamación aleatoria en mis articulaciones: dedos, muñeca y rodilla, y rigidez de columna. Fui a ver a un reumatólogo y me diagnosticó espondilitis anquilosante (EA). Me aterraba el pronóstico a largo plazo; las opciones de tratamiento eran limitadas y no había cura.

Me tranquilizaba manteniéndome lo más físicamente activo posible. Esto parecía ayudarme a lidiar con mis padecimientos y era una de las pocas cosas que me hacía sentir bien. Tenía que cambiar de manera periódica los medicamentos que tomaba para la EA y para la ansiedad porque, al parecer, mi cuerpo se habituaba a ellos y mis síntomas se exacerban. Dado que mis análisis de sangre y otras pruebas siempre salían normales, los médicos dijeron que su tratamiento se basaría en cómo me fuera sintiendo, más que en los resultados de prueba (es decir, los análisis de sangre o las resonancias). Esto, por supuesto, es el peor escenario posible para un SMTero. En esencia, la responsabilidad de mi propio tratamiento recaía en mí y lo que me motivaba era el temor. Realicé incontables rondas de terapia física. Las cosas se tranquilizaban y volvían a empeorar. Estaba tomando más medicamentos y suplementos de los que podrías imaginarte.

Un día, me desperté con tronidos y dolor en ambos hombros. No podía hacer ejercicio. Estaba en contacto diario con mi psiquiatra; alterábamos las dosis de mis fármacos a lo loco. Pasaba de no poder dormir lo suficiente a estar tan sedado que se me dificultaba efectuar mis actividades cotidianas. Tenía una esposa maravillosa y me abrumaba la culpa de hacerla pasar por todo esto. Me convertí en un desconocido, tanto para ella como para mí. Ningún médico tenía idea de lo que ocurría conmigo.

Pero aún no tocaba fondo. Después de someterme a un programa de tratamiento para pacientes externos, empecé a vomitar sin control durante dos semanas enteras. No podía comer. Me ingresaron al hospital para una semana completa de análisis y me mandaron de regreso a casa (todavía enfermo) con un cuadro de vómitos cíclicos. Me prescribieron otro medicamento más y, después de un tiempo, el problema disminuyó. En el instante en que cedieron los vómitos, tuve un empeoramiento de mi EA, pero esta vez de una manera totalmente extraña que me generó más ansiedad. Experimentaba punzadas repentinas de dolor por todo el cuerpo. Me dijeron que tenía fibromialgia. Los médicos también sugirieron que me aquejaba alguna especie de problema nervioso y me recetaron gabapentina y pregabalina.

Debía coordinar los tratamientos de mis diferentes doctores con sumo cuidado, porque les tenía pavor a las interacciones entre medicinas. Lidiar con especialistas y citas estaba acaparando mi vida entera y toda felicidad quedó desterrada de mi existencia. Con frecuencia me preguntaba: "¿Por qué me está pasando esto? *¿De verdad así será el resto de mi vida?*".

Después (¡al fin!) el momento de mi despertar.

Al revisar mi expediente, un nuevo médico insinuó que podría haber un componente emocional en mis padecimientos. No dijo SMT, ni mente-cuerpo, y no me ofreció solución alguna más allá de aumentar mis medicamentos, pero despertó algo en mí. Reflexioné al respecto durante un tiempo, pero no podía explicármelo del todo. Ya estaba practicando meditación trascendental, que se suponía calmaría mis nervios, pero entonces, ¿por qué no mejoraba? No podía sacarme de la cabeza que había algo que aún no exploraba.

Fue por esa época que me enteré del trabajo de Nicole Sachs. Era como una especie de alma gemela, como la hermana que nunca tuve. Nuestras infancias fueron muy parecidas. También le diagnosticaron espondilolistesis, pero no se sometió a cirugía. Algo en su forma de hablar, con tal confianza y autoridad, hizo que me sintiera dispuesto a intentar lo que sugería. Comencé a realizar el ejercicio de JournalSpeak que indicaba.

Para abrirme a este proceso, tuve que ver a mi escepticismo de toda la vida directo a los ojos; ¡por supuesto que estaba medicalizado! Había sufrido muchísimo; sin embargo, la conexión mente-cuerpo adquiría sentido, de modo que me mostré dispuesto a intentarlo. Y, caray, ¡estoy agradecido de haberlo hecho! De no haber sido así, podría seguir transitando por el angustioso camino de dolor, los síntomas y los médicos.

Aprendí sobre la aceptación, el perdón, las emociones, los límites, los sentimientos, la comunidad, la conexión y, lo más más importante, la esperanza. Debo admitir que aún me falta mucho por hacer y aprender… Cincuenta y ocho años de descuido no pueden eliminarse en apenas ocho meses, pero tengo una nueva oportunidad de vida que valoro más de lo que puedo expresar.

En la actualidad, he mejorado un 95%. Eliminé o reduje tantísimos medicamentos y suplementos que ya no veo a mi farmacéutico como si fuésemos amigos cercanos. Estoy comprometido con este trabajo al 100% y, sin duda alguna, siento que me encuentro en el camino correcto. Desde que era pequeño me vi expuesto a lo más oscuro de lo oscuro y, por primera vez en mi vida, estoy viviendo en la luz al final del túnel.

Practico yoga, pilates, clases de *spin*, natación, golf… Y Journal-Speak y meditación a diario. Tengo planeado un viaje para esquiar en nieve a inicios del invierno que viene, el primero en cinco años, y estoy emocionadísimo. Hace apenas un año, todo esto era imposible.

El mensaje que tengo para ti es: ¡no te rindas nunca! Estoy seguro de que has oído que la recuperación no es lineal, y sigo teniendo días que no son todo lo que me gustaría que fueran, pero no tengo problema con ello. Sé que éste es un proceso y que mi sanación no se dará en línea recta. Tú también lo aprenderás. Averiguarás cómo depurar tus incomodidades con palabras. Acogerás tu humanidad y el hecho de que todos estamos viviéndola. Recuerda: no tienes que pasar cada hora de tu vida pensando en este trabajo, y "hacer más" no necesariamente te ayudará a sanar con mayor velocidad. Sé paciente, trátate con amabilidad y, antes que todo, *ten la certeza* de que estás haciendo lo correcto.

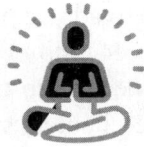

Capítulo 11

El reto de los 28 días: ¡arranca el trabajo!

Aunque la práctica de JournalSpeak puede parecer sencilla, hacer el trabajo dista de ser fácil; ésa es la razón por la que me dirijo a ti de nuevo como la reina de las expectativas. Como sin duda habrás concluido para este momento, el establecimiento adecuado de tus expectativas te preparará de la manera más efectiva posible para emprender el camino que está por delante. Lo más difícil de este ejercicio escrito introspectivo es que logres empezar a hacerlo; en especial al principio, cuando tus síntomas te parecen insuperables. En los capítulos anteriores, detallamos todo tipo de resistencia, ofrecimos ejemplos y recomendaciones para que adquieras más experiencia en permitir que tus sentimientos esenciales surjan a la superficie y delineamos las mejores prácticas para estimular tu consistencia. Sin embargo, es posible que necesites un poco más de ayuda, una estructura que te permita establecer un ritual y que te convenza de seguir presentándote ante la página en blanco.

El reto de los 28 días

Una vez que comprendí el poder del JournalSpeak en mi propia vida, supe que tenía que encontrar una manera más generalizada de compartir su práctica. Demasiadas personas sufrían sin necesidad de hacerlo, por lo que me vi embargada de pasión y vehemencia (al borde de la desesperación) por ofrecer todo el apoyo posible para ayudar a todo el mundo a acceder a este trabajo trascendental. Como complemento natural de mi base de clientes, sitio web y *podcast*, creé una comunidad interactiva en Facebook. El objetivo era que los guerreros de la sanación pudieran encontrarse unos a otros, compartir triunfos y desafíos, y plantear preguntas. Jamás olvidaré los primeros días de nuestro grupo. Empezamos con 25 personas y, después, aumentamos a 60. Recuerdo que vi una página parecida que contaba con 875 miembros y que pensé: "¡Wow! ¿Te imaginas si lograra que casi 1 000 personas discutieran esto en un solo lugar?". Actualmente, el grupo consta de 25 000 integrantes que participan en una conversación activa.

Aunque la práctica de cada individuo es personal, hay muchísimo que puedes aprender de otros que están emprendiendo una travesía similar. A medida que empiezan a escribir (o a teclear), se brindan la libertad de soltar esos sentimientos ocultos, y tal vez horribles, de pesar, ira, desesperación, vergüenza y temor. Brotan lágrimas de mis ojos cuando veo a gente de todas las esferas de la vida ofreciéndose apoyo mutuo.

Fue dentro de esta increíble comunidad que surgió el reto de los 28 días.

Un día, mientras leía una serie de publicaciones referentes a las dificultades que enfrentaban algunos miembros para crear consistencia en su práctica de JournalSpeak, me di cuenta de que las personas necesitaban más que sólo historias y consejos de otros para alentarlos. Necesitaba un camino definido que los condujera al punto en que sus propios cuerpos se convirtieran en su comprobación. Recordé que, al paso de los años, muchos de mis clientes observaban un cambio notable en sus síntomas al cabo de cuatro semanas de trabajo diario y consistente. Decidí implementar una prueba de cuatro semanas, el reto de los 28 días, para ofrecerle a la comunidad el increíble grado de creencia que se suscita cuando el alivio del dolor crónico se conecta de manera innegable con la excavación emocional.

Me puse en contacto con un grupo de participantes que estuvieran dispuestos a comprometerse con el JournalSpeak (durante 20 minutos) y con la meditación (10 minutos) de manera consistente durante 28 días. Algunos ya habían empezado su práctica y buscaban formas de ampliarla. Otros jugueteaban con la idea, pero tenían dificultades para desarrollar un ritual regular. Unos más se encontraban estancados en sus resistencias, pero ansiaban encontrar la manera de seguir adelante. Los invité a todos a unírseme. Los acompañaría en cada paso del trayecto y valoraríamos los resultados juntos. Estaba segura de que si lograba que consolidaran el hábito de llevar a cabo una práctica cotidiana, conseguirían darse cuenta de lo transformador que podía ser el trabajo.

El primer reto de los 28 días fue un éxito arrollador y la estructura se convirtió en una parte regular de todas mis comunidades en línea. Ahora, mientras miles de personas caminan lado a lado, se están implementando retos por todas partes. Se han formado grupos independientes que se brindan apoyo mutuo a lo largo y ancho del planeta. La confirmación y la creencia que se ven alentadas por los resultados del trabajo consistente están impulsando a muchas personas a la siguiente etapa de sus travesías de sanación.

Ahora te toca a ti.

Por favor, entiende que este reto no se trata de que te cures en 28 días. Créeme, me fascinaría que fuera así de sencillo. Se necesita lo que se necesita, tiempo, compromiso y una práctica constante, para que llegues al punto en que puedas estar libre de todos tus síntomas crónicos. No obstante, éste es un catalizador poderoso que te ofrece la oportunidad de reconocer que tu cuerpo es tu prueba, para que veas que tu práctica y tu compromiso están haciendo una diferencia. Crea el ímpetu necesario y la inspiración que brinda es imposible de ignorar.

El reto

¿Bastan 28 días para cambiar las cosas de una manera que motive tu travesía completa con el SMT?

Resulta que la respuesta es sí.

Aunque la recuperación no se da en línea recta y puede verse, y se ve, marcada por los escollos naturales de la condición humana, el trabajo constante durante un determinado periodo ha resultado ser un intenso facilitador para seguir adelante. Las instrucciones son sencillas. Lo que más importa es la regularidad, y una vez que seas testigo de lo que es posible hacer en apenas cuatro semanas, verás justo qué tan profundo puede ser el impacto de este trabajo.

El primer paso implica elaborar un inventario de tu bienestar físico y mental en el día uno. Te ofrezco un ejemplo de hoja de trabajo más adelante. Ya que lo hayas hecho, guarda esa hoja de papel. No la necesitarás durante los siguientes 28 días.

Después, realiza las actividades que se describen en este libro, a diario, durante cuatro semanas. Ve tachando cada día una vez que lo hagas. A algunas personas les gusta llevar una bitácora física y un plumón a la mano; otras utilizan la *app* de calendario de su teléfono celular. No importa lo que uses, siempre y cuando te comprometas con la consistencia de esos 28 días.

Para finalizar, al término de las cuatro semanas, imprime una hoja de trabajo de inventario nueva. Sin ver el anterior registro, vuelve a anotar tus síntomas y su gravedad.

Sé que parece abrumador, pero estás listo. Lo puedes hacer. Ya comprendes lo que es el JournalSpeak en toda su plenitud y ya estás dispuesto (quizás a regañadientes) a añadir la meditación a tu práctica de bienestar físico y mental. El reto te invita a comprometerte con todo. Tu cuerpo está en espera, listo para convertirse en tu comprobación. Quizá ya hayas estado en terapia o hayas llevado diarios con anterioridad, pero no has intentado este tipo de excavación en bruto. O tal vez hayas experimentado con el método de manera inconsistente y lo único que necesitas es reiniciar tu sistema. En cualquier caso, encuentra consuelo al saber que, cuando se practica de manera regular, este trabajo tiene el poder de darle la vuelta a la función protectora de tu sistema nervioso, y de permitir que tu reserva emocional baje a niveles saludables. Eso significa no tener dolor crónico.

Hay algunos puntos esenciales que debes recordar al inicio de tu reto:

1. *El JournalSpeak es el medio para que salves tu propia vida; no tendrá un aspecto agradable, ni bien educado.*
2. *El JournalSpeak no es verdadero para siempre; algunas de mis sesiones más iracundas y atormentadas, dirigidas hacia integrantes de mi familia, han dado por resultado amor y compasión tremendos e inmediatos.*
3. *Tira tu JournalSpeak cuando lo termines. Es como deshacerte de las cosas viejas de tu refrigerador. Estás librándote de la basura que interfiere con su funcionamiento.*

4. *No olvides la paciencia, la amabilidad y la compasión por ti. No eres una mala persona porque ventiles los agravios de un niño interior ignorado al que nadie está escuchando.*

No puedo decirte el número de veces que he salido de mi oficina, justo después de realizar mi JournalSpeak, para tener las interacciones más maravillosas con las personas más cercanas a mí. Incluso si mi pareja o mis hijos fueron la inspiración para la excavación de ese día, siempre logra que aprecie aún más a las personas que amo. Una vez que se reduce el nivel de la reserva, queda una enorme cantidad de energía libre para conectarse y participar, sin mencionar que el dolor y la ansiedad desaparecen. Recuerda: cuando no hay una inminente amenaza de la cual protegerte, los dolores y los achaques se vuelven irrelevantes. El cerebro deja de enviarlos. Así que reemplaza tu temor con curiosidad y permite que tus sitios más profundos rabien, lloren y pateen. Es un regalo no sólo para ti, sino también para quienes amas.

A continuación te mostraré cómo tu JournalSpeak podría ir evolucionando a medida que te sientes más y más cómodo con su ritmo. Este desarrollo podría darse en días o semanas, o dentro de una sola sesión. No te angusties si no alcanzas la paz absoluta al final. La alcanzarás a la larga. No existe una sola manera correcta de hacer esto. No existe una sola manera de sentirte. La verdadera disposición lo es todo y *la disposición es el resultado, no el precursor, de la acción.* Los siguientes ejemplos están escritos en el lenguaje de primera persona del JournalSpeak a medida que se va convirtiendo en un segundo idioma de verdad y en sanación para ti. Son breves a propósito, sólo del tamaño suficiente para ilustrar la energía de su evolución.

> NIVEL I: *"Me abruman todas las cosas que necesito hacer en un solo día. Criar niños es agotador. A veces desearía tener más tiempo para mí. Mi familia espera muchísimo de mí y siempre me siento culpable si no puedo hacerlo todo para todos".*
>
> NIVEL II: *"Mi peor problema es mi hijo. Es irrespetuoso y molesto. Siempre que trato de hacer cualquier cosa por mí misma, me exige que le preste atención. No es agradable conmigo. Lo que más me duele es que mi marido no me defiende. ¡Sólo se queda allí parado y permite que todo esto pase! De verdad ya me estoy hartando. La situación me recuerda cómo me sentía cuando era*

niña, con mi propio papá, y la forma en que me ignoraba. ¡Todos los días termino desestabilizada en mi propia casa!".

NIVEL III: "Todo esto es una mierda. Llevo años esclavizada a esta familia y estoy harta de soportarlo. No puedo aguantar ni un día más. Basta. Ya no lo haré. Renuncio. ¡Me largaré de casa y entonces verán lo que se siente que ya no esté aquí! Nadie me valora".

NIVEL IV: "Qué barbaridad. Habían pasado siglos desde que me sentía así de escuchada, aunque sólo sea por mí misma. Estos niños... ¿Cómo puedo esperar que me valoren como necesito que lo hagan? ¿Alguna vez valoré a mi mamá? ¿Qué es lo que en realidad me molesta? La verdad es que estoy furiosa conmigo. No exijo que me respeten y, después, me enojo con los demás por no respetarme. Quiero que todo el mundo me lea la mente".

NIVEL V: "Últimamente me siento súper ecuánime. En serio, nunca supe que podía sentirme así. Puedo vivir la vida de forma más relajada. Todavía me enojo, pero mi ira se siente menos intensa de alguna manera. Incluso estoy pidiendo lo que necesito y, oh, sorpresa, hay veces en que mi familia está dispuesta a dármelo. Las migrañas que tenía varias veces a la semana están cada vez más espaciadas. Ahora que lo pienso, ¡llevo días sin que me haya dolido la cabeza!".

Desafíate a ti mismo

Aquí están los pasos para el reto de los 28 días de JournalSpeak:

DÍA 1: elabora el inventario del día 1 en una escala de 1 a 10 (donde 1 es la menor cantidad de dolor/incomodidad y 10 la máxima). Haz una lista de todos los síntomas que estás experimentando y de cualquier otro factor que consideres pertinente, incluidos estresores actuales. Al fondo de la página, escribe uno o dos breves párrafos a los cuales me gusta denominar foto de mi salud mental. Esta imagen debería representar la sensación de lo que se siente ser tú en un día promedio. Aquí se proporciona una hoja de trabajo de muestra, pero puedes documentar tus síntomas de la manera que más natural te parezca. Una vez que termines tu inventario, pon la hoja de papel en un cajón o guarda *el documento en tu dispositivo. No lo volverás a necesitar sino hasta dentro de cuatro semanas.*

DÍAS 1 A 28: realiza tus prácticas de JournalSpeak y meditación, con 20 minutos para escribir y 10 minutos para una meditación de afirmación propia, como se indica en el capítulo 8, una vez por día. Puedes usar tus listas, utilizar los estímulos de los que hablamos o, de manera sencilla, puedes presionar para poder evacuar cualquier cosa que esté rentando una cantidad excesiva de bienes raíces dentro de tu cabeza.

DÍA 28: haz un nuevo inventario, sin ver lo que escribiste el día 1. Registra tus síntomas y su gravedad, y tómate otra foto de salud mental. Ahora saca tu inventario del día 1 y compara ambos. ¿Qué cambió y qué siguió igual? ¿Existen factores de vida que te hayan obstaculizado o ayudado? ¿A lo largo del mes hubo prácticas que adoptaste que promovieron tu trabajo de una buena manera o que quizá te mantuvieron estancado? Presta atención. Este trabajo es tuyo. Por primera vez en tu vida, estás a cargo de tu propia salud... Y eres formidable.

El reto se creó para que te concientices de tu poder personal. Está diseñado para aterrizarte en la certeza de que puedes efectuar cambios en tu cuerpo y en tu bienestar emocional. Tu creencia en el proceso se fortalecerá cuando aceptes y celebres el hecho de que tu arduo trabajo y tu consistencia generaron un cambio. Las transformaciones que veas no son el resultado de la coincidencia o de la casualidad. Esto eres tú al permitir que surjan tus sentimientos reprimidos. Esto eres tú al informarle a tu sistema nervioso que el dolor o los padecimientos crónicos ya no te sirven.

HOJAS DE TRABAJO DE MUESTRA PARA EL RETO DE LOS 28 DÍAS

DÍA 1	GRAVEDAD (1-10)	ESTRESORES VITALES
Síntoma: Síntoma: Síntoma:		
FOTO DE SALUD MENTAL:		
DÍA 28	GRAVEDAD (1-10)	ESTRESORES VITALES
Síntoma: Síntoma: Síntoma:		
FOTO DE SALUD MENTAL:		

Hace años, cuando lancé el primer reto, me emocionó ver el número de participantes que se dieron cuenta de la diferencia que podía hacer el ejercicio del JournalSpeak. Quizá no se hayan curado de sus dolores o síntomas crónicos durante esas cuatro semanas, pero, en términos generales, notaron un cambio significativo.

Hubo una mujer de Kentucky que sufría dolores de espalda que con frecuencia la obligaban a permanecer en cama. Para el final del reto, tenía tanta movilidad que llevó a su perro a una caminata de más de kilómetro y medio. También me enteré de un hombre de Suecia con una psoriasis terrible constante que, al final de las cuatro semanas, se percató de que llevaba días sin tener un brote. Y, además, estuvo la mujer australiana cuyo sci mejoró a tal grado que descontinuó su estricta dieta de eliminación (que la hacía sentir miserable) sin ningún efecto adverso.

Todas estas personas, además de muchas otras que también participaron en el reto, lograron algo que sólo la experiencia vivida puede ofrecer: una creencia inquebrantable. Éste es un componente esencial para la regulación constante de tu sistema nervioso y te ayudará a mantener a raya a esos depredadores internos conforme avanzas.

La recuperación podrá no ser lineal, pero sí es acumulativa. Te ofrezco un juego de herramientas repleto de todo lo que necesitas para recuperar tu autonomía. Puedes empezar esta transformación en el momento que quieras, sólo precisas iniciarlo... Ah, y utilizarlo.

Cómo Barb se recuperó de displasia de cadera, ciática y dolor de espalda: 56 años (noreste de Estados Unidos)

Todos empezamos nuestra travesía de dolor sintiéndonos únicos, solos y asustados; no fui la excepción. Miles de personas más podrían narrar el principio de mi historia. Un auto se impactó con el mío por detrás en un accidente angustioso, pero no catastrófico. Aunque no salí malherida, el incidente propició dolores de espalda como jamás los había experimentado. Por lo general, se presentaban cuando caminaba largas distancias. En ese tiempo, no era más que algo inconveniente que intentaba ignorar y que trataba con paracetamol.

Más tarde ese mismo año, me fui de vacaciones para esquiar. De la nada empecé a experimentar dolores de ciática junto con los dolores de espalda. Supuse que algo estaba muy mal e inicié mi viaje por el camino médico. Consulté con dos ortopedistas, me hice radiografías y resonancias magnéticas, me sometí a seis semanas de terapia física y asistí a sesiones semanales de acupuntura. Cuando nada de eso logró aliviar el dolor, me trataron con inyecciones epidurales y con semanas de ajustes quiroprácticos diarios, esteroides, antiinflamatorios y analgésicos.

Nada servía en absoluto. El dolor iba creciendo y, junto con él, la intensidad de mi miedo. Recibí diagnósticos que iban de espondilolistesis a degeneración discal cervical, pero todas estas etiquetas médicas siempre las acompañaba la determinación de los doctores a admitir que "sin duda tiene años con su espondilolistesis" y que "sus niveles de dolor no se ajustan para nada a lo que puede verse en su resonancia". El tercer ortopedista me sugirió que analizara mi vida y que me percatara de que el estrés podía ocasionar estragos en nuestros cuerpos, pero no tenía idea de lo que podía hacer con esa información, de modo que la ignoré.

Para ese momento, estaba trabajando desde el piso de mi sala, acostada de espaldas con mi *laptop* apoyada en mi estómago. Mi vida, como la conocía, había terminado. Empecé a pensar sobre la displasia de cadera con la que nací y que terminó con que utilizara un yeso durante mis primeros nueve meses de vida. Uno de mis recuerdos más tempranos fue del consultorio del especialista en la ciudad de Nueva York, acompañada por mis padres, a los cuatro años de edad. El médico dijo que necesitaría un reemplazo de cadera en algún momento dado, pero que podía continuar con mi vida en tanto mi cadera "aguantara". Me abrumó el terror de que había llegado a ese punto de mi vida.

Durante 45 años viví sin limitaciones. Era una persona activa y física en extremo. Me enorgullecía acudir al gimnasio a las cinco de la mañana a diario, una práctica que inició en la universidad cuando frecuentaba el gimnasio Nautilus. Participaba en carreras en lodo, hacía senderismo de largas distancias y esquiaba, y practicaba ciclismo y paracaidismo. Mi esposo es un corredor de ultramaratones y nuestras vidas habían girado en torno de viajar a cualquier lugar en el que pudiera participar en esas competencias. Yo buscaba rutas de senderismo y las exploraba. Visitamos la Antártida, nueve países diferentes y 19 de los estados de la Unión Americana; todo con tal de alimentar nuestras pasiones. Ahora, todo ello parecía un recuerdo distante. Decidí que si seguía viviendo con esa misma intensidad de dolor en un año más, no valdría la pena seguir adelante. Todos mis sueños se acabaron. No podría escalar el monte Kilimanjaro, jamás seguiría la ruta de los Apalaches y mis planes de cualquier viaje futuro con mi marido quedaron destrozados. La vida no podía ofrecerme nada si tenía que vivirla en esta agonía. No podía sentarme ni conducir a ninguna parte; ¿cómo podría seguir adelante?

Tenía un ejemplar de *Libérese del dolor de espalda* en mi ático. En 1999, había oído una entrevista que Howard Stern le hizo al doctor Sarno y le compré el libro a mi marido de aquel entonces, que sufría dolor crónico de espalda. Jamás lo leyó (y sigue padeciendo dolores crónicos), pero yo lo conservé por la única razón de que se trataba de una publicación que nadie había leído jamás. ¡No puedes tirar un libro nuevo a la basura!

En mi desesperación, me arrastré hasta el ático y lo localicé. Devoré su contenido de 18 años de antigüedad y supe que *esto era*. Había intentado toda otra opción médica y nada me ayudaba. Este diagnóstico de SMT era mi última oportunidad para analizar el dolor desde un ángulo diferente y, con algo de suerte, deshacerme de él. Intenté adoptar una mentalidad SMT, pero no sabía la forma precisa de ayudarme a mí misma. Fue de verdad difícil; empeoré mucho más de manera constante antes de empezar a mejorar. Mi ansiedad se multiplicó por 10. Estaba perdiendo peso porque no me daba hambre. Me obsesioné con encontrar todo lo que podía acerca del SMT y localicé a un médico especializado en el tema que confirmó mi diagnóstico y que me recomendó a un psicoterapeuta local que podría ayudarme. En mi primera consulta con este último especialista, saqué a relucir todo sobre los factores de estrés en mi vida y de mi dolor emocional. Fue amable y atento, y me ayudó a reconocer algunos sitios en donde debía profundizar. Sin embargo, no estaba logrando ver los cambios de dolor que necesitaba para sentirme segura.

Y entonces encontré a Nicole. Primero fueron sus videos de YouTube. Me quedé allí, acostada sobre el piso, y sentí que se dirigía a mí y a nadie más. El hecho de que tuviera el mismo diagnóstico para su dolor de espalda que el mío también ayudó a profundizar la conexión. Leí todo lo que tenía publicado en línea, me inscribí a su curso virtual y, por supuesto, empecé a ejercitar el JournalSpeak.

Más o menos por esa misma época me di cuenta de que me estaba obsesionando con sanar y que, en mi desesperación, buscaba en demasiados sitios. Sabía, en mi ser más profundo, que tenía que simplificar. Decidí reducirlo sólo a lo que consideraba que era adecuado. Únicamente leería al doctor Sarno y a Nicole. Me parecieron ser los recursos más básicos y verdaderos. La estrategia de Nicole sería la única que utilizaría para deshacerme de mi dolor y me enfoqué en ello. Ignoré a todos mientras tomé el curso en línea y seguí realizando el JournalSpeak de manera cotidiana. También acudía con el psicoterapeuta una vez por semana, pero el contenido de las sesiones siempre provenía de los descubrimientos que había hecho al escribir mi diario.

Tengo una personalidad tenaz, lo cual significa que soy muy competitiva, decidida a triunfar, que nunca digo que no (no tengo límites) y que antepongo las necesidades y los sentimientos de otros antes que los míos; soy generosa y benevolente. A lo largo de mi autodescubrimiento, me di cuenta de cuántos de mis pensamientos se centraban en fustigarme por no ser lo bastante buena. Era una constante en mi vida.

Necesitaba una estructura y era indispensable que sintiera que estaba haciendo algo para obtener una mayor autoestima a lo largo del proceso. El reto de los 28 días apeló a mi naturaleza competitiva. Lo hice dos veces seguidas, y cuando medí mi progreso me percaté de que estaba avanzando de manera consistente. Publiqué mi evolución en el grupo de Facebook y, cuando los demás me confirmaron que iba en la dirección correcta, me sentí animadísima. Mi vida estaba cambiando. Para ese momento, había regresado a laborar, podía sentarme y manejar, y mi ansiedad había desaparecido. Conseguía dormir todas las noches.

Un componente trascendental para mí fue que me dejara de importar el momento en que desaparecería el dolor. Durante muchos meses, no dejaba de ver hacia el futuro, urgida de liberarme de los malestares físicos. Descubrí que esto representaba un absoluto bloqueo para eliminarlo. Tenía que desprenderme de mis expectativas, deshacerme del poder que el dolor ejercía sobre mí. Tenía que dejar de importarme por completo si experimentaba dolor o no. Fue sólo en ese momento que el dolor comenzó a desaparecer. Ahora sabía que esto funcionaba porque nuestro sistema nervioso no puede soltar el dolor si continúa recibiendo mensajes de temor. Mi práctica de aceptación me autorizaba liberarme de su protección.

Te estoy escribiendo desde la perspectiva de que cuento con las *pruebas* de que mis dolores son de origen mente-cuerpo. Te ofrezco mi narración como un pequeño trozo de evidencia que puedes llevarte contigo. Me vi transformada; viajé a las partes más ocultas de mi ser y fui testigo de lo más horrible y de lo más bello. Lo cual me ofreció cambios pequeños y sutiles que significaron una serie de mini milagros. Todo empieza y termina con el amor.

Muchos de mis otros síntomas se resolvieron a lo largo del trayecto sin siquiera intentar deshacerme de ellos. Lo anterior me corroboró aún más que los síntomas no tienen la menor importancia; si vacías tu reserva desbordada de las emociones reprimidas, tu cuerpo puede encontrar la armonía. Ya no tengo exacerbaciones de lo que solía pensar que eran de brotes de mi glándula biliar, ni alergias de ningún tipo a alimentos o a animales (esto todavía me azora), ni ansiedad constante. El síndrome de Reynaud que se agudizaba cada invierno hace cuatro años que no se manifiesta, al igual que un sinfín de otros síntomas menores que se presentaban por ese desbordamiento. Todavía tengo un cuerpo que sigue aguijoneándome de alguna manera u otra y, en esos momentos, encuentro el tiempo necesario para realizar mi JournalSpeak de manera consistente. Incluso emprendo un reto cuando siento que lo necesito. De forma invariable, el síntoma desaparece a la misma velocidad con la que se presentó.

Todos tenemos emociones que se manifiestan en nuestros cuerpos en forma de enfermedad, dolor, padecimientos de la piel, problemas estomacales o cualquier otra cantidad de diagnósticos médicos; la lista es interminable. Lo más importante es reconocer que sin importar de qué se trate (una vez que te hayas sometido a una revisión para descartar cualquier enfermedad grave), su origen proviene de la reacción de tu cerebro y tu sistema nervioso a tus emociones no experimentadas. Llámalo tu mente inconsciente, tu yo o tu niño interior; aquí tampoco importa el nombre que le des. Sólo debes comprender que tus emociones son un componente vivo de cada célula de tu cuerpo humano. Necesito tener una mente sana y equilibrada, y un cuerpo en esas mismas condiciones; son uno solo.

Hoy por hoy, trabajo y me ejercito y sigo viajando alrededor del mundo con mi esposo. Vivo cada día como mi yo auténtico. Me encanta la persona en que me convertí. Mi dolor fue mi maestro y me brindó una lección que jamás dejaré de aprender durante el tiempo en que siga viéndome bendecida con esta experiencia humana. Habrá más dolores a futuro, porque tengo un cuerpo y porque la vida tiene todo que ver con sentir las cosas a profundidad, pero lo que digo es: "¡Adelante!". Cuento con la consciencia y las herramientas para ver las circunstancias con claridad, de modo que cuando llegue el siguiente mensaje de mi mente-cuerpo, lo escucharé, y me amaré durante el tiempo que se necesite para resolverlo.

PARTE III

DESAPRENDER PARA REAPRENDER

Reparentalización: rehabilita
tu relación contigo mismo

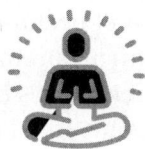

Capítulo 12

La compasión propia y la aceptación son herramientas esenciales

Para este momento, sabes que la mayoría de los padecimientos crónicos son el resultado de la desregulación de tu sistema nervioso. Tu cerebro está trabajando horas extras para protegerte del desbordamiento de tu reserva al enviar señales de dolor (o exacerbaciones de enfermedades crónicas) como advertencia de que es momento de que entres en una modalidad de "descanso y reparación". De modo que, a medida que seguimos juntos en este camino hacia el bienestar duradero, existen prácticas esenciales que no sólo aliviarán la carga de esta travesía, sino que evitarán que se deposite un volumen adicional en forma de autocrítica, desprecio interno y desesperación por cambiar "lo que es". Por un momento, piensa acerca de la importancia que tiene la energía de cualquier situación. La energía que portas es capaz de inflamar o de aliviar, y estar al tanto de esta verdad es más importante que nunca al momento de abordar la recuperación de los dolores crónicos.

Piensa que tu práctica cotidiana de JournalSpeak equivale a achicar el agua a un barco que se hunde. Tienes tu ya famoso cucharón que te permite asegurarte de que tu reserva emocional no se desborde, porción por porción. Recuerda que esta reserva está repleta de emociones inaceptables que harán que tu cerebro envíe síntomas al momento de desbordarse. Para lograrlo, es esencial que, en cada etapa de nuestra vida, nos enfoquemos en mantener los contenidos de ese receptáculo lo más bajos posible. Este trabajo podrá sentirse agotador, pero te ruego que encuentres consuelo en el hecho de que estás justo donde necesitas estar. Ser humano es difícil, sin importar desde dónde lo veas, de modo que nuestra meta es centrarnos en el tipo de dificultad que de verdad nos impulse hacia adelante. En el mundo de "lo que duele contra lo que duele más", vivir en dolor y ansiedad crónicos son un lado de la balanza, y vivir este trabajo es el otro. Queremos invertir nuestras energías en el lado correcto. Así que, ¿cómo podemos cultivar la dinámica de calma y paz que resulta tan esencial para la reprogramación de tu cerebro?

Encontré una poderosa respuesta a este planteamiento en las prácticas de la compasión propia y la aceptación.

¿Qué sientes cuando escuchas estas palabras? ¿Te resistes en automático a pensar en conceptos que podrían parecerte una pérdida de tiempo o, incluso, una muestra de debilidad? Si es así, te escucho y te entiendo. Estás en excelente compañía. Como ya mencionamos, somos una sociedad de "aguantadores". Nos oponemos a la vulnerabilidad. Tendemos a desestimar la importancia de la compasión por nosotros mismos y, de manera equivocada, equiparamos la aceptación con coincidencia, lo que nos hace resistirnos al profundo alivio que nos ofrece. Sé que aceptar una situación "por lo que es" se percibe como si estuvieras descartando tu deseo por que cambie, pero no es así. De hecho, esta insistencia es justo la energía que hace que una situación no pueda cambiar en absoluto. Aquí trabajaremos juntos para ayudarte a comprender la diferencia.

De la misma manera en que lo hicimos juntos en relación con otras confusiones arraigadas en nuestro interior en torno de la salud, hagamos sociedad para darle la vuelta a *todos* nuestros pensamientos erróneos. La compasión propia y la aceptación son tan esenciales como cualquiera de las otras cosas que te estoy enseñando aquí. De hecho, estos elementos son increíblemente emocionantes. Existen dos razones para ello.

Primero, tu meta número uno es liberarte de los síntomas crónicos, sea como sea que se manifiesten en ti. Cuando te tratas de manera compasiva en lugar de crítica, se vierte mucho menos contenido en tu reserva emocional día con día. Es imposible exagerar la forma en que detestarnos a nosotros mismos, en sus diferentes formas, contribuye a la agudización de los síntomas crónicos. La práctica de la aceptación conlleva ese mismo peso. Cuando inviertes tu tiempo y tu energía resistiéndote a lo "dado" de cualquier situación, sólo nadas a contra-corriente. Aunque parezca increíble, abrirte a esto último te liberará para que puedas progresar. No te preocupes, te daré las herramientas precisas para que ingreses en esta condición de ecuanimidad.

La segunda razón para acoger estas prácticas esenciales es tan profunda que me cuesta trabajo encontrar las palabras adecuadas para expresar su importancia. A medida que vayan trabajando con este programa, amores míos, su dolor desaparecerá, pero como lo mencioné en nuestra plática sobre el PNPL, el dolor es la parte mínima más relevante. Claro, si estás sufriendo a nivel físico, es imposible enfocarte en nada más. Sin embargo, una vez que el dolor empieza a reducirse, *estas prácticas* transformarán la relación que tienes contigo mismo. El diálogo interno que se genera con ellas adoptará al dulce y lastimado niño que no obtuvo lo que necesitaba para prosperar en sentido emocional. Cuando en mi *podcast* escuchas a persona tras persona caer de rodillas y dar gracias a su dolor por la forma en que los invitó a ver el mundo desde nuevas y transformadoras perspectivas, la compasión propia y la aceptación se encuentran al centro de lo que están diciendo.

La vida vista a través de una lente más amable

Por naturaleza, quienes padecemos el SMT batallamos de manera constante. Esto no significa que seamos una turba de personas enojadas o violentas. De hecho, somos todo lo contrario. Muchos de nosotros somos las personas más cariñosas, tranquilas y complacientes del mundo. La lucha es interna. No nos damos tregua. Todo el tiempo pensamos, pensamos y pensamos. *¿Hice eso mal? ¿Cómo me desempeñé en esa conversación? ¿Soy lo bastante bueno como para estar aquí? ¿Estoy sanando con la velocidad suficiente?* Estamos siempre pendientes, alertas a lo exitosos o fracasados que somos, a cómo el mundo entero podría percibirnos, a cómo podríamos estar "en problemas" o metiendo la pata, o a qué tan defectuosos somos. A esto me refiero con *batallar* para llamar la atención a la energía que crea: lo contrario a lo que necesitamos para regular nuestro sistema nervioso y sanar.

Esta batalla interna no sólo tiene que ver con autovalía o con nuestra percepción de éxito o fracaso *personales*. De manera obsesiva, queremos que otras personas y otras situaciones hagan o sean como deseamos. Eso nos hace sentir más seguros. Deseamos que nuestras parejas nos lean la mente, que nuestros hijos tomen mejores decisiones y que nuestras oportunidades profesionales se adecúen a nuestros sueños. ¡Y esta batalla sucede de manera exclusiva entre nuestras dos orejas! Cierto, de vez en cuando perdemos el control y les decimos a los demás cómo deben comportarse, pero mucho de este "anhelo por algo diferente" es interno. Nos carcome desde adentro. Estamos desesperados por que el mundo se ajuste a nuestros deseos y estándares.

Lo anterior es parte de la condición humana. Tú y yo podremos estar viviendo en medio de este caos, pero también nos toca elegir cómo manejarlo.

La vida se puede experimentar a través de una de dos posibles vertientes: amor o miedo. Ésta no es una conversación nueva, pero sí más trascendental en este punto. Cuando observas tu existencia a través de la óptica del miedo, necesitas que las cosas sean de cierta manera apremiantes, sea que tenga que ver contigo o con los demás. Continuamente, estudias tu mundo en busca de problemas, y cuando los encuentras, asunto que siempre sucederá, te quedas atorado en lo que *debería* ser. La vida a través de la perspectiva del miedo no sólo requiere toneladas de represión emocional (ya que nunca es justo como la deseas), sino que crea una poderosa resistencia al proceso natural de sanación.

En contraste, la óptica del amor es amable. Reconoces que la vida cambia de manera continua y que todos los seres humanos estamos programados en términos evolutivos para los altibajos. Cuando aprendes a "llevar la vida puesta con holgura", como me oirás decir, permites que las personas y las situaciones sean como son, más que como te gustaría que fueran. En este proceso, tu sistema nervioso ya no tiene que reaccionar de manera tan defensiva a cada situación estresante. La idea de encarnar esta forma de vivir podrá parecer desafiante, pero con el fin de dejar de guardar emociones reprimidas en tu reserva, debes ser considerado con tu manera de comportarte y de pensar.

Ver la vida a través de la óptica del amor requiere que prestes atención a la manera en que te hablas. Pasé años pensando que no importaba la urgencia con la que vivía, la cantidad de mierda que me echaba encima, ni la actitud anhelante en que deseaba que las personas y las cosas fueran diferentes a como se presentaban. Estaba equivocada, y eso propició que me ocupara de manejar síntomas que, de entrada, no necesitaba experimentar.

En los primeros varios años de mi travesía de SMT y de enseñarles este trabajo a otros, entendí que el camino a la sanación está empedrado de confianza en el proceso y de realizar la tarea para revelar las propias emociones reprimidas. Fue sólo al paso del tiempo, y de mi práctica con personas que sufrían alrededor del mundo, que me percaté de lo importante que es, también, centrarse en la compasión por uno mismo. Observaba a las personas quedar atoradas. Presenciaba su frustración y su confusión. Me di cuenta de que el camino a la recuperación es lento cuando te detestas todo el tiempo. Es el tipo de situación de "dos pasos hacia adelante y tres pasos hacia atrás".

Inherente a muchísimos de los que formamos parte de la comunidad SMT se encuentran los inclementes ataques de nuestro crítico interno, que siempre nos informa cómo estamos echando todo a perder. Cuestiona nuestra valía y nuestras capacidades. Ésta es una lengua antigua que se cultivó a lo largo de muchos años de humillaciones: externas y, a la larga, intrínsecas. Quizá se haya originado por influencia de tu padre, de tu madre, de tus hermanos, tus maestros, tu entrenador o algún acosador en la escuela. A medida que creciste, empezó a hablarte en tu propia voz. Los argumentos de este crítico interno son convincentes, y sus declaraciones sentenciosas vuelcan cantidades incalculables de ira, vergüenza, dolor, terror y desesperación al interior de nuestra reserva. Desarmar esta amenaza comienza con ser consciente de ella. Este diálogo interno es tan inconsciente que a menudo ni siquiera nos percatamos de que esté sucediendo. ¿Por qué es tan artero y eficaz? La respuesta se halla arraigada dentro de nuestra supervivencia.

Considera el concepto del *perfeccionismo*. Llevo gran parte de mi vida fustigándome por no ser perfecta. Sin duda, esto se vincula con mi padre crítico, pero creo que hay más mar de fondo. Muchos de nosotros encarnamos el perfeccionismo como mecanismo de defensa porque, en nuestra infancia, cuando había poco que estuviera bajo nuestro control, lo utilizamos como escudo. Si tan sólo podía ser lo bastante maravillosa, quizá se reducirían los aspectos temerosos y dolorosos de mi vida que me parecían tan intolerables. He trabajado con infinidad de clientes que me dicen que la presión internalizada para ser intachables comenzó desde que eran niños, cuando sintieron que podría ayudarlos a sobrevivir el abuso, el descuido, las adicciones y el caos dentro de sus familias. Sé que fue cierto en mi propio caso.

La compasión propia significa tratarnos con la misma amabilidad y el mismo afecto que le ofreceríamos a un ser querido, a un amigo o, incluso, a un desconocido que estuviera sufriendo. La doctora Kristin Neff, investigadora de la Universidad de Texas en Austin, conocida por su trabajo con la compasión propia, destaca una verdad incuestionable: les hablamos en tonos mucho más amables a los demás que a nosotros mismos. Cuando otras personas transitan por el dolor, corremos a su lado con empatía y apoyo. Cuando nosotros nos encontramos en la misma condición, en automático buscamos dónde fracasamos: "Es mi culpa. Debí darme cuenta". Este diálogo interno puede ser implacable y tóxico. Sea nuestra culpa o no, la voz del crítico interno tiende a ser la más estridente.

El perfeccionismo, aunque haya surgido de la supervivencia, puede enmendarse dentro de la esfera de la compasión propia. Si lo miras más de cerca, el perfeccionismo no es honorable ni admirable. No es esforzarse por los estándares más elevados por amor a uno mismo o a los demás. El perfeccionismo es un análisis implacable del panorama de tu vida, en constante alerta por detectar dónde echaste las cosas a perder. Es un círculo infinito de juicio y ridiculización. Ya que la vida no es más que una elección entre lo que duele y lo que duele más (¿ya estás harta de mí?) te ofrezco una opción: sigue adelante con tus combativas manías perfeccionistas (que se vinculan de manera directa con el dolor), o depón tus armas y replantea tu supervivencia como algo que te brinde un respiro. En cuanto a la recuperación de los dolores crónicos, te hago un adelanto: duele más quedarse atorado en los estándares imposibles y la autocrítica. Tu progreso se verá limitado. Tu reserva no puede aguantar esa carga y tu sistema nervioso no cederá si considera que estás en peligro. De manera alternativa, si acallamos a la bestia y dejamos de menospreciarnos, recibe el mensaje de seguridad que tanto necesita para liberarte de tu dolor.

Tal vez hayas escuchado la siguiente frase en alguna ocasión: "Si odiarte a ti mismo funcionara, ya habría funcionado a estas alturas". Una vez que aceptes este concepto, la compasión propia reemplazará el perfeccionismo como acto de supervivencia. Te salvará en momentos de absoluto pánico. Reescribe las relaciones en las que antes te encontrabas a la defensiva y en carne viva de manera constante. Y, lo más importante, es una herramienta indispensable para aliviar tus dolores crónicos, ya que la reserva no necesita cargar con la sorna constante de tu crítico interno. ¿Cómo se practica la compasión propia? Es más sencillo de lo que podrías imaginar. Sencillo, pero no fácil, como suelo decir. Pero no pasa nada, tú puedes hacerlo. Podemos realizar las cosas que son sencillas, aunque no sean fáciles.

Tenemos que empezar con la consciencia: "Me doy cuenta de que me estoy atormentando en este momento".

Fantástico, estás despierto. Ahora pausa, respira. "Tengo otra opción. Puedo hablarme de manera diferente. Estoy aprendiendo que, de hecho, es esencial que lo haga. Estoy dispuesto a sentirme un poco incómodo porque este cambio en el modo en que hablo conmigo mismo va en contra de mi manera habitual de ser". Y después háblate de nuevo, ahora con afecto y amabilidad por la persona más importante de tu mundo: tú. Recuerda que todos sufrimos y que no estás solo. Considera que sólo te lastimas al lanzarte esa segunda flecha. La primera quizá se refiera al error que percibes que cometiste, pero la segunda es tu diálogo interno alrededor de lo que sucedió. Elige la bondad, porque eso significa que también estás optando por liberarte del dolor crónico.

> *Me siento fatal. Creo que metí la pata, que dije algo incorrecto, que perdí la cordura, que cometí un error, que hice un pésimo trabajo, etcétera. Estoy triste. ¿Me irán a aceptar; a querer?*
>
> *Tal vez sienta que haya metido la pata, pero seguiré por el camino de la vergüenza y la culpabilización. Yo soy quien sufre en este momento. Eso no tiene nada de malo porque todo el mundo sufre. En este instante puedo elegir tratarme con amabilidad.*

Ahora, anda y ve. Haz algo amable por tu persona. Lánzate a caminar por la naturaleza. Siente el sol sobre tu rostro. Prepárate un baño tibio. Háblale a alguna amistad a la que extrañas y conéctate con el amor. Hazlo y verás cómo floreces y te desarrollas. Esto podrá sentirse tonto o inútil al principio, pero resiste el impulso por escuchar a la vieja voz. Éstas son las cosas tontas e inútiles que te cambiarán la vida. Cambiaron la mía de manera trascendental. Ninguna amabilidad es un desperdicio.

La aceptación contra el reloj

La urgencia por sanar es una de las principales barreras que obstruyen la recuperación. Lo anterior se debe a que engendra enormes cantidades de miedo, lo cual es entendible. Muchos de ustedes han pasado por un verdadero infierno antes de llegar aquí. Consultaron con infinidad de médicos y especialistas, probaron con cada tratamiento y medicina, se sometieron a dietas de eliminación y a protocolos de ejercicio, se mudaron de vuelta a casa de sus padres para que los cuidara la familia e incluso cambiaron de domicilio para tratar de evitar las toxinas ambientales... Y para nada. Claro que la necesidad de sentirse mejor es urgente. ¿Cómo podría ser de otra manera?

A medida que inicies tu trabajo mente-cuerpo y domines las herramientas que necesitas para sanar, puedo entender a la perfección que quieras que funcionen tan pronto como sea humanamente posible. Quieres que funcione *ya*. Por desgracia, estos sentimientos de pánico son un verdadero obstáculo para tu progreso. La aceptación de la ciencia del cerebro y una actitud amable que le envía un mensaje de seguridad a tu sistema nervioso son esenciales. Para arribar a este estado mental, creo que sirve que primero analicemos la forma en que percibimos el éxito y el progreso con naturalidad. Nos dará la perspectiva necesaria para combatir tus pensamientos automáticos de urgencia.

Ya discutimos cómo contemplar el reloj es una forma de resistencia. Desglosémoslo un poco más.

Muchos de nosotros percibimos el tiempo en términos lineales. Pasamos la vida realizando tareas, asistiendo a reuniones y actividades programadas y efectuando lo que se requiera hacer. Nuestra configuración por defecto es un estado de trance hacia adelante, que a menudo cae en episodios de ansiedad que le envían señales de angustia al sistema nervioso. Esto puede ser completamente automático; sé que así fue a lo largo de mi vida. Hacer mediciones sobre mí misma se volvió equivalente a mi autovalía. "¿Soy mejor que ayer? ¿Estoy a la misma altura que la persona a mi izquierda o a mi derecha? ¿Habrá algo más que pueda hacer? *¿Y siquiera lo estoy haciendo bien?*".

Recuerda: tu deseo por ser diferente a como eres se traduce en miedo dentro del sistema nervioso. Estás hundido en una batalla entre lo que es auténtico y lo que es aceptable. Es más que normal que sientas miedo. Y, como ya lo sabes, el miedo es uno de los principales impulsores del SMT. Cuando te sientes desesperado por ser mejor, más veloz, más talentoso, o "por acabar", es posible que te veas atrapado en un círculo interminable de ansiedad y dolor. Esta urgencia se encuentra presente en gran parte de la vida cotidiana de muchos de nosotros, pero nunca es más evidente que en la trayectoria de sanación del SMT. Es de lo más natural querer ver al reloj y crear un cronograma mental que termine en "sanado".

Es indispensable que entiendas que ésa no es la manera como funcionan las cosas. Si no te lo sigues recordando, tu cerebro caerá en una atemorizada vigilancia sin que le des permiso de hacerlo. Necesitamos redefinir la forma en que identificas el progreso. Debemos dejarnos caer dentro de una verdad más nutrida, una que siempre ha sido cierta pero que, quizá, se hallaba oculta de nuestra vista por las películas de Disney con finales felices o los delirios de Instagram acerca de las vidas perfectas de otras personas. La realidad es que la vida es cíclica. Tenemos días buenos y malos. No hay ningún sitio al que llegar y no existe mejor definición del éxito que estar presentes y sentirnos en paz.

Sé que hay momentos importantes en la vida. Hitos y logros... ¡Y bien merecen que los celebremos! Pero el deseo por alcanzar la "felicidad" o por "acabar" con el sufrimiento puede mantenerte atorado a medida que te abres paso por el camino de la sanación. Más bien, es vital que redefinamos lo que significa ascender. La aceptación es acoger el hecho de que nunca, jamás, viviremos en un sitio donde *todo esté bien*. Esto es cierto no sólo para las personas que sufren dolores o padecimientos crónicos. Es cierto para cada uno de nosotros. Es parte de la condición humana. Existe una cura para el dolor crónico dado que el mismo es una epidemia de miedo, pero no hay manera de curarnos de ser humanos. La vida es difícil y dolorosa, y para nada existe un perpetuo estado de felicidad. ¡Pero está bien! Por fortuna, lo mismo se aplica a la tristeza, a la desesperanza o al enojo. La vida existe por momentos y podemos abrirnos a muchos más momentos dichosos cuando los vemos desde la perspectiva correcta.

Habrá días difíciles y días tranquilos. Aunque no siempre te sentirás cómodo, siéntete seguro de que el progreso será aparente si puedes ajustar tu lente hacia la aceptación. El camino al cambio no es directo, ni tampoco tu experiencia de ser persona en este mundo. No aprendes las lecciones una sola vez. La transformación ocurre al paso del tiempo, con retrocesos y correcciones de curso. Todos tenemos que toparnos con situaciones una y otra vez, en formas algo distintas, antes de que empecemos a reconocer patrones y afinemos nuestras respuestas. En términos de alejarnos del dolor crónico, en que la acción primaria consiste en enviar un mensaje de seguridad a tu sistema nervioso, tu tarea es replantear tus expectativas en torno de lo que significa estar bien.

El budismo enseña que todo sufrimiento se deriva del "aferramiento de la mente". Cuando nos sentimos bien, intentamos asirnos a esos estados de existencia, queriendo que prosigan de manera permanente. Esta fijación propicia que batallemos porque equiparamos la seguridad con el logro de ciertos desenlaces. La verdad del asunto es que la única constante en la vida es el cambio.

Con mucha frecuencia, sin siquiera detectar un asomo de inestabilidad en el desenlace que buscamos, terminamos hundidos en un pozo sin fondo de desesperación y duda. En la perspectiva lineal de la sanación, un triunfo debería conducir al siguiente en orden cronológico, ¿no? Y si hay cualquier tipo de retroceso, lo sentimos como un fracaso. Lo anterior es un delirio que nos provoca gran angustia. Ésta es la verdad, en caso de que necesites escucharla una vez más:

La recuperación, de lo que sea, no es una línea recta.

En lugar de ser una escalada azarosa desde la base de una montaña hasta su cima, es una travesía de círculos concéntricos que serpentean hasta la cumbre. Existe una urgencia natural que acompaña estar en dolor y descubrir una nueva modalidad de sanación. Quieres dominarla y seguir adelante. Pero ésa no es una de las realidades de este trabajo, ni de ningún otro método que te ofrezca una solución perdurable. Sigamos con la misma metáfora de la montaña. Tal vez tranquilice tu trémula mente, desesperada por obtener resultados permanentes, para que se sienta segura. Sé que la mía puede sacudirse como niño atemorizado cuando intento hacer algo nuevo.

Tómate un momento y piensa en la imagen de una caminata por un bello sendero montañoso. El trayecto serpentea de manera muy gradual, revelando panoramas diferentes a cada vuelta. La caminata representa tu travesía de sanación. Algunos días, el terreno será rocoso y el clima agreste; otros, el sol brillará con tanta fuerza y majestuosidad que necesitarás cubrirte los ojos para poder ver... Junto con todos los demás estados intermedios. A medida que vayas por la ruta de montaña que sube y da vueltas, sentirás que vas ascendiendo. Tal vez camines con más ligereza, tu dolor disminuya y percibas que el sendero es más manejable. ¡Maravilloso! Pero, entonces, das una vuelta, el clima cambia y el camino se vuelve más peligroso. Tienes un brote de dolor o el imperativo sintomático hace de las suyas y experimentas sensaciones de incomodidad en tu cuerpo.

Dado que todo esto te parecerá conocido, te verás tentado a decir, en absoluta frustración: "¿Cómo es posible que esté aquí de nuevo, justo donde empecé? ¿Cómo puede ser que la espalda me esté doliendo una vez más? Pensé que había acabado con eso... ¡Eso ya lo pasé hace kilómetros!".

Pausa. Da la vuelta y ve hacia atrás y hacia abajo. Observa que el sitio donde te encuentras *no es idéntico al que ya estuviste*. Estás mejor, eres más capaz y tienes una menor carga. Tu mentalidad es distinta; sabes qué hacer cuando el pánico toca a tu puerta. De hecho, sí vas ascendiendo. Conforme permitas que tu cuerpo sea tu comprobación una y otra y otra vez, notarás que estás cambiando. No transitas por "la misma experiencia de dolor". Ya no estás perdido dentro de la misma; no estás empantanado en tu historia, ni atrapado por tus patrones. Estás justo donde necesitas estar. *Ésa es la aceptación del proceso*. Genera un replanteamiento de una historia eterna de éxitos y fracasos, y te dará la libertad de ampliar tu perspectiva.

Nadie se siente emocionado al tener un brote de dolor, cuando los síntomas de colon irritable nos visitan, ni si tienes una migraña después de meses de no padecer indicios. Y no es necesario que estés feliz si sientes que hay un retroceso en tu recuperación. Pero piénsalo de la siguiente manera: mientras más lento andes, más rápido llegarás. Eso significa que cuando practicas la aceptación y no entras en pánico porque tu progreso se haya "arruinado", tu sistema nervioso se regulará con mayor velocidad en cada ocasión y las exacerbaciones amainarán.

El siguiente poema de Portia Nelson siempre ha ilustrado la metáfora del ascenso de manera maravillosa, en mi opinión. Si piensas que cada reto de tu travesía se refiere a tomar la ruta que ella describe como tu ascenso por tu propia montaña, con naturalidad calmarás el imperativo a sanar que tanto temor y resistencia genera. Es posible tener una epifanía cuando estás despierto, consciente, involucrado y presente. Es en esa condición que puedes asumir la responsabilidad de tus reacciones, calmar tu necesidad por que las cosas sean diferentes y abrirte a "llevar la vida puesta de manera holgada".

AUTOBIOGRAFÍA EN CINCO BREVES CAPÍTULOS

I.

Camino por la calle.
Hay un profundo agujero en la acera. Caigo en él.
Estoy perdida. Estoy indefensa.
No es mi culpa.
Me lleva una eternidad encontrar la salida.

II.

Camino por la misma calle. Hay un profundo agujero
en la acera. Sigo sin verlo. Vuelvo a caer en él.
No puedo creer que esté en el mismo sitio. No es mi culpa.
Me sigue tomando mucho tiempo salir de él.

III.

Camino por la misma calle. Hay un profundo agujero
en la acera.
Lo veo allí, y de todas maneras caigo en él.
Es un hábito. Es mi culpa. Sé dónde estoy. Salgo de inmediato.

IV.

Camino por la misma calle. Hay un profundo agujero
en la acera. Le doy la vuelta.

V.

Camino por una calle diferente.

Un ejercicio de aceptación radical

No existe experiencia más agotadora que querer que las cosas sean como "necesitas" para transitar por la vida con comodidad. El antídoto para esta conducta es la aceptación radical.

El primer paso para adoptar la aceptación radical es la consciencia; vernos por quienes somos y por lo que somos. Si nuestras tendencias perfeccionistas, controladoras y autocríticas se sembraron como técnicas de supervivencia durante los momentos dolorosos, empezamos honrándolas por salvar nuestras vidas. No existe ninguna parte de ti que sea incorrecta, mala o equivocada. Hiciste lo mejor que pudiste con lo que se te dio hasta ese momento. Ahora que sabes más, como nos dijo Maya Angelou con tanta sabiduría, puedes hacer las cosas de mejor manera.

Un ejercicio transformador

Es frecuente que cite la pregunta que la autora Danielle LaPorte plantea en su libro *White Hot Truth* (La verdad al rojo vivo): "¿Te imaginas no ansiar ser diferente a como eres en este momento? Porque he aquí una paradoja sagrada: la transformación comienza con una aceptación radical de lo que es". Estas palabras me conmovieron desde la primera vez que las leí. Danielle tiene toda la razón. No hay transformación posible cuando estamos luchando contra todo y contra todos. Me di cuenta de que si "la transformación comienza con una aceptación radical de lo que es", entonces la aceptación, el bálsamo para tantas batallas internas, depende de descubrir *lo que es*. Haces esto tomándote el tiempo para observar tu entorno e identificar a la gente, a las situaciones y a los asuntos que podrían estar manteniendo tu reserva hasta su límite.

Empieza con una lista de todas las cosas de tu vida que desearías que fueran diferentes. Eso podría incluir aspectos de tu personalidad, tus hijos en toda su gloria, tu pareja, tu falta de pareja, tu empleo, tu situación financiera o cualquier otra cosa que te gustaría que cambiara. Tu lista puede contener cualquier cosa susceptible de ocasionar conflictos o dificultades como existe en la actualidad.

Después, en cada caso, toma lápiz y papel (o *laptop* y teclado) y descríbelo *como es*. Empieza jugando a que eres un transcriptor judicial que, sin emoción alguna, describes la situación como si tuvieras que ver la imagen completa en palabras. Aquí te dejo un ejemplo de cómo empezar:

Tema: mi hermana la perfecta

Mi hermana es una perfeccionista. Tiene una cierta manera de hacer las cosas y se le dificulta comprender por qué alguien las realizaría de forma diferente. Eso puede generar que nuestras reuniones resulten muy estresantes. No sólo externa comentarios sobre mi casa, mi pareja y mis hijos, también me da consejos no pedidos acerca de lo que debo hacer para que mi vida se parezca más a la suya. Lo que pasa es que yo no quiero que mi vida sea justo como la de mi hermana. Se presiona muchísimo para ser de cierto modo, y para que las cosas se vean de determinada forma. ¿Quién tiene la energía para hacer eso? Lo anterior propicia que no quiera pasar tanto tiempo con ella porque siento que me critica constantemente a mí y a las personas que más me importan. Cuando intento decirle que me gustan las cosas como son, me pone una cara de pocos amigos, como si yo fuera estúpida.

Conforme surjan las emociones, deja que se manifiesten:

La verdad es que pienso que la estúpida es ella. Sé que su vida no es perfecta. Nadie tiene una vida perfecta. Sus hijos pueden ser igual de pesados que los míos. Si le quitas su barniz tipo Pinterest, está batallando igual que todos nosotros. Sólo me gustaría que pudiera ser honesta al respecto en lugar de dedicarse a joderme a mí y a mi familia. No quiero pelearme con ella, ni tampoco deseo crear todo un drama en las reuniones familiares, pero estoy cada vez más enojada. No quiero tener que lidiar con ella.

Al igual que lo haces con tu práctica regular de JournalSpeak, continúa escribiendo durante 20 minutos. Pon alguna alarma para que te asegures de prestarle toda tu atención, y si te atoras, sigue redactando. La meta es documentar *lo que es*.

Cuando termines, léelo lentamente y sin resistencias. *Esto es lo que es*. Claro que preferirías que fuera diferente, pero eso no cambia la verdad del momento. Luchar en contra ello no tiene caso y sólo te generará más frustración y un mayor volumen en tu reserva. Como se sabe que ha dicho la innovadora espiritual Byron Katie: "Cuando te peleas con la realidad, pierdes; pero sólo el 100% de las veces". Lo único que necesitas hacer es leerlo de nuevo y expresarte: "Está bien. Es lo que es". Respira profundo. Deja que el aire salga con lentitud y de manera prolongada. Aquí estamos. Esto es *lo que es*.

Ahora es momento de aceptarlo.

La aceptación tiene que ver con tomar una decisión. Es deponer tu arma de "desear que sea de otra manera" y saber que duele más seguir peleándote contra lo que es. Cuando sientas resistencias en forma de una mente berrinchuda que equipara la aceptación con coincidir, consuélate con el hecho de que la aceptación envía un mensaje inmediato de seguridad a tu sistema nervioso. Pocas personas tienen idea de la cantidad de energía que invierten en atemorizarse por las cosas que no son "como deberían ser". Cuando pausas y contemplas *lo que es* sin necesitar cambiarlo o controlarlo, estás protegido de tus propias directrices por arreglar, salvar o administrar el problema. Tu sistema entero descansa y se reinicia. No puedo enfatizar lo suficiente el poder que tiene esta postura. Inténtalo y verás.

Aceptación y compasión propia

Este ejercicio de aceptación radical también es una herramienta fantástica para acceder a la compasión propia. Cuando no luchamos de manera inadvertida contra una situación para tratar de hacer que sea diferente o "mejor", le da cabida a la perspectiva. Quizá tus hijos no tomen decisiones acertadas, tu pareja no deje de beber o tus finanzas no sean como te gustaría. Pero, hoy por hoy, eso es simplemente lo que es. Te gustaría que se transformara y podrás hacer todo lo que, de manera razonable, esté en tu poder para vivir dentro de la solución, pero fustigarte por el estado actual de las cosas no te servirá para nada. Más bien te producirá dolor y bloqueará la vitalidad necesaria para concebir y crear una imagen diferente. La compasión por ti habita en ese espacio de aceptación. Habita en el sitio en el que no necesitas hacer que nada sea diferente, sólo por este momento. Eres suficiente y los demás también lo son. Podrá sonarte cursi o gastado, pero esta postura es campo fértil para tu reprogramación neuronal.

Todos formamos parte de un colectivo humano que sufre, cada quien a su propia manera. No estás solo, no eres único y no estás más allá de toda esperanza. Podrá parecerte evidente o superficial, pero al paso de años de práctica encontré que cuando las personas no logran hacer una pausa y reconocer esto, su sanación se detiene de manera importante. La aceptación y la compasión propia acallan al crítico interno y ofrecen el ímpetu necesario para atravesar las malas hierbas de tus traumas infantiles, tus disparadores diarios y tus rasgos de personalidad arraigados que te han mantenido atorado.

Debido a que esta transformación empieza con la aceptación radical de lo que es, a medida que vas alcanzando más y más momentos de este tipo de aceptación estarás abriéndole la puerta al cambio. *Y, sin duda alguna, cambiarás.* Una y otra vez he visto la resolución de los casos más trágicos de dolor crónico debilitante. Veo cómo se componen relaciones. Observo ansiedad y depresión que se difuminan. Vidas enteras pasan de ser espacios pequeños y atascados a panoramas expansivos y vibrantes.

El imperativo por batallar

Otra razón por la que la compasión propia y la aceptación cambiarán tu vida es la eterna rueda de ejercicio de ansiedad que me gusta llamar el *imperativo por batallar.* Para este momento, ya conoces el imperativo sintomático, la descripción del doctor Sarno referente a los síntomas crónicos que se mueven por todo tu cuerpo conforme desafías la postura protectora de tu sistema nervioso. La desesperación de tu cerebro por distraerte de tu reserva desbordante ocasiona el ciclo que muchos smteros conocen a la perfección: una vez que se alivian tus dolores de cabeza, empiezan las migrañas. Después de que realizas el trabajo para resolver los dolores de cabeza, empiezas a tener problemas estomacales de la nada. Y así sucesivamente. Esta misma trayectoria no les sucede a todas las personas, pero es lo bastante generalizada como para que tomes nota al respecto. Lo anterior puede convertirse en un baile de frustración, pero, como lo discutimos antes, es una señal de que estás lidiando con el smt y no con algo estructural. También significa que estás en el camino correcto con tu JournalSpeak y tu meditación. Cuando el dolor crónico o la ansiedad están en fuga, significa que se disponen a salir de tu sistema de manera permanente.

Una mañana, cuando (con horror) me percaté de que yo misma me lo estaba haciendo, se me ocurrió lo del "imperativo por batallar". Es parecido al imperativo sintomático, pero en lugar de que tus síntomas vayan de un lugar a otro, aquí se trata de tus preocupaciones, temores y "problemas". Una vez que ya lidiaste con algún asunto importante y que sientes que empiezan a desvanecerse las emociones que lo rodean, algo más ocupa su sitio de manera repentina, drenándote tu energía emocional. Esto es muy cierto una vez que realizaste el trabajo suficiente como para conseguir que tus síntomas comiencen a disminuir. En lugar de experimentar batallas en torno de tus dolores físicos, es posible que, de súbito, te enfurezca la política local, que te sientas ansioso por la salud de tu pareja o que empieces a fustigarte por tu peso.

Lo anterior es comprensible. Llevas tanto tiempo apagando incendios que tu cerebro busca de manera innata lo que le es conocido. Cuando arribas al punto en que no pasas tu tiempo reaccionando, queda un espacio vacío. Parte de la condición humana es asumir que algo surgirá de forma automática para ocupar ese lugar. Ya sabes lo que dicen: la naturaleza aborrece el vacío. A medida que encuentres alivio físico, tu cerebro buscará llenar el espacio que ocupaba tu dolor con algo más a nivel inconsciente. De manera similar a cualquier otro SMT, este proceso se percibe como protector de tu sistema nervioso. Las preocupaciones y los miedos te lanzan "a la acción", aunque esta acción se trate de pensar la noche entera en el rompimiento de tu hijo con su pareja o en los problemas que tu esposo enfrenta en su trabajo. Esta mentalidad no es de utilidad y no quiero que te pierdas de manera involuntaria en este círculo vicioso. ¡Necesitamos seguir despiertos (pero no toda la noche)!

Como siempre, la consciencia es esencial. El imperativo por batallar es normal y humano, y nos sucede a todos. La compasión propia y la aceptación pueden cambiarlo. Contrarrestan el círculo automático del imperativo por batallar manteniéndote enfocado en tu humanidad y tu autenticidad, en lugar de permitir que tu cerebro tome el control y busque la familiaridad de la preocupación y el conflicto. Lo anterior reduce la carga emocional que entra en tu reserva con el fin de que puedas dejar de trabajar con tanta fuerza por acortarla.

Con estas prácticas te estarás abriendo a experimentar la vida a través de la lente del amor. Tu cuerpo te seguirá. Tu barco volverá a estar en condiciones de navegar. Vivirás libre de dolores crónicos, acogerás y expandirás tus relaciones, y cultivarás un tierno vínculo entre ti y la persona más importante en el mundo. No te lo diré de nuevo; tú ya sabes de quién se trata.

Cómo Claire se recuperó del dolor pélvico y la vulvodinia: 61 años (Escocia)

Padecí dolores pélvicos crónicos por 20 años con un diagnóstico de vulvodinia, que no me permitió *para nada* obtener una orientación para recuperarme. Viajé por todo el mundo y busqué ayuda en el Reino Unido, Australia y Estados Unidos. Probé con toneladas de medicamentos, terapia física e intentos por "sólo ignorarlo", pero nada me ofreció alivio. Caí en depresión y desesperanza. Podría hablar eternidades sobre la angustia y el trauma relacionados con pasar ese prolongado tiempo con un padecimiento tan delicado y vergonzoso, pero preferiría contarte cómo me ha ido durante los años en que me vi honrada con el conocimiento de estas teorías y prácticas. Como dice Nicole, quiero ayudarte a "vivir en la solución".

Mi transformación comenzó cuando me topé con un fisioterapeuta que consulté en el extranjero. Fue la primera persona en preguntarme cómo estaban las cosas en mi vida. En ese entonces, mi padre llevaba poco tiempo de morir después de una enfermedad breve, algo para lo que no estaba preparada en absoluto. Me sugirió que quizá me serviría buscar apoyo emocional y mental.

Después de algunos meses de resistirme a las recomendaciones del FT, hice una cita con una orientadora. Supuse que podría obtener algo de ayuda con los pensamientos catastróficos relativos a la manera en que estos dolores crónicos estaban arruinando mi vida. Después de un corto tiempo de llegar a conocernos, la orientadora me sugirió con toda amabilidad que indagara sobre el doctor Sarno. Leí *Libérese del dolor de espalda* en un solo día y me vi en cada página, especialmente en el clásico tipo de personalidad del SMT. Siempre anhelé ser buena, agradable a los demás y perfecta. Me avergonzaba de mi persona de un modo terrible cada que cometía un error.

Me dediqué de lleno a leer todo lo que pude acerca del SMT. Estaba bastante segura de que ese fenómeno era el que me aquejaba, pero persistían mis dudas. Eso era porque, en aquel momento, el contenido del doctor Sarno se enfocaba en los dolores de espalda. Por naturaleza soy alguien que investiga y que tiene una mentalidad analítica. Es fácil caer en la trampa de leer y buscar demasiado. También tiendo a compararme de manera negativa con otros que parecen recuperarse (o alcanzar logros generales) con mayor velocidad que yo. Al principio cometí todos esos errores.

Al mirar hacia atrás a mi vida, empecé a comprender que muchos factores externos contribuían a mi angustia durante la época en que primero detecté mis síntomas. Tenía un empleo demandante en un entorno dominado por hombres, me había ido de mi casa para aceptar un ascenso, y diagnosticaron a mi madre con cáncer. En sí misma, la búsqueda de una cura para mi padecimiento por décadas resultó traumática. Reconocerlo ayudó más a que creyera que sufría SMT. Logré algo de progreso, pero aunque los síntomas se redujeron en duración e intensidad, jamás acabaron por desaparecer.

A nivel intelectual, comprendía a la perfección que el dolor era la expresión de mis emociones reprimidas, el temor y el significado que yo había impuesto sobre mi vida, pero empezar a cambiarlo fue muy difícil para mí. No sabía dónde comenzar. ¿Cómo reescribes el guion de tu personalidad y tus experiencias de vida? Decidí comenzar en la zona cero con mis emociones. Tenía pocas habilidades para siquiera reconocer lo que estaba sintiendo y no tenía idea de cómo expresarlo. Ahora puedo reírme de ello, pero en el momento fue muy difícil y vergonzoso decir: "No lo sé", o: "Nada", cuando mi orientadora me preguntaba cómo me sentía o qué sensaciones podía identificar. Me causaba incomodidad que, como mujer adulta, no pudiera responder a esas indagaciones tan básicas. En retrospectiva, ¡me queda claro que nadie me enseñó a hacerlo!

Me sentí atorada hasta que encontré el trabajo de Nicole en una publicación de Twitter. Me gustó su enfoque porque era muy calmada y segura de sí, y su conexión con el doctor Sarno hacía fácil que confiara en ella. Llevaba a cabo algo concreto que se basaba en el trabajo del destacado médico. Me emocioné de nuevo con mi sanación.

De inicio, abordé mi JournalSpeak con mi habitual condicionamiento de "niña buena" y quise hacerlo con excelencia. Estaba acostumbrada a obtener resultados desde de mis primeros intentos, pero el trabajo mente-cuerpo no respondió como yo esperaba. Me sentí frustrada cuando no pude dominar al 100% el asunto y de manera inmediata.

A medida que seguí transitando el camino, me di cuenta de que podía limitarme a dedicarle 30 minutos a mi práctica de JournalSpeak (20 para escribir mi diario y 10 para la meditación), y seguir adelante con mi día, sabiendo que había hecho el trabajo a cabalidad. Me ayudó a deshacerme de mis hábitos perfeccionistas. Empecé a manejar esa escritura introspectiva específica como si se tratara de algún compromiso con un programa de ejercicios o con aprender a tocar un instrumento musical, donde las recompensas de efectuarlo no se presentan de inmediato. Algunos días sentía una enorme descarga de discernimientos, mientras que otros, nada en absoluto. Sin embargo, también tenía la certeza de que eso no importaría al paso del tiempo.

Todavía recuerdo el día en el que escuché el episodio de Nicole llamado "La historia de Clara: las necesidades insatisfechas de una niña sensible". Antes, me preocupaba que no pudiera mejorar porque consideraba que mi infancia había sido "buena", sin traumas significativos como alguna muerte o un divorcio. Mi vida no parecía justificar el nivel de dolor que llegué a experimentar. Una mirada más profunda y compasiva reveló la imagen de mi madre como una persona muy ansiosa y, aunque sé que mis padres hicieron su máximo intento, no estaban armados con el conocimiento para apoyarme a nivel emocional.

Crecí durante una época de estoicismo, de agradecer lo que tenías en comparación con los demás y de no convertirte en el centro de atención. Era impensable pedir que tus necesidades se satisficieran. Ahora pude ver cómo eso me moldeó, lo que resultó muy liberador. Darme permiso de sentarme con estas energías infantiles reveló muchos de mis patrones de agradar a las personas y evitar conflictos. Los necesité mientras crecía, pero ahora me enfermaban. Ese autodescubrimiento me dio la libertad de cambiar mis conductas. Empecé a levantar la voz, a decir que no y a estar preparada para vivir con las consecuencias. No fue fácil, pero en el mundo de "lo que duele contra lo que duele más", fue más que evidente que la incomodidad bien valía la pena.

La clave es ser consistente con el trabajo, pero creo que la palabra que mejor lo describe es *persistencia*; practica de manera regular, pero sin presionarte. Si te saltas una sesión, no te pierdas en el autocastigo. Estás haciendo tu mejor esfuerzo.

Una de las partes más gozosas y útiles de mi recuperación ha sido mi participación en las comunidades de Nicole en línea. Si puedes hacerlo, te recomiendo que realices el trabajo en conjunto con otras personas. Claro que es posible hacerlo "a solas", pero, para mí, eso era parte del problema. Tuve que desaprender mis tendencias estoicas después de guardarme las cosas durante tanto tiempo. Tuve que desafiar mi hiperindependencia. Siento, con pasión, que el que te escuchen otros y que reciban lo que expresas con empatía y comprensión es una parte importante de tu sanación, en especial si llevas mucho tiempo con el sufrimiento.

Al paso del tiempo, mis síntomas desaparecieron por completo, junto con otros malestares que ahora me doy cuenta de que también eran manifestaciones del SMT: dolores de rodilla, dolencias en mis costillas y drenaje nasal posterior crónico. Hay ocasiones en que surgen ciertas indisposiciones, sobre todo si me presiono demasiado, pero ya sé lo que debo hacer.

Cuando primero empecé como moderadora voluntaria en la comunidad de Nicole en Facebook, experimenté una exacerbación de mi dolor. Hacerlo me exponía con regularidad a discusiones de síntomas y narraciones dolorosas, y me tomó tiempo trabajarlo y abordar los sentimientos de no ser perfecta cuando apoyaba a otros. También tuve que sentirme más cómoda con la reacción de personas que se molestaban o que no estaban de acuerdo conmigo. Supe que sólo tenía que aprender más. ¡Soy una persona muy complaciente que padece SMT! La libertad absoluta en mi vida debe incluir la manera en que estas cualidades surgen dentro de mis interacciones.

Aún practico el JournalSpeak una vez por semana, o con mayor frecuencia cuando surgen distintos asuntos y frustraciones. Considero que mi práctica es una forma de prevención de recaídas. Si tengo una sensación de incomodidad en algún punto sensible de mi cuerpo, cuento con todas las herramientas que requiero. Aprendí que no se necesita cambiar todo de uno mismo para liberarse del dolor o de los síntomas crónicos. No es necesario deshacernos de nuestra naturaleza sensible, nuestra disposición a ayudar a otros y nuestro deseo de agradar o de obtener la aprobación de los demás. Muchas veces, estas cualidades incluso pueden ser deseables; sin embargo, precisamos comprenderlas y, quizá, limitarlas para abrir espacios a otras formas de ser.

Al vivir sin dolor, se me han abierto espacios en los que puedo disfrutar mis diversas pasiones, incluyendo la música, correr, nadar al aire libre, la jardinería, trabajar como voluntaria y apoyar a otras personas que realizan este mismo trabajo. Cuando corro, uso una camiseta que dice: *¡Pregúntame cómo me recuperé del dolor crónico!* Me encantan todas las conversaciones que se suscitan con quienes me preguntan al respecto.

Cree en ti mismo y en tu capacidad de sanar. Sé afectuoso y paciente, igual que como lo serías con algún querido amigo que estuviera enfrentando los mismos retos. Permanecer con dolor por décadas no es impedimento para alcanzar el éxito en este trabajo; soy prueba viviente de ello.

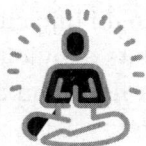

Capítulo 13

El trabajo con tu niño interior te transforma

En la historia de la psicoterapia y la "autoayuda" se habla mucho acerca del niño interior. A lo largo de los años, este concepto se ha diluido al interior de una retórica tipo *New Age*, lo que tienta a las personas a descartarlo como algo esotérico o inaccesible. Yo misma solía sentirme así. Descartaba la idea por completo y me parecía de lo más tonta y trivial. Pensaba: "¡Estamos aquí para hacer un trabajo serio de sanación! No tiene cabida esto de jugar con nuestras princesitas internas o de encontrar la dicha infantil". Como suele suceder, la experiencia ajustó mis creencias. Me encanta estar equivocada. Atesoro los momentos en que pienso que soy muy inteligente y segura de lo que hago para que la vida me dé una bofetada con un cambio de perspectiva. A título personal, nada me ofrece más alivio que saber que no lo sé todo. Y eso pasó en este caso con la absoluta y complejísima magia de sanar el niño interior.

El trabajo con el niño interior tiene todo que ver con ser escuchado

Ya había investigado algunos puntos de vista interesantes relacionados con este trabajo terapéutico, pero el cambio trascendental en mi percepción de la teoría del niño interior sucedió a través de una experiencia personal. Cuando mi hijo cursaba el séptimo grado, llegó a casa después de concluir sus actividades escolares y me informó con cierta tristeza (pero para nada con desesperación) que no lo habían invitado a la fiesta a la que asistirían muchos de sus amigos esa misma noche. Después, sin gran escándalo, siguió adelante con el resto de su tarde.

Cualquiera pensaría que un camión de volteo me había atropellado. De inmediato, me sentí ansiosísima, fatigada e incapaz de pensar en nada más. Me dio un dolor de cabeza sordo. Reproduje las cintas de su infancia, de las veces en que tuvo que batallar para socializar y de las dificultades que sentía tan propias de su dulce naturaleza. No dejaba de ir a ver cómo se encontraba (cosa que empezó a molestarlo después de cierto tiempo) y no dejaba de sentir un terrible vacío en el estómago al pensar en su incapacidad para que lo incluyeran.

"¿Siempre tendrá que batallar así?". No podía dejar el asunto en paz.

La reacción mental y física que mostraba terminó por ocupar el resto de mi día y, cuando al fin me acosté, no podía dormir. La ínfima comprensión que tenía sobre el trabajo con el niño interior emergió a mi mente consciente. Desesperada y angustiada, decidí que era momento de sentir una mayor curiosidad acerca de la reacción extrema que experimentaba. ¿Quién, en términos concretos, estaba sufriendo? ¿Era yo, la supuesta adulta que criaba a sus hijos a la perfección y generaba una práctica profesional vibrante a lo largo y ancho del planeta? ¿O acaso se trataba de alguien más; alguien más pequeño y mucho menos poderoso que rogaba que se le escuchara? Ocurría algo extraño y supe que debía investigar.

Tomé mi computadora y abrí un documento en blanco, como siempre lo hago cuando me dispongo a realizar mi JournalSpeak. Después, pausé y encontré una foto mental de mí misma en el séptimo grado. Le eché un vistazo: una niña regordeta, nueva en la escuela, e insegura de su sitio en el orden de las cosas. De inmediato, sentí la atracción gravitacional de su energía, como si tuviera algo de terrible importancia que compartir y hubiera esperado un largo tiempo para captar mi atención al fin. Antes, comprendía el trabajo con el niño interior como si se tratara de hablar con el pequeño "tú" dentro de ti, asegurándole que ahora tú estabas a cargo y que nada iba a poder lastimarlo de nuevo. Sin embargo, en esta situación sentí que hablar con ella no me sanaría. Llevaba años esperando con paciencia a que yo la *escuchara a ella*.

La vi en mi mente, con el pensamiento abierto y con total empatía. Sentí el viejo impulso por reprenderla, como siempre lo hice cuando ella era yo. Pero me detuve con base en los conceptos de aceptación y compasión propia que discutimos en el capítulo anterior. En lugar de darle acceso a esa voz crítica, decidí contemplarla con compasión y amor. No fue fácil y luché contra el deseo inherente de mi cerebro por ignorarla como siempre lo había hecho antes. Sin embargo, de manera resuelta e intencional, pude quedarme quieta y mostrarme libre de críticas. Vi "lo que es" exactamente como era; ni más ni menos.

Mantuve una imagen mental suya en mi consciencia, respiré profundo y le pregunté: "¿Qué se siente ser tú?". Seguí adelante: "Está bien, puedes decírmelo. No intentaré arreglar las cosas, ni te reprenderé, ni te diré que todo va a estar bien cuando tú piensas que no es así. Dime, ¿qué se siente tener a tus padres, a tus amigos? ¿Qué se siente vivir dentro de tu cuerpo? Sólo quiero escucharte. Quiero entender lo que se siente estar en tus zapatos".

Coloqué mis dedos sobre el teclado y dejé que hablara. Me contó sobre su tristeza, su inseguridad, su desesperación por agradar a los demás. Me dijo lo que era vivir con su mamá y su papá; habló de las conductas y las decisiones de ambos. Me contó acerca de su acosadora, Jenny, y de lo hiriente que podía ser. Me recordó lo incómodo que fue que su abuelo moribundo viviera en la casa. Por supuesto que yo conocía estas historias, pero escucharlas de su voz significó una nueva experiencia. Y me sorprendió lo natural que me fue hacerlo, al tiempo que le enviaba afecto y amor mientras compartía sus sentimientos conmigo. La sanación resultó tan evidente que me hizo reír a carcajadas. Acababa de descubrir algo muy poderoso.

La escuché mientras me hablaba. No intenté arreglar las cosas, ni salvarla. Al final, le dije: "Gracias por compartir esto conmigo. Estoy aquí siempre que quieras hablar. De verdad te escucho y te veo. Ya no estás sola en esto". Cuando terminé de escribir y puse mi cabeza sobre la almohada, supe que acababa de acceder a algo esencial. Había una niña malherida dentro de mí y, al dejarla hablar y al ver su dolor sin juicio ni corrección, sentí cómo nos integrábamos. Me sentí en paz. Cuando mi atención volvió a centrarse en mi hijo, de repente se convirtió en una persona por completo diferente de lo que era media hora antes. Lejos de sentirse devastado, se mostraba fuerte y lidiando con gran aplomo con una experiencia difícil. Equipado con su propia fuerza y sus propias herramientas, estaba haciendo las cosas más que bien. De hecho, me había estado identificando en demasía con *mi propia niña interior*, no con él. Esa noche, me resultó muy fácil quedarme dormida.

Desde ese día en adelante, comencé a incorporar esta variación de filosofía y práctica del niño interior en mi trabajo con personas que padecen dolores crónicos y ansiedad. También desarrollé el ejercicio de manera regular conmigo misma. Al notar la respuesta más que alentadora de otras personas, empecé a ver la aplicación de la escucha compasiva a través de JournalSpeak como una herramienta poderosa para la transformación de nuestras reacciones automáticas a los factores de estrés en la vida. Los detonantes pueden adueñarse de nosotros si no tenemos la perspectiva adecuada.

Después de todo, ¿qué es un disparador o un detonante sino una especie de tiro de resortera u honda del momento presente hacia una experiencia no resuelta de nuestro pasado?

Cuando una persona se encuentra catapultada con violencia hacia el espacio de su dolor crudo y sus recuerdos traumáticos, no tiene más opción que reaccionar a la defensiva y de manera autoprotectora. A menudo, esta reacción implica una exacerbación de dolores o síntomas. Tú tienes el poder de reparar estas heridas atestiguando y recibiéndote a ti mismo en formas a las que jamás tuviste acceso mientras crecías. Al hacerlo, tus dificultades encontrarán una resolución. Tus detonadores perderán su influencia.

Cuando guío a las personas a través del trabajo con su niño interior, se presenta una variación abrumadora en los pensamientos y sentimientos que, en ocasiones, emergen de manera instantánea. Con frecuencia, nuestros niños interiores están furiosos y se muestran reactivos, como si jamás se les hubiera escuchado antes. Pero, honestamente, ¿de verdad podemos culparlos? ¿Cómo se sentiría cualquier persona en una relación en la que se le ignora, desprecia, marginaliza y olvida? Dado lo anterior, sin la atención y el afecto adecuados, estos endemoniados chamaquitos pueden tomar el control de nuestro comportamiento. La práctica con el niño interior le da vuelta a esta dinámica. Existe un tremendo aprecio interno que surge tan sólo por tu disposición a escuchar. Conforme vayan cambiando tus reacciones indeseables hacia la vida, quedarás incrédulo y aliviado. ¡Todo esto únicamente por ser testigo de la angustia de este pequeño que vive dentro de cada uno de nosotros! Este esfuerzo me ha cambiado como madre, pareja, maestra y amiga. Al igual que ha sido fundamental para mí con el fin de mantener una salud vibrante y para sentirme cómoda dentro del mundo, también lo será para ti.

El trabajo con tu niño interior también es un vehículo excelente para que descubras los conflictos en tus relaciones contigo mismo y con los demás. Recuerda que en el trabajo con el SMT, el conflicto es el máximo catalizador de los problemas y la confusión. Cuando algo es francamente horrible o dichoso, hay poco SMT vinculado con ello. De manera natural, puedes etiquetarlo, sentirlo y comprenderlo. Es posible que necesites regresar a los eventos traumáticos una y otra vez para terminar de trabajar con ellos, pero cuando no hay un conflicto interno, el proceso es más transparente. Ello obedece a que es muy difícil que los seres humanos experimentemos dos sentimientos al mismo tiempo (por ejemplo: *Te necesito, pero no quiero estar contigo porque me lastimaste*).

Trabajar con nuestro niño interior también resulta útil porque, para la mayoría de nosotros, el pasado está plagado de conflictos. No soy la excepción. En muchos sentidos, tuve unos padres excelentes. Fueron amorosos y solidarios, y muy a menudo fueron mis más acérrimos porristas... Incluyendo a mi padre. Sin embargo, también estaban apesadumbrados por sus propios problemas económicos, sus estresores cotidianos y demás aspectos implicados en ser adultos. Ahora sé que una de las razones por las que mi interior más profundo quedó sin explorar durante tanto tiempo fue porque mi madre no podía tolerar la zozobra que le provocaba mi propia angustia. Como madre, de verdad que puedo empatizar con eso. Se requiere *muchísima* consciencia y educación para que generes la fortaleza necesaria para superar tu propia incomodidad y escuchar a tus hijos, incluso si no puedes resolver nada; en especial, cuando su sufrimiento te hace sentir como un absoluto fracaso.

Sea la que haya sido tu experiencia infantil particular, el trabajo con tu niño interior te ofrecerá sanar de una manera que otros no pudieron lograr. Ahora te toca hacerlo para ti mismo, con amor y presencia. Es un privilegio y un honor escuchar a tus niños interiores. Es una revelación muy poderosa desenmascarar tus disparadores y revertirlos. Obtendrás acceso a las profundidades de tu ser, lo que te permitirá llegar a discernimientos y conexiones que antes estuvieron ocultos. Y, de manera más específica para nuestro trabajo juntos, reducirás la represión que ocasiona que padezcas dolores físicos.

Ahondemos más en la filosofía subyacente a estas prácticas. Te será de gran ayuda para adoptar la mentalidad necesaria para llevar a cabo este poderoso trabajo. Los principios básicos toman en cuenta la manera en que nos abrimos paso a través de nuestro mundo, flotando constantemente entre lo consciente y lo inconsciente. En cualquier momento dado, todos canalizamos una de tres versiones de nosotros mismos. Cuando nos sentimos a la deriva, abrumados, ansiosos, desesperados o descorazonados es señal de que nuestro niño interior está presente. Por el contrario, cuando nos sentimos elevados, en paz, en movimiento y en el camino correcto, aunque no tengamos un mapa para hacerlo, estamos canalizando nuestro yo superior. Y después está el punto medio (en el que pasamos la mayor parte del tiempo), donde intentamos manejar nuestras vidas de una forma u otra, rellenando agujeros y realizando nuestro mejor esfuerzo con una sonrisa forzada en nuestros rostros. Éste es el estado en el que nuestro niño interior manifiesta su "impresión propia más elevada", y también es el campo de cultivo para gran parte de nuestros dolores crónicos y nuestra ansiedad.

El niño interior que llevamos dentro cree que "si las cosas fueran diferentes todo sería mejor". Éste es el pequeñito dentro de nosotros que está experimentando el desplazamiento, el abandono, la soledad y la decepción de no tener las cosas que queremos. Nuestro yo más elevado sabe que todo cambia de manera constante, que se transforma de un estado a otro, y que la lección es aprender a enfrentar las adversidades con ecuanimidad. En esta mentalidad de compasión propia y aceptación residen las condiciones óptimas para la sanación y el bienestar físico y mental.

En el instante en que nos percatamos de que es el niño interior quien se está sintiendo a la deriva, podemos emplear estrategias específicas para asistirlo antes de que asuma la impresión propia más elevada e intente manejar nuestros días, llenar el vacío que sentimos o arreglar el problema percibido por medio de la generación de síntomas. Cuando escuchamos al niño interior, no intenta dirigir nuestra vida, lo cual es un alivio porque no tiene idea de qué hacer. Cuando accedemos al yo superior, podemos encontrar la paz, sin que importen las circunstancias, y asistir al sistema nervioso a calmar cualquier situación crónica.

Los niños en nuestro interior están enojados, tristes y asustados. Aunque ya no seas un pequeñito o un preescolar que está teniendo un berrinche, tus reacciones centrales a la vida y a los sentimientos asociados con la frustración no cambian. Cuando el adulto en tu interior se siente iracundo y herido, no es adecuado hacer un escándalo, decirle a alguien todo lo que piensas de él o salir de la habitación en medio de una conversación. Cuando nos enfurecemos, nos avergonzamos y nos sentimos apenados, tenemos que reprimir esos sentimientos para seguir con nuestro día. Esto es parte de lo que significa ser un adulto civilizado, pero hasta que el niño interior logre alcanzar la posibilidad de que lo escuchen, el impulso automático por acallar y ocultar todo tendrá sus consecuencias.

Por un momento piensa en un adulto amoroso al que conozcas y, después, mírate a ti mismo a una edad vulnerable. Sin duda que tendría un impacto escuchar que te diga que estás bien, que bastas, que eres bueno y que eres amado. Este lenguaje puede sanar. Sin embargo, ahora imagina que dejara todo de lado, incluidas sus propias necesidades y sus propios juicios, y que te escuchara. Imagina una versión más joven de ti teniendo toda su atención, sin otra meta más que hacerte sentir visto y escuchado. ¿Puedes percibir el poder de esa idea? Cuando trabajo con adolescentes, es frecuente que los oiga decir que su deseo más ferviente es que se les conozca, reconozca y escuche. Hasta los mejores padres pueden descuidar esta necesidad de sus hijos, tan sólo porque criarlos es estresante y requiere que lidiemos con muchas cosas diferentes (a menudo emocionales) a un mismo tiempo. Esto resulta aún más difícil cuando nuestros arteros traumas nos bloquean el acceso a la empatía.

La mayoría de nosotros se la pasa viviendo su vida adulta trabajando, lidiando con distintas personalidades y factores de estrés, administrando su dinero y cuidando a otras personas. No tenemos idea de que vivimos en un espacio de detonadores constantes. En el instante mismo en que algo toca la dolorosa herida de que no se nos escuche, podemos reaccionar de forma explosiva e inapropiada. Y después viene el inevitable trabajo de limpieza posterior a cada desastre y los contundentes efectos secundarios que lo acompañan. Este requisito de arreglar desastres propios y ajenos deja de ser necesario si estás armado con esta poderosa herramienta.

La magia de trabajo con el niño interior es que te descarga de seguir con tu vida anhelando de forma inconsciente algo que nunca recibiste. Ahora puedes dártelo de manera deliberada. Conforme intentes hacerlo, te concientizarás del enorme panorama de niño pequeño que mora dentro de ti y al que jamás escucharon como es debido, y te deleitarás con el poder que tienes para cuidarlo en la actualidad.

Ya no eres un niñito. Ya no eres impotente e insignificante. Qué regalo poder ser el adulto que necesitabas en tu juventud.

Meditación y JournalSpeak del niño interior

La siguiente práctica te guiará a encontrar la energía correcta para acceder a tu niño interior. Léela y después (si tienes el valor de hacerlo) habla y graba una versión de ello en un dispositivo de modo que puedas hacer la práctica tú mismo en el futuro. Sé creativo. Es sólo para ti. Me gusta reproducir música de meditación en el fondo para crear una atmósfera aún más tranquilizadora. Este ejercicio es un portal poderoso al mundo sensible en el que reside gran parte de nuestra sanación.

> *Respira profundo, concéntrate y relájate dentro de tu propio cuerpo.*
>
> *Imagina, piensa o simula que tu niño interior está parado frente a ti. Sólo nota la edad que tiene hoy, la ropa que trae puesta y cómo tiene peinado el cabello. ¿Está sosteniendo algo, tiene zapatos puestos? No existe una manera correcta o incorrecta de hacer esto. Sólo te estás concientizando de cómo podría aparecer ante ti, ya que cambiará a diario.*
>
> *De cualquier forma que te acomode, con los brazos abiertos y una sonrisa, puedes abrazarlo o sentarte en el piso para que se acurruque en tu regazo, o puedes pasar un rato con tu versión adolescente que necesita más espacio. Dile lo mucho que lo quieres y, después, con gentileza, pregúntale: "¿Cómo estás? ¿Hay algo que quisieras que te dijera? Sólo deseo saber lo que se siente ser tú. De verdad me encantaría".*
>
> *Escúchalo sin interrupción. Quizá tiendas a querer consolarlo, a decirle que todo estará bien o a explicarle cómo arreglarás todo, pero sólo escúchalo. Es posible que lo oigas en la forma en que escuchas tus propios pensamientos o que se altere y que sus emociones surjan a través de ti. Tal vez sólo sientas lo que este pequeño está sintiendo como una especie de energía. No hay nada que sea correcto o incorrecto. Escúchalo hasta que termine y, cuando eso suceda, exprésale: "¿Tienes algo más que decir, amor? Quiero*

oír lo que sea que necesites decir. No me iré a ninguna parte". En muchas ocasiones, encontrarás que quiere volver a hablar, a expresarse con mayor detalle, o que desee encontrar algo más profundo. Está bien. Sólo sigue escuchándolo sin interrumpirlo.

Es algo amoroso que puedes hacer por tu niño interior porque casi nunca se le pide que se exprese sin interrupción; en especial cuando lo que comunica no se considera "cortés".

Cuando termine dile: "Gracias", porque nunca en esta vida, o casi nunca, se te ha agradecido que expreses tus emociones con tanta exhaustividad. De modo que reitérale: "Gracias. Te amo. Estás a salvo. Me encargaré de todo por ti. Puedes dedicarte a jugar maravillosamente, pero yo me ocuparé del resto. Puedo hacerlo".

Si se siente bien hacerlo, dale un fuerte abrazo. En ciertos días sólo querrá salir corriendo a jugar y en otros, de manera intuitiva, querrá sentarse junto a ti a leer algún libro. No hay ninguna forma específica en que suceda. El propósito no es lograr que se marche, ni asegurarte de tenerlo tomado de la mano todo el día. La intención es ver cómo está, para que de ese modo comience a entender que sin que importe lo que esté sintiendo, seguirás estando allí para él. Es posible que tres días antes haya hecho un tremendo berrinche, que ayer no haya podido parar de reír y que hoy se muestre serio y triste. Sin que nada importe, empezará a notar que no te irás a ninguna parte. No tiene que cambiar lo que siente, ni quien es, para que reciba tu apoyo y pueda contar con alguien. Ésta es una conexión verdadera y un enorme regalo que le estás haciendo tanto a él como a ti. Se llama confianza.

Más tarde, cuando tengas tiempo de hacerlo, abre tu cuaderno o tu dispositivo y transcribe sus pensamientos y sentimientos. De la misma manera en que escribimos nuestro JournalSpeak en lugar de limitarnos a pensar en él, tomarte el tiempo para estar con los pensamientos y los sentimientos de tu niño interior, con tranquilidad y con consciencia plena, abre espacios para que se presenten epifanías. Cuando compartirlo se torne difícil y doloroso, rodéate de absoluta compasión. Ésta es una vida humana, defectuosas e insolente, compleja y bellísima. Hazte a un lado en el tapete del kínder y permite que cada sensación encuentre su lugar. Abre espacios para todo.

A medida que te comuniques con tu niño interior a diario, más confiará en ti y más acudirá a ti con sus temores, sus preocupaciones y sus pesares. Esto no sólo disminuirá tus reacciones a tus detonantes y la necesidad subsiguiente de reprimir tus emociones de manera importante, sino que también afectará directamente tu experiencia de dolor. Cuando tu niño interior se sienta escuchado con mayor frecuencia, tendrás acceso más constante a lo que aquí describí como tu yo superior, esa parte de ti que puede "llevar la vida puesta de manera más holgada" y que toma cada día como viene.

Mientras tu práctica se profundice y evolucione de manera consistente, a lo largo del día podrás notar cuando tu niño interior se esté manifestando con una sensación de descorazonamiento y agobio. También notarás los momentos en que intente ponerse el "sombrero del yo superior" y bailotee por todas partes con la mayor velocidad que puede para arreglar, salvar y cambiarlo todo. Cuando el atolondrado niño interior está al mando, los disparadores y el pánico toman el control del navío. Sin embargo, si te presentas tranquilo, a veces sin que haya algún hito evidente, sólo desistirá de organizar los pedazos de tu vida para que coincidan con sus propias definiciones de seguridad, que con frecuencia son "seguras de la manera más insegura posible".

Cuando tu yo superior está al mando, la vida se siente espontánea y natural. De hecho, asumes una postura neutral respecto de cómo van marchando las cosas. ¿Te imaginas?

He visto cambios cósmicos en las personas (y en mí misma) cuando realizan este trabajo. Es alentador darnos cuenta de que crecimos y que podemos escucharnos a nosotros mismos. No necesitamos que nuestros padres cambien, que nuestros jefes sean más sensibles ni que nuestros hijos no se porten como criaturas insoportables. Sólo necesitamos la presencia y la disposición a ser testigos de nuestro propio pesar, nuestra confusión, nuestra ira, nuestro miedo y nuestra vergüenza bajo una mirada de ecuanimidad. El puente que construyas hacia tu niño interno antes ignorado es el medio que te liberará, ladrillo a ladrillo.

Cómo Johanna se recuperó del síndrome de enfermedad autoinmune y la inflamación sistémica: 44 años (norte de Estados Unidos)

Pasé casi dos décadas de mi vida en busca de una respuesta a lo que me estaba enfermando tanto. Al paso de los años, gasté cerca de 100000 dólares en especialistas, análisis y tratamientos que prometían aliviar una amplia variedad de síntomas sin un hilo conductor común que los identificara. Desde los 20 y hasta los 38 años de edad, acumulé una lista de 23 diagnósticos, incluidos síndrome de colon irritable, arritmia cardiaca, escoliosis y lupus.

Incluso se encontraron de manera accidental algunos síndromes y padecimientos en el curso de mis análisis. Después de investigar estos hallazgos incidentales, desarrollaba todos los síntomas asociados al diagnóstico. Estaba en tremendo dolor y en constante incomodidad que siempre eran inconsistentes con los resultados mensurables de toda prueba, que duraban mucho más tiempo del que debían y que no respondían a ningún tratamiento físico. Era un enigma médico que consumía mi vida.

En mis veintes, mis síntomas aparecían y desaparecían, pero las cosas se complicaron cuando llegué a mis treintas. Estaba dentro de una relación emocionalmente abusiva y a diario me veía sometida a abusos verbales, intentos por hacerme dudar de mi propio juicio y manipulación. Me sentía desesperanzada y en constante temor. Mis traumas infantiles coexistían con este trauma adulto, que ahora puedo reconocer que tenía a mi cuerpo estancado en permanente estado de lucha o huida.

Mis síntomas cambiaban con regularidad, aunque a veces se presentaban todos a un mismo tiempo, lo que me dejaba postrada en cama y en constante llanto por días. Padecía una inflamación sistémica mensurable, mi sistema inmunitario se atacaba a sí mismo y yo experimentaba tantos síntomas aleatorios que sentía que mi cuerpo se desmoronaba. Tenía temblores, dolor e inflamación en mis articulaciones, migrañas, dolencias de espalda, arritmias, inflamación crónica de los ojos, problemas ginecológicos, problemas intestinales… Mi lista de problemas era kilométrica.

Una mañana, mientras me preparaba para afrontar un día especialmente estresante en el trabajo, mi rostro y mis orejas empezaron a inflamarse. Me asusté y mi miedo exacerbó los síntomas. Intenté seguir con mi actividad, pero al cabo de 15 minutos la inflamación había empeorado. Empecé a tener dificultades para respirar y un descenso repentino en mi presión arterial causó que me desmayara. Me llevaron de inmediato al hospital, donde el médico de urgencias me informó que había experimentado un choque anafiláctico, por lo que me trataron con epinefrina. Más tarde, quedó azorado al enterarse de que no era alérgica a nada. Análisis adicionales lo confirmaron: no tenía ninguna alergia, mucho menos una que me provocara un choque anafiláctico. Este incidente añadió un diagnóstico más a mi lista: anafilaxia idiopática. En mi opinión, ¡fue el diagnóstico más descabellado (y aterrador) que resultó ser provocado por el SMT! Y sí, el cerebro es así de poderoso.

De la misma manera en que lo hace tanta gente, pasé años transitando el camino de la medicina occidental en busca de un hilo conductor. Estaba desesperada por que alguien me dijera que no estaba loca. Añoraba oír que todo podía explicarse por un solo síndrome o enfermedad que aún no detectaban. Años después de salir de mi relación abusiva, y a pesar de estar casada con la esposa más amorosa y solidaria que jamás podría esperar, seguía hundida en el dolor a diario. Me sentí cada vez más desesperada por encontrar un diagnóstico unificador que explicara todo *para que pudiera dejar de estar aterrada de que "todo se encontraba en mi cabeza"* (oh, la exquisita ironía de esto).

Y entonces descubrí el enfoque mente-cuerpo. El consuelo de que pudiera haber una respuesta a mi búsqueda eterna de soluciones bastó (como ahora lo sé) para llevar a mi sistema nervioso a un estado temporal de descanso y reparación. ¡Al cabo de las primeras 12 horas sentí un alivio de mis dolores constantes! Este regalo de un pequeño, pero poderoso, milagro afirmó de inmediato mi creencia absoluta en la conexión entre mente y cuerpo.

Me dediqué de lleno a la meditación y al manejo de mi mentalidad por meses y progresé un poco. Tuve retrocesos y muchos imperativos sintomáticos, y me costaba trabajo saber exactamente cómo acceder a las emociones profundas que sin duda estaba reprimiendo y que me enfermaban. En mayo, me topé con el primer retiro de Nicole en el Instituto Omega. Me pareció que era la oportunidad perfecta para avanzar en esta travesía.

La energía de la comunidad y del propósito compartido en el retiro aceleraron mi sanación y el JournalSpeak fue el cambio radical que necesitaba para soltar por fin todos los sentimientos acumulados que al paso del tiempo me enseñaron que no debía expresar porque eran "vergonzosos" o "malos". Añadir el Journal-Speak a mi rutina establecida de meditación empezó a cambiar las cosas en serio. Me asombré cuando algunas verdades y emociones muy difíciles subieron a la superficie finalmente, para luego abandonar mi cuerpo. De manera literal, sentí cómo me liberaba de esa tensión física. Fue algo mágico.

A pesar de mi creencia y de mi mejoría inmediatas, no te equivoques: éste es un trabajo difícil y la sanación no sucede de la noche a la mañana. Tenía décadas de traumas y emociones enterradas que creaban el sinfín de síntomas que se manifestaban en mi cuerpo, de modo que tuve que aceptar que no desaparecerían sino hasta que mi sistema nervioso estuviera listo para hacerlo. Reprogramar el cerebro para que esté libre de dolor y de síntomas crónicos toma tiempo, paciencia, amor propio y dedicación a una práctica de JournalSpeak y meditación. También te obliga a ser franco contigo mismo en formas que al principio pueden parecerte desagradables o vergonzosas.

Otro ingrediente clave en mi recuperación fue el trabajo con mi niña interior. Descubrí que una de las razones por las que presenté el SMT en primer lugar se debía a una parte joven dentro de mí que jamás se sintió importante. El dolor y las enfermedades solían hacer que yo (ella) me sintiera cuidada y merecedora de afecto.

Cuando llegué a Omega (antes de que supiera acerca del trabajo con el niño interior o que comprendiera mi SMT por completo), me senté junto a una persona que llevaba una silla "especial" a causa de un intenso dolor en el coxis. Jamás en mi vida había padecido esa clase de malestar, pero te juro por mi mismísima alma que el dolor de coxis ¡se convirtió en mi más intenso imperativo sintomático! Esa niña interior vio que alguien recibía un trato único y mayor atención por ese síntoma, por lo que lo generó; y se tardó mucho tiempo en confiar en mí con el fin de empezar a abandonar esa debilitante dolencia. Este trabajo jamás deja de azorarme.

Sí, el camino podrá ser difícil, incómodo, doloroso, agotador y lento, pero cuando salgas del otro lado y finalmente tengas el resto de tu existencia por delante, una vida libre de dolor y de síntomas crónicos, te prometo que bien habrá valido la pena transitarlo.

Han transcurrido casi cinco años y me siento extasiada de reportar que, por primera vez en décadas, estoy libre de padecimientos crónicos de cualquier tipo. Todavía hay ocasiones en que presento síntomas, pero de inmediato puedo ver cómo se conectan con una ansiedad normal o con sucesos emocionales y realizo el trabajo para deshacerme de ellos. Practico el JournalSpeak con frecuencia porque, de lo contrario, mi sistema me recuerda que sigo necesitándolo. Estoy en constante conversación con mi cuerpo, y con las diversas partes de mi psique, para comprender mejor los papeles de protección que mis diferentes síntomas representaron en mi vida. En otras palabras, sigo reprogramando mi cerebro. A veces me frustra que llevo muchísimo tiempo haciendo el trabajo, pero entonces recuerdo que el cerebro es plástico y que evoluciona durante toda la vida. También me recuerdo lo difícil que era mi vida antes de que descubriera el JournalSpeak, y cambio mi perspectiva de molestia a gratitud. La vida no me sucede a mí, sucede para mí. Elegiría este trabajo cualquier día sobre la agonía y los síntomas que impedían que viviera con holgura.

Hace cinco años sentía que estaba muriendo poco a poco. Hoy por hoy, creo con absoluta certeza que mi cuerpo se encuentra sano y que es capaz de hacer todo lo que necesita para estar bien. Mi calidad de vida mejoró más allá de lo que puedo expresar; en sentido físico, mental, emocional y espiritual. Sigo realizando mi máximo esfuerzo por reunirme conmigo misma en el punto exacto en el que me encuentro en cualquier día y practico la paciencia y la amabilidad hacia mi persona, como lo predica Nicole con tanta belleza.

Ya no considero que mis 23 diagnósticos formen parte de mí. ¡Ya no los considero en absoluto! En lugar de ello, por fin llegué a la conclusión unificadora que estuve buscando con tanto ahínco, el SMT, y no podría estar más agradecida de que la cura se encuentre dentro de mí, al alcance de mi mano. Si estás leyendo esto, es probable que la cura también esté al alcance de tu propia mano.

Así que anímate. Cree en ti mismo. Haz el trabajo. Es mágico... Y te conducirá a casa.

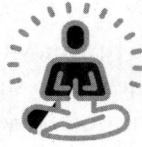

Capítulo 14

Recupera tu poder

En el centro mismo de este trabajo radica la idea de que debemos desaprender para reaprender; quemarlo todo para construirlo de nuevo. Cada uno de nosotros tiene la llave de la cárcel en la que nos encontramos, y es momento de salir de ella. La vida es una elección entre lo que duele y lo que duele más, y estás leyendo estas páginas porque ya te percataste de que tienes otra opción. Las dificultades que te mantienen estancado son un reflejo natural del deseo humano de encontrar una solución que jamás se materializará. Como ya aprendimos juntos, en cualquier situación existe un lado del argumento y el lado contrario. Creer que existe una tercera posibilidad, la que preferirías que existiera, sin esfuerzos o componendas asociadas, es la ilusión que te mantiene atascado y enfermo. La mayoría de los conflictos puede resumirse en lo siguiente:

> Opción 1: *hacer lo que estás haciendo en este momento.*
> Opción 2: *hacer algo de manera diferente.*

Quienes hemos sufrido dolor hemos probado muchos y diversos métodos para recuperarnos. Con frecuencia sentimos que ya lo intentamos "todo". Los ineficaces tratamientos, los procedimientos, las medicinas, las intervenciones alternativas y holísticas y las cirugías nos han pasado factura. El cambio radical que te sugiero es que dejes de pedir que alguien más te salve y que comprendas que tú tienes el poder para salvarte a ti mismo.

Llegaste a este momento de tu vida y toleraste el intenso dolor /ansiedad/síntomas/síndromes que padeces por una razón valiosa. Como alguna vez dijo el brillante filósofo Joseph Campbell: "Las oportunidades para encontrar poderes más profundos en nuestro interior se presentan cuando más desafiante parece la vida". Estás a punto de descubrir la capacidad que posees en tu interior para sanar y mejorar tu vida de manera exponencial. Tienes la aptitud de liberarte del dolor crónico y estás listo para explorar el siguiente nivel de tu evolución personal.

Encuentra consuelo en el hecho de que tu sufrimiento perseguía un propósito y que tus esfuerzos no se desperdiciaron. De hecho, llegarás a comprender que tu dolor fue un regalo que no supiste desenvolver. Jamás he tomado en serio la palabra *milagro* porque siempre me sonó trillada. Conjura la idea de que no puedes participar en tu sanación de manera personal, que tu salvación debe provenir de algún otro sitio y que es algo que se les otorga a algunos, pero no a todos. Lo que encontré es que no sólo participamos en nuestra sanación de manera directa, sino que, al menos en el caso del dolor crónico y la ansiedad, *es algo que está en nuestras manos casi en su totalidad*. A diario veo a personas que cambian sus vidas. Es un gozo y un privilegio formar parte de este movimiento y tú tienes cabida en sus filas. Ábrete a la posibilidad de que la mejor parte de tu vida no sólo está por venir, sino que puede empezar en el momento que lo desees. Las nuevas posibilidades siempre empiezan con un "sí".

Ésta es tu vida

Sea que pienses que nuestras almas pasan por este mundo en múltiples ocasiones, o que están aquí una sola vez y punto, ésta es la vida en la que te toca ser inequívocamente tú; son tus esperanzas y tus sueños, tus dichas y tus pesares, tus hijos y tu familia, tus fortalezas, tus talentos, tus retos. Ésta es la única vida que experimentarás *justo de esta manera*. Es preciosa e importa. Eres valioso más allá de cualquier explicación. Eres único en este mundo y tu trabajo aquí es relevante, sea el que sea. Aunque dirijas a otras personas en una gran corporación, que labores en una pequeña oficina, que ames a personas pequeñas hasta que se hacen adultas, que crees arte y nos expongas las dichas de la creatividad, que repares cosas que no pueden arreglarse sin las habilidades que posees o cualquier otra virtud, se te valora y eres importante. Te necesitamos.

Es frecuente que piense en las formas en que este trabajo puede cambiar el mundo. ¿Cuántos científicos climáticos, investigadores de cáncer, bomberos y oficiales de policía, constructores de rascacielos, padres amorosos y solidarios, innovadores tecnológicos y otros creadores se encuentran en casa, encamados, limitados por sus padecimientos crónicos? La consciencia es el primer paso para cambiar lo que sea. Mantengámonos bien despiertos. Formemos parte de la solución en las vidas de otros. Seamos verdaderos guerreros que les advierten a quienes sufren que tienen una alternativa.

Estoy aquí para convencerte de que te incomodes porque el camino a lo diferente *es* incómodo. Estoy aquí para acallar tu escepticismo de modo que te sea posible hablarle con temeridad y valentía a la voz de la resistencia cuando comience a susurrarte al oído. Quiero que esperes su arribo para que no te descarrile. Esto te permitirá realizar el trabajo con creencia, paciencia y amabilidad hacia tu persona. Sé que no elegiste la prisión que inadvertidamente construiste a tu alrededor y sé que no planeabas hacerlo. Todos creamos confines en nuestra periferia, fortificados por nuestro temor al cambio. No debemos avergonzarnos por ello; ¡es sano levantar paredes para protegerte cuando con toda sinceridad crees que corres peligro!

No obstante, estoy aquí para decirte que, en realidad, estás más a salvo de lo que piensas. Tu dolor actual no sólo no es intrínsecamente peligroso, sino que cuando te armas con este conocimiento y con las herramientas para implementarlo, te verás protegido de enfermedades futuras que sólo el tiempo te revelará, pero únicamente si aceptas la invitación que te hago con profundo amor.

El camino no estará libre de obstáculos, razón por la cual necesitas permanecer consciente. No olvides lo esencial que resulta que realices el trabajo necesario para regular tu sistema nervioso. He tenido clientes que antes dejaban que cada nuevo síntoma despertara su pánico de que algo iba mal con sus cuerpos, a pesar de infinidad de análisis que comprobaban lo contrario. Sin embargo, cuando por fin cedieron y se permitieron entrar en la paz de la aceptación, empezaron a darse cuenta de que la única manera de salir de algo es transitar por ello. Hicieron el trabajo para mejorar su salud de manera sustancial y ahora brillan con el deseo de que tú hagas lo mismo.

Perteneces a este lugar. Estás justo donde debes estar. No estás excluido, sin que importe quién seas, lo que te sucedió, dónde has estado, lo mucho que ya hayas intentado, lo mucho que esto se presenta en tu familia, ni el número de resonancias y radiografías que te digan que estás mal. Te prometo que si realizas el trabajo como lo indiqué, con la mentalidad y la compasión que te compartí en estas páginas, podrás estar bien. Podrás estar libre de síntomas.

Encuentra consuelo en las increíbles historias que la gente te ofreció aquí para inspirarte. Estos recuentos sólo son una pequeñísima muestra de las legiones de personas que se curaron, y te prometo que cada una se parece a ti de alguna manera. Encuentra consuelo en el trabajo del doctor Sarno, que con brillantez y audacia postuló que gran parte del sufrimiento humano no puede remediarse a través de la alteración del cuerpo. Como resultado de lo anterior, millones de personas han prosperado. Encuentra consuelo en que mis tres hijos, criados bajo este esquema, y quienes con la mentalidad correcta y sin catastrofismo respecto de sus problemas físicos, han utilizado el JournalSpeak para deshacerse de dolencias de espalda, fascitis plantar, tendinitis, SCI, vómitos cíclicos, eczema, urticarias y cefaleas. Encuentra consuelo en el hecho de que ahora tú puedes ofrecerles esto a *tus* hijos, que aprenderán y se transformarán al observarte y al seguir tu ejemplo. Jamás se convertirán en las personas que nosotros fuimos durante tanto tiempo, impotentes después de ceder nuestra autonomía a las pastillas, a los médicos y a los tratamientos que jamás prometieron que curarían nuestro dolor.

Estoy por ti, contigo, y soy como tú. Recuerdo mis días más oscuros. Recuerdo gritarles a mis bebés cuando era incapaz de funcionar. Recuerdo llorar hasta que me vencía el sueño porque pensaba que jamás podría viajar, ni vivir una vida plena. Recuerdo doblarme a causa de mis dolores de estómago y mis migrañas antes de que terminara de aprender que no tenía por qué temer.

Incluso en esos momentos, perseveré. Sabía, por el doctor Sarno, que mi cuerpo se desprendería de los síntomas cuando mi sistema nervioso comprendiera que estaba a salvo. Me abrí paso a través del trabajo y aprendí en el camino. Permití que mi cuerpo fuera mi comprobación. Les enseñé ese aprendizaje a otros; lo viví a gritos. A los 52 años de edad, me paro frente a ti y no hay nada que no pueda hacer. Mis resonancias arrojan los mismos resultados. En el papel, mi espondilolistesis sigue siendo igual de impactante y angustiante como siempre, pero jamás fue la razón por la que sentí dolor.

Si puedo ser algo, permíteme ser una inspiración. Si mi *podcast* y mis enseñanzas son algo, permíteles ser la sangre de tus venas conforme exploras tu mundo interior. Cuando estés agotado, descansa. Cuando tu resistencia gane una batalla temporal, ríndete y date un respiro durante un día o dos, pero no te des por vencido. Arrúllate en la más inmensa cuna de compasión propia y amor. Eres bueno, eres merecedor y puedes hacerlo. Existir en confusión, oscuridad y dolor ya no es vida para ti. No lo permito.

A medida que empieces a vivir y a encarnar este trabajo, tengo un único favor que pedirte: te ruego que compartas lo que aprendiste. Desde el momento en que decidí enseñarles esta herramienta a los demás y aventurarme por este sinuoso camino, supe algo sin la más mínima duda: transformar nuestra sociedad jamás sería un esfuerzo "descendente"; este movimiento ocurriría de abajo hacia arriba. Su impulso crecería con la contribución de cada individuo que alcanzara a reconocer el cambio profundo en su propia calidad de vida y se viera motivado a compartirlo con otros. Visualicé estos actos de bondad uno a uno convirtiéndose en cientos, miles y, a la larga, millones, momento en que estas herramientas se encontrarían disponibles para cualquiera que eligiera ser libre. De modo que si este libro significó algo para ti, si sanaste por haberlo leído, por favor regálaselo a alguien.

En lugar de ser una publicación más sobre teoría y práctica, este libro pretende detonar un movimiento. Piensa en ti mismo como parte de la revolución humana que nos alienta a retomar nuestro poder y "emerger al despertar", como me gusta decir; a liberarnos del temor y de la confusión, y del dolor emocional y físico que alguna vez nos agobió, para que pudiéramos despertar a las posibilidades ilimitadas que estuvieron allí desde siempre.

Con toda humildad celebro el privilegio de estar aquí contigo. Respira hondo y exhala con lentitud. Tu momento llegó. Estás listo para vivir con audacia y valentía, con presencia y determinación. Eres capaz de sentirte incómodo, de tomar riesgos, de establecer límites y de afirmar tu verdad. Las anteriores limitaciones de tu vida no tardarán en ser material para recuentos agridulces de gratitud y sabiduría. Lo que antes parecía imposible ahora es posible. Lo que parecía inaccesible está justo aquí, en espera de que lo adoptes.

El regalo es tu vida. Ábrelo con determinación. No puedo esperar a ver todo lo que eres capaz de hacer.

Cómo Nicole se recuperó de prácticamente todo: 19 a 52 años (Los Ángeles, California)

Siempre fui una niña alegre, llena de entusiasmo, pasión, curiosidad, audacia y confianza. Podrá sonar como una excelente receta para forjar a una persona fabulosa, pero muchos no coincidían. Mis maestros decían que hablaba demasiado, los amigos de mis padres pensaban que era muy indisciplinada y la expresión favorita de mi papá, cuando se dirigía a mí, era: "Ya cálmate".

Me decían que era descuidada, y no dudo que así fuera. Me apresuraba con mis quehaceres y tareas con tal de terminar. Transitaba por el mundo como chivo en cristalería. Levantaba la mano *para todo*. Me avergüenza recordar a mi maestra de tercer grado que solía examinar con la mirada el salón y preguntaba: "¿Alguien tiene algo más que añadir... quien quiera que no sea Nicole?". No lo expresaba con agrado. Yo era demasiado intensa y audaz para los gustos de muchísimas personas. En la década de los setenta (y hasta la actualidad, de cierta manera) se valoraba a los niños que eran apropiados. Yo no lo era.

Junto con esta naturaleza jovial, era una observadora perspicaz. El que me criara un padre impredecible y (en ocasiones) explosivo hacía que mi curiosidad nata fuera aún más aguda. Prestaba enorme atención a la manera en que las personas respondían a mí, a su estrés y a su molestia, y a los demás niños que parecían tan fáciles de controlar. Desde muy temprana edad emití un juicio sobre mi persona que todavía, por momentos, me cuesta trabajo ignorar:

Soy una niña mala. No soy como "debería" ser. Soy demasiado. Soy una decepción.

Ahora bien, esperemos un poco antes de empezar a tocar los violines trágicos como fondo musical para mi vida. Muchas, pero muchas personas no pensaban que fuera ninguna de estas cosas. Tenía maestros que me celebraban. Con regularidad mi madre me decía: "¡Eres perfecta justo como eres!", y tenía amistades que no sólo validaban mi personalidad, sino que compartían rasgos parecidos. Sin embargo, en retrospectiva, sé que justo esta dicotomía generó tanto de mi SMT. Como ya lo discutimos, los seres humanos batallan más con el conflicto que con cualquier otra cosa. Cuando tenemos sentimientos intensos por una u otra razón, solemos encontrar una regulación emocional. Cuando entran a escena pensamientos y sentimientos conflictivos experimentamos la máxima necesidad de reprimirlos.

De niña no tuve consciencia de nada de lo que describo aquí; sin embargo, cuando miro por el espejo retrovisor a través de las abundantes habilidades que reuní a lo largo de los años, sé que esa divergencia me produjo toneladas de vergüenza. No podía acallar mi naturaleza y estaba muy al tanto de que era menos que ideal. Pero, por otro lado, ¡le agradaba a la gente! Podía ser yo misma en un sinfín de situaciones. Ambas energías batallaban en mi interior de manera intempestiva, lo que matizó mis experiencias en la escuela, en mis interacciones sociales y en mis relaciones personales y familiares.

Ya desde el segundo grado de primaria sufría un insomnio intenso. Toda la noche veía cómo el reloj cambiaba hora tras hora, mi mente era un torbellino de pánico y perseverancia, temerosa de lo que el siguiente día traería con esta intensa falta de sueño. Sufría estreñimiento crónico, lo que conducía a atemorizantes y vergonzosos sangrados cuando por fin podía evacuar. Experimentaba intensa ansiedad, para la que, en ese entonces, no tenía la palabra que la describiera. Esto se manifestaba como dificultades para tragar y dolores de estómago agonizantes que jamás se conectaban con nada de lo que comiera. Tenía brotes de eczema por todo el cuerpo, lo que requirió lociones y tratamientos especiales durante mi adolescencia. Sufría constantes infecciones de garganta por estreptococo. Y, como imagino que ya adivinaste para este momento, padecía dolores de espalda. Variaban de leves y adoloridos cuando era pequeña, a más y más graves conforme crecí, hasta que... Ya te sabes la historia.

No obstante, mi travesía va mucho más allá de la narración que has escuchado cientos de veces antes si eres seguidor de mi trabajo. Abarca toda una adultez de migrañas, erupciones cutáneas, infecciones respiratorias crónicas y virales de otros tipos, dolores de cadera, de muñeca, de codo, neuropatías, problemas con la vejiga e incontables otros encuentros breves con la lista de diagnósticos que me han compartido a lo largo de los años. Te lo cuento porque es esencial que acojas el SMT como la forma normal en la que experimentamos las cosas. Soy humana y (a veces, de la manera más molesta) no hay forma de estar "bien" ni de "acabar" con todo esto. Cualquier sensación que llego a experimentar es temporal. A veces sentimos las cosas en nuestros corazones y, en ocasiones, en nuestros cuerpos, y son intercambiables. En mis décadas de ayudar a todo tipo de gente a transitar por este camino, he llegado no sólo a aceptarlo, sino también a celebrarlo.

El smt me ha abierto una y otra vez. Me ha obligado a detenerme en seco y a prestarle atención a las cosas que necesitan experimentarse en mi corazón y en mi mente. Me obligó a crecer. Nadie siente tanta gratitud por su dolor que yo. Me reveló posibilidades que nunca consideré y las revelaciones generadas al hacer el trabajo me enseñaron lo que siento y pienso de verdad. Y, *Dios mío*, el enorme privilegio que me brindó para ayudarte a *ti*. Para conocerte, para verte, para sentir tu humanidad. Me azora mi buena suerte y, sin embargo, toda ha venido envuelta en paquetes que podrían etiquetarse como "sufrimiento". Tenemos el poder de reescribir la narrativa. ¿Qué tal que el sufrimiento ofrece gracia? ¿Qué tal si, como escribió el místico poeta Rumi: "La herida está en el sitio por el que la luz entra a tu interior"?

Lo anterior no significa que no tomo los síntomas nuevos con seriedad. Cuando padecí síndrome de boca ardiente hace algunos años, entré intempestivamente al consultorio de mi doctora, segura de que estaba a punto de morir. "¡La boca me sabe a monedas de cobre!", exclamé. "¿Estoy teniendo un accidente cerebrovascular?".

Tomó mis signos vitales y una muestra de sangre para análisis, pero lo más valioso que me dijo, bastante casual, fue: "¿Sabes? Tengo otra paciente que presenta los mismos síntomas. Lleva casi un año batallando con ellos, incluso se internó en la Clínica Mayo para que la evaluaran. ¡Creo que tiene algo que ver con su *estrés*!". Baste afirmar que eso fue lo único que necesitaba oír. Casi salí bailando por la puerta con mis análisis y mis signos vitales normales para correr a casa con la "boca ardiente" como centro de atención. Los síntomas desaparecieron en poco tiempo.

La transformación más importante que puedo compartir contigo es que, sin importar la forma en que se haya presentado el smt (cosa que sigue haciendo de vez en cuando), nunca tengo miedo. Si lo necesito, voy a que me revise mi doctora y tomo los medicamentos o sigo los tratamientos indicados; sin embargo, tan pronto como me siento segura de que el síntoma no es estructural, ni de naturaleza infecciosa, sólo me relajo y realizo el trabajo. Nada crónico se ha apoderado de mí por años y me siento fantástica casi siempre. Ésa es la definición de *paz*.

Nunca llegará el día en que todo en el mundo se alinee de la manera justa en que quiero o "necesito" que lo haga. *Paz* significa que estoy centrada y segura de mí, aun cuando eso no sucede. *Paz* significa que puedo quedarme de pie en medio de mi proverbial caos, en mi mente, en mi cuerpo, en mi familia o en cualquier situación, y hacer lo que necesito para cuidarme. Muy aparte de la incomodidad del momento, sé que cuando mi sistema nervioso se sienta preparado para regularse, estaré libre del dolor. Ése es el sitio en el que vivo.

Educo a mis hijos con este trabajo como fuerza motriz. Mi hija mayor es una artista que estudia en un riguroso programa universitario. A veces, cuando le duele la espalda o se exacerba su eczema, me habla y me dice: "¡Me lleva! Me toca hacer Journal-Speak". Quizá experimente resistencia, es parte de la naturaleza humana, pero sabe qué hacer para ayudarse a sí misma. Lo mismo les sucede a mi hijo con su ansiedad y a mi hija menor, que es bailarina y que padece dolores y molestias asociados a su pasión sin jamás permitir que se conviertan en crónicos. Lamenta ver a amigas queridas que tienen que excusarse por "lesiones" persistentes y hace su mejor esfuerzo por presentarles este trabajo. A medida que yo sigo por el camino de llevar estas prácticas a la comunidad global, no puedo esperar a ayudar a los jóvenes a que comprendan la genialidad de la recuperación del SMT. Hay demasiado sufrimiento innecesario que se debe transmutar.

Los médicos que me diagnosticaron cuando tenía 19 años de edad no eran incompetentes, malintencionados o irresponsables. Hacían lo mejor que podían con el conocimiento que tenían en ese momento. Dicho eso, se equivocaron por completo. Corro, viajo, estuve embarazada de tres bebés a término sin incidente y soy la primera en cargar mi absurdamente atestada maleta para arrojarla a la cajuela. Estoy sana, soy fuerte y me encuentro libre.

Ahora te toca a ti. No tengas miedo. Tu libertad vale la travesía, por más desafiante que pueda ser. Jamás volverás a estar sola con tu dolor. Somos un ejército de guerreros los que marchamos a tu lado. Te rodeamos de amor, te recordamos que tienes el poder y te celebramos a medida que despiertas. Ésta es tu vida. Ahora ve y recupérala.

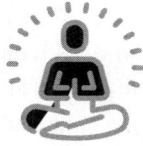

Apéndice

Preguntas frecuentes

¿CÓMO ENCUENTRO TODOS LOS RECURSOS Y LA ORIENTACIÓN DE NICOLE?

Visita mi sitio web www.nicolesachs.com. Se actualiza de manera constante con todas las nuevas ofertas y oportunidades para que aprendas conmigo (y con mi equipo) EN VIVO y de manera virtual. También contiene una pestaña para el *podcast* donde puedes buscar cualquier síntoma o tema específico.

¿CUÁLES SON LAS TRES FACETAS DEL TRABAJO DE NICOLE?

- Cree
- Haz el trabajo
- Practica paciencia y amabilidad hacia ti mismo (¡*compasión propia* es un verbo!)

¿ES NORMAL QUE MIS SÍNTOMAS EMPEOREN/CAMBIEN/SE MUEVAN A OTROS SITIOS DESPUÉS DE EMPEZAR MI JOURNALSPEAK?

Sí, sí y sí. El JournalSpeak agita emociones difíciles que llevas reprimiendo durante mucho tiempo. A menudo, hay represalias físicas conforme tu sistema nervioso trata desesperadamente de mantenerte "a salvo" de los sentimientos que empiezan a surgir. Es muy común que tus síntomas empeoren de inicio, que aparezcan nuevos síntomas y que se muevan de un sitio a otro dentro de tu cuerpo; por ejemplo, de una cadera a la otra, de tu espalda baja a tu espalda alta o, incluso a tu estómago o a tu cabeza. Éste es el imperativo sintomático que describió el doctor Sarno, y aunque parezca un retroceso, ¡en realidad es una buena noticia! Significa que tus síntomas están en fuga, que éste no es un problema físico (es decir, que tiene una génesis emocional aunque sea muy real en términos físicos) y que debes tomarlo como prueba de que algo está alterándose, ¡lo que significa que comienza a funcionar!

¿CUÁNTO TIEMPO TARDARÉ EN SANAR?

Eso es lo que todo el mundo quiere saber, pero no existe una respuesta "unitalla". Algunas pocas personas se recuperan casi de inmediato al descubrir la conexión mente-cuerpo, pero no son la mayoría. Incluso estas personas deben realizar un trabajo más profundo para protegerse de los imperativos sintomáticos que pueden surgir al paso del tiempo. La mayoría de las personas experimenta una recuperación más gradual que puede tardar semanas, meses o hasta más. Además, la recuperación no se da en línea recta. Habrá picos y valles durante tu camino, de modo que no te sientas descorazonado si tienes días malos aun cuando las cosas hayan empezado a mejorar.

¿QUÉ PASA SI TENGO UNA RECAÍDA?

Como ya lo dije, debes esperar altibajos a lo largo de tu recuperación. Las recaídas ocasionales o las exacerbaciones de síntomas son parte normal del proceso. Si eso te sucede, no entres en pánico. Esto les ofrecerá la energía de tu temor a tus síntomas. Trata de practicar la aceptación y la paciencia/amabilidad hacia ti mismo y sigue ejercitando el JournalSpeak y usando la meditación.

¿QUÉ PUEDO HACER PARA ALIVIAR Y CALMAR A MI SISTEMA NERVIOSO?

Recurre a la meditación, a la aceptación y a los ejercicios de respiración, y busca apoyo en mi grupo privado de Facebook (JournalSpeak with Nicole Sachs, LCSW) y en mi comunidad de Instagram (@nicolesachslcsw) para saber que no estás solo. Escuchar mi *podcast* también puede abrirte la puerta a mi comunidad y ofrecerte consuelo. Búscalo en donde sea que escuchas tus *podcasts*; es *The Cure for Chronic Pain* con Nicole Sachs, LCSW. También existen muchísimos recursos disponibles y novedosos que se ofrecen de manera constante en mi sitio web www.nicolesachs.com.

¿ES NORMAL QUE EXPERIMENTE ANSIEDAD, DEPRESIÓN, O AMBAS, CUANDO EMPIEZAN A MEJORAR LOS SÍNTOMAS FÍSICOS?

Sí, esto forma parte del imperativo sintomático. El dolor de espalda de una persona es la ansiedad de otra. Sólo sigue adelante.

¿IMPORTA QUE EN JOURNALSPEAK ESCRIBA SOBRE LAS MISMAS COSAS UNA Y OTRA VEZ?

¡No! Eso es fantástico. Siéntelo todo hasta que experimentes la paz profunda de que estás bien con ello.

¿CENTRARME EN COSAS NEGATIVAS NO ME HARÁ SENTIR PEOR?

No. Ése es uno de los más importantes malentendidos del trabajo con el SMT. Si te mantienes firme y te permites abrirte al camino de la vida al que te invita, te sentirás más libre que nunca antes.

¿PUEDO SEGUIR YENDO A TERAPIA FÍSICA, A MASAJES O AL QUIROPRÁCTICO?

En el universo existen dos energías principales: amor y miedo. Si haces las cosas por tu desesperación a sanar (miedo), arrojarás a tu sistema nervioso a un estado de lucha o huida y empeorarás. Si te sometes a un masaje (con amor) para conectarte con tu propio cuerpo, entonces te hará bien. El doctor Sarno no recomendaba acudir a terapia física ni a quiroprácticos, pero podría seguir siendo aceptable por razones que no se conecten con la recuperación de un dolor crónico (para fortalecer tu cuerpo, para estar alineado). Si eliges hacerlo, procura acudir a ellos por amor y para obtener apoyo, no para "repararte".

¿CÓMO ME EJERCITO CON DOLOR?

Si puedes hacerlo por amor y por salud, no te hará daño ejercitarte a pesar de tu dolor. No exageres; haz lo que se sienta cómodo.

¿CÓMO LES EXPLICO EL SMT A FAMILIARES, PAREJA, AMIGOS Y OTROS?

Tal vez podrías enseñarles mi página web (www.nicolesachs.com) o invitarlos a escuchar mi serie de cuatro partes de *Healing Yourself* (Sánate a ti mismo) en el canal *The Cure for Chronic Pain* (La cura para el dolor crónico) en YouTube contigo. Sólo recuerda que es un programa de atracción, no de promoción. Es posible que la gente que te rodea cuestione el hecho de que un ejercicio emocional sea capaz de curar un padecimiento físico, y ésa es su prerrogativa. Permite que tus amigos y tus seres queridos expresen sus sentimientos y condúcelos con tranquila confianza. A medida que mejores, tu cuerpo se convertirá en tu comprobación... Y en la suya.

Si eres un profesional, clínico, maestro, *coach* o líder comunitario que desea una orientación real y sólida para comunicarle esto a otros, acude a www.sarnosachs.com para que te enteres del entrenamiento que creamos junto con Christina Sarno Horner. Te proveerá el amplio juego de herramientas necesario para que puedas comunicar este mensaje y vivirlo de manera más robusta tú mismo.

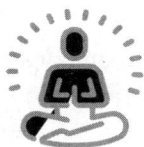

Agradecimientos

Jamás hubo un momento en que me diera por vencida, pero sí existió una época en la cual me sentí cansada. Por muchos años, manejé esto a solas. Escribí mi primer libro de publicación propia, creé el sitio web TCFCP y el canal de YouTube, lancé el *podcast* y me presenté en Instagram a diario. Transmití el mensaje de la mejor manera en que pude con la esperanza de que la consciencia colectiva cambiara justo lo suficiente para darme una voz más contundente.

Lisa Eisenpresser, entraste a mi mundo con tu reluciente sonrisa, tu mente brillante, tus años de sabiduría empresarial y el conocimiento inmediato de que estas enseñanzas tenían la meta de, como dices, "acobijar al planeta" para salvar vidas. Gracias. Gracias por tu misteriosa capacidad para aprender y comprender las teorías más sutiles sólo para darte la vuelta y explicarlas con claridad y confianza. Gracias por tu plena y firme consciencia de lo que más importa y por tu pertinaz capacidad para comunicarlo. Gracias por ser una verdadera pareja, en todo el sentido de la palabra y, sin lugar a dudas, por hacer que yo, el mensaje, nuestras comunidades y nuestras vidas fueran más plenas, más ricas y mejores. Y, por último, gracias por realizar este trabajo como guerrera para desterrar tus propias migrañas y para permitir que tu cuerpo fuera tu comprobación. Ya nunca me siento sola. Cuando un día, pronto, el panorama se colme de personas de todo el mundo que estén recuperando su salud, su poder, su dicha y su presencia, se deberá a ti, sin duda, y a todo lo que has aportado al movimiento. Te amo.

Gracias a Joy Tutela, mi incomparable agente literaria, que vio el guiño del universo en el nombre de mi mentor, el doctor Sarno, y que dijo: "¡Hagamos esto!". Tu creencia en mí y en este trabajo, junto con tu sólido conocimiento en el ámbito de las publicaciones, han resultado invaluables. Me siento honrada de caminar junto a ti. Gracias también a Kayt Sukel por ser mi primerísima lectora y por ofrecer discernimientos y retroalimentación tan útiles para mí con tu "novato" cerebro.

Gracias, doctor Sarno. Tu valentía y tenacidad al crear y difundir estas teorías por años, contra viento y marea, no se olvidarán jamás. Gracias también a Christina Sarno Horner por ayudar a llevar estas prácticas transformadoras a clínicos y terapeutas, y a todos los que buscan enriquecer sus comunidades con este trabajo. Esperemos que la *Solución Sarno x Sachs* impulse nuestra causa de manera exponencial. Agradezco también a Veronica Domingo y a todas las increíbles personas del Omega Institute por ofrecernos un hogar cada verano para poder guiar a las personas a llevar su sanación al siguiente nivel.

Agradezco a Nina Shield, a Hannah Steigmayer y al equipo de Penguin Random House por ver la necesidad y trascendencia de este libro, y por darle el hogar perfecto en el que crecer y prepararse para su viaje alrededor del planeta. No puedo esperar a ver lo que hará bajo su cuidado. Gracias también a Art Streiber y a su equipo fotográfico tan profesional y fabuloso. Capturaron mi yo exacto y me enorgullece compartirlo con el mundo.

Gracias a mi amorosa *Mama*, la madre que cualquier hija elegiría si tuviera oportunidad de hacerlo. Tu mantra, que resuena en mi mente a diario: "¿Por qué no?", me ha impulsado a través de cada duda, temor de rechazo, impaciencia y anhelo. Jamás hubo un momento en que no sintiera que estabas a mi lado y fuiste mi más apasionada defensora. Si todo el mundo tuviera una madre como tú, no puedo imaginar que habría tantísimo dolor en el mundo. Gracias por darme la confianza para volver a la batalla cada vez que me vi excluida de la misma. Eres la génesis de todo lo que le puedo ofrecerles a los demás.

Gracias a mis bellos bebés, quienes podrían jamás haber sido si me hubiera doblado ante el temor y el significado vinculado con ese negro diagnóstico que recibí a mis 19 años. Isabella, Oliver y Charlotte son mis más grandes logros, si incluso puedo llamarlos míos. Ustedes son los suyos propios y no hay nada que me aporte más dicha que ver a cada uno de ustedes enfrentándose a cada complicado desafío con los valores y la tenacidad que espero haya modelado para ustedes. Son personas introspectivas, consideradas, amorosas y generosas, y no hay nada por lo que me sienta más agradecida que por el hecho de que habiten este mundo. Me enseñaron a amar con fiereza y su existencia hace posible que proyecte mi luz sobre el universo.

Agradezco a mi maravillosa familia moderna. Ruego por que podamos enseñarle al planeta que existen muchísimas maneras de definir lo que son los familiares. Kate y Phoebe, ¿cómo tuve la enorme suerte de tener tan magníficas bebés de regalo? Las amo tanto como si las hubiera dado a luz yo misma y a veces me cuesta trabajo creer que no fue así, por nuestras insólitas coincidencias en gustos y personalidades. Las amo muchísimo a las dos. Stella y Dawn, me entrenaron a ser madrastra y me mostraron que criar cinco hijos no puede matarte (de necesidad). Las amo por siempre.

Un especial agradecimiento a Kate por asumir el papel de embajadora adolescente y por mostrarme lo profundamente capaz que es una adolescente para aprender y vivir este trabajo. Al no haberte criado en este terreno, tu encarnación de este mensaje me ofrece la tremenda esperanza de que alcancemos el éxito al llevar la sanación a personas cada vez más jóvenes.

David, mi sempiterna pareja de crianza, gracias por apoyarme siempre cuando se trata de estas criaturas angelicales. ¡¿Esto es lo que llamas una familia feliz?! Martha, Margaret, Dan, Chris, Sarah y Jenny, les doy las gracias por hacerme sentir apoyada, acogida y amada. Tengo la enorme fortuna de estar al lado de Lisa y de haber heredado una "familia" fabulosa. Gracias especiales al grupo de texto (mantendré su nombre en silencio) por pensar en el título *Sana tu mente, cura tu cuerpo*.

Mi máximo reconocimiento a mi increíble círculo de amigos y colegas que comparten esta travesía conmigo. A mi mejor amiga Danielle Furst, tu música ha sido el tema de fondo para Omega, para el *podcast* y para muchos de mis momentos más felices. Atesoro nuestra sororidad y todo lo que motiva. Robin Ruzan, la exploración profunda en Google que me condujo hasta ti lo inició todo. Gracias por ser mi socia en esta gesta y en tantísimas otras. Shoshana Bean, acogiste este trabajo y te lanzaste a él con las cuatro patitas. Tu bellísima y poderosa voz es testamento viviente de su eficacia. Jessica Caiola-Rich, doctora, te sanaste a ti misma y ahora llevas esa sanación a otros. Estoy agradecida contigo, Theresa, por todo lo que trajiste a mi vida. Michael Porter Jr., tu disposición a ver fuera de la caja y a encontrar tu camino hacia la sanación después de tres cirugías de espalda cambiará las vidas de hombres y atletas a lo largo y ancho del planeta.

Lisa Schlosberg y Caroline Dewey, siempre serán mi pandilla original y les agradezco desde el fondo de mi ser por nuestros años de trabajo y juego conjunto. No puedo esperar a todo lo que añadirán al espacio de bienestar físico y emocional que, sin duda, ayudará a tantos. Gigi Cockell, me das la pericia científica que tanto se necesita cuando la confusión interfiere con la creencia. Gracias por tu recuperación, por tu contagiosa energía y por tus contribuciones esenciales a nuestras comunidades. Ali, Michelle, Ash y todo el equipo de Soul Camp Creative, su asociación y construcción de Break Awake han prestado las bases sólidas para todo lo que construiremos.

Gracias a mis administradores, que donaron su tiempo y su energía con tanta generosidad para moderar a la comunidad de JournalSpeak de Facebook al paso de los años: Angie, Claire, Deb, Enda, Erika, Monica, Kat, Kai, Kira, Kristen, Melanie, Melissa, Nyle, Justine, Phil, Preetha y Scarlett; su amabilidad, generosidad y sabiduría son invaluables. Gracias por entregarse a una causa tan merecedora.

A mi papá, tu influencia sobre mis valores, ética laboral, confianza y temple sigue siendo fuerte 25 años después de tu partida. Honro y valoro nuestro trabajo juntos en la vida de la manera más profunda. A diferencia de Charlie, me siento agradecida por tener tu amor, tu apoyo y la conexión viva con mi padre y con nuestra compleja historia familiar.

Gracias, Bludog. Te amo y sé que estás aquí.

Por último, mis más profundas gracias a todas las bellísimas almas que compartieron sus historias personales en estas páginas, a nuestra comunidad de miembros de Break Awake y a cada uno de ustedes que no se dio por vencido cuando les atribuyeron un diagnóstico sin cura, años de sufrimiento sin solución y muchos momentos de negrura donde no había una sola luz a su disposición. Ustedes son mi faro y son la razón misma por la que jamás consideré dejar mi pluma a un lado.

Con todo mi amor,

NICOLE

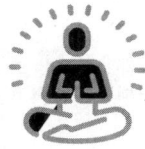

Lecturas adicionales

LIBROS Y ESTUDIOS CIENTÍFICOS ACERCA DEL SÍNDROME DE MIOSITIS TENSIONAL (SMT)

Coen, S. J. y J. E. Sarno. "Psychosomatic avoidance of conflict in back pain". *Journal of the American Academy of Psychoanalysis* 17, núm. 3 (1989): 359-376.

Sarno, John E., MD. *The Divided Mind: The Epidemic of Mindbody Disorders*. Nueva York. HarperCollins, 2007. (Versión en español: *La mente dividida. La epidemia de los trastornos psicosomáticos*. Málaga, España. Editorial Sirio, 2015.)

_____. *Healing Back Pain: The Mind-Body Connection*. Nueva York. Warner Books, 1991. (Versión en español: *Libérese del dolor de espalda*. Málaga, España. Editorial Sirio, 2010.)

_____. *Mind over Back Pain: A Radically New Approach to the Diagnosis and Treatment of Back Pain*. Nueva York. Brilliance, 1982.

_____. *The Mindbody Prescription: Healing the Body, Healing the Pain*. Nueva York. Warner Books, 1998. (Versión en español: *Curar el cuerpo, eliminar el dolor. Un tratamiento definitivo para las dolencias psicosomáticas*. Málaga, España. Editorial Sirio, 2024.)

ACERCA DE LA NEUROBIOLOGÍA DEL DOLOR

Baller, Erica B. y David A. Ross. "Your system has been hijacked: The neurobiology of chronic pain". *Biological Psychiatry* 82, núm. 8 (2017): e61-e63.

Bushnell, M. Catherine, Marta Ceko y Lucie A. Low. "Cognitive and emotional control of pain and its disruption in chronic pain". *Nature Reviews Neuroscience* 14, núm. 7 (2013): 502–511.

De Ridder, Dirk, Divya Adhia y Sven Vanneste. "The anatomy of pain and suffering in the brain and its clinical implications". *Neuroscience and Biobehavioral Reviews* 130 (2021): 125-146.

Fenton, Bradford W., Elim Shih y Jessica Zolton. "The neurobiology of pain perception in normal and persistent pain". *Pain Management* 5, núm. 4 (2015): 297-317.

Garland, Eric. "Pain processing in the human nervous system: A selective review of nociceptive and biobehavioral pathways". *Primary Care* 39, núm. 3 (2012): 561-571.

Know, Mikwang, Murat Altin, Hector Duenas y Levent Alev. "The role of descending inhibitory pathways on chronic pain modulation and clinical implications". *Pain Practice* 14, núm. 7 (2014): 656-667.

Kross, Ethan, Marc G. Berman, Walter Mischel, Edward E. Smith y Tor D. Wager. "Social rejection shares somatosensory representations with physical pain". *PNAS* 108, núm. 15 (2011): 6270-6275.

Ossipov, Michael H., Kozo Morimura y Frank Porreca, "Descending pain modulation and chronicification". *Current Opinion on Supportive and Palliative Care* 8, núm. 2 (2014): 143-151.

Stegemann, Alina, Sheng Liu, Oscar Andres Retana Romero, Manfred Josef Oswald, Yechao Han, Carlo Antonio Berretta, Zheng Gan, Linette Liqi Tan, William Wisden, Johannes Graff y Rohini Kuner. "Prefrontal engrams of long-term fear memory perpetuate pain perception". *Nature Neuroscience* 26 (2023): 820-829.

ACERCA DEL MODELO BIOPSICOSOCIAL
DEL DOLOR CRÓNICO Y LAS ENFERMEDADES FÍSICAS

Atlas, Lauren Y. y Mustafa al'Absi. "The neuroscience of pain: Biobe-havioral, developmental, and psychosocial mechanisms relevant to intervention targets". *Psychosomatic Medicine* 80, núm. 9 (2018): 788-790.

Farrell, Scott F., Pik-Fang Kho, Mischa Lundberg, Adrian I. Campos, Miguel E. Renteria, Rutger M. J. de Zoete, Michele Sterling, Trung Thanh Ngo y Gabriel Cuellar-Partida. "A shared genetic signature for common chronic pain conditions and its impact on biopsychosocial traits". *Journal of Pain* 24, núm. 3 (2023): 369-386.

Gatchel, Robert J., Yuan Bo Peng, Madelon L. Peters, Perry N. Fuchs y Dennis C. Turk. "The biopsychosocial approach to chronic pain: Scientific advances and future directions". *Psychological Bulletin* 133, núm. 4 (2007): 581-624.

Meints, S. M. y R. R. Edwards. "Evaluating psychosocial contributions to chronic pain outcomes". *Progress in Neuro-Psychopharmacology and Biological Psychiatry* 87, parte B (2018): 168-182.

Pace-Schott, Edward F., Marlissa C. Amole, Tatjana Aue, Michela Balconi, Lauren M. Bylsma, Hugo Critchley, Heath A. Demaree, Bruce H. Friedman, Anne Elizabeth Kotynski Gooding, Olivia Gosseries, Tanja Jovanovic, Lauren A. J. Kirby, Kasa Kozlowska, Steven Laureys, Leroy Lowe, Kelsey Magee, Marie-France Marin, Amanda R. Merner, Jennifer L. Robinson, Robert C. Smith, Derek P. Spangler, Mark Van Overveld y Michael B. VanElzakker. "Physiological feelings". *Neuroscience and Biobehavioral Reviews* 103 (2019): 267-304.

Purdy, Jana. "Chronic physical illness: A psychophysiological approach for chronic physical illness". *Yale Journal of Biology and Medicine* 86, núm. 1 (2013): 15-28.

Tanguay-Sabourin, Christophe, Matt Fillingim, Gianluca V. Guglietti, Azin Zare, Marc Parisien, Jax Norman, Hilary Sweatman, Ronrick Da-ano, Eveliina Heikkala, PREVENT-AD Research Group, Jordi Perez, Jaro Karppinen, Sylvia Villeneuve, Scott J. Thompson, Marc O. Martel, Mathieu Roy, Luda Diatchenko y Etienne Vachon-Presseau. "A prognostic risk score for development and spread of chronic pain". *Nature Medicine* 29 (2023): 1821-1831.

ACERCA DEL IMPACTO DEL PROCESAMIENTO EMOCIONAL SOBRE LOS PADECIMIENTOS CRÓNICOS

Ashar, Yoni K., Alan Gordon y Howard Schubiner. "Effect of pain reprocessing therapy vs. placebo and usual care for patients with chronic back pain: A randomized clinical trial". *JAMA Psychiatry* 79, núm. 1 (2021): 13-23, doi:10.1001/jamapsychiatry.2021.2669.

Donnino, Michael W., Patricia Howard, Shivani Mehta, Jeremy Silverman, Maria J. Cabrera, Jolin B. Yamin, Lakshman Balaji, Katherine M. Berg, Stanley Heydrick, Robert Edwards y Anne V. Grossestreuer. "Psychophysiologic symptom relief therapy for post-acute sequelae of COVID-19: A non-randomized interventional study". *Mayo Clinic Proceedings: Innovations, Quality & Outcomes* 7, núm. 4 (2023): 337-348.

Donnino, Michael W., Garrett S. Thompson, Shivani Mehta, Myrella Paschali, Patricia Howard, Sofie B. Antonsen, Lakshman Balaji, Suzanne M. Bertisch, Robert Edwards, Long H. Ngo y Anne V. Grossestreuer. "Psychophysiologic symptom relief therapy for chronic back pain: A pilot randomized controlled trial". *Pain Reports* 6, núm. 3 (2021): doi:10.1097/PR9.0000000000000959.

McCracken, Lance, Lin Yu y Kevin E. Vowles. "New generation psychological treatments in chronic pain". *British Medical Journal* 376 (2022): e057212.

Quartana, P. J. y J. W. Burns. "Painful consequences of anger suppression". *Emotion* 7, núm. 2 (2007): 400-414.

Tankha, Hallie, Mark A. Lumley, Alan Gordon, Howard Schubiner, Christie Uipi, James Harris, Tor D. Wager y Yoni K. Ashar. "'I don't have chronic back pain anymore': Patient experiences in pain reprocessing therapy for chronic back pain". *Journal of Pain* 24, núm. 9 (2023): 1582-1593.

Thakur, E. R., H. J. Holmes, N. A. Lockhart, J. N. Carty, M. S. Ziadni, H. K. Doherty, J. M. Lacker, H. Schubiner y M. A. Lumley. "Emotional awareness and expression training improves irritable bowel syndrome: A randomized controlled trial". *Neurogastroenterology and Motility* 29, núm. 12 (2017): e13143.

ACERCA DE LA NEUROCIENCIA DE LA MEDITACIÓN

Kral, Tammi R. A., Brianna S. Schuyler, Jeanette A. Mumford, Melissa A. Rosenkranz, Antoine Lutz y Richard J. Davidson. "Impact of short- and long-term mindfulness meditation training on amygdala reactivity to emotional stimuli". *Neuroimage* 181 (2018): 301-313.

Prakash, Ruchika Shaurya. "Mindfulness meditation: Impact on attentional control and emotional dysregulation". *Archives of Clinical Neuropsychology* 37, núm. 7 (2021): 1283–1290.

Tang, Yi-Yuan, Britta K. Holzel y Michael I. Posner. "The neuroscience of mindfulness meditation". *Nature Reviews Neuroscience* 16, núm. 4 (2015): 213-225.

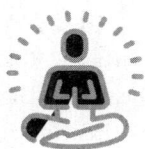

Notas

NOTA DE LA AUTORA

17   *Alrededor del planeta:* Daniel S. Goldberg y Summer J McGee, "Pain as a global public health priority", *BMC Public Health* 11 (2011): 770; Cother Hajat y Emma Stein, "The global burden of multiple chronic conditions: A narrative review", *Preventive Medicine Reports* 12 (2018): 284–293.

CAPÍTULO 1. ¿QUÉ ES LA MEDICINA MENTE-CUERPO?

23   *Al fin dejé de evitar los incendios:* Glennon Doyle, *Untamed* (Nueva York. Dial Press, 2020). (Versión en español: *Indomable*. Madrid, España. Ediciones Urano, S. A. U., 2021.)

26   *Se refirió a este padecimiento:* John E. Sarno, MD, *Mind over Back Pain: A Radically New Approach to the Diagnosis and Treatment of Back Pain* (Nueva York. Brilliance, 1982).

27   *Después de leer su libro:* John E. Sarno, MD, *Healing Back Pain: The Mind-Body Connection* (Nueva York. Warner Books, 1991). (Versión en español: *Libérese del dolor de espalda*. Málaga, España. Editorial Sirio, 2010.)

28   *A pesar de que existen estudios científicos:* Marie Hoeger Bement, Andy Weyer, Manda Keller, April L. Harkins y Sandra K. Hunter. "Anxiety and stress can predict pain perception following a cognitive stress", *Physiology and Behavior* 101, núm. 1 (2010): 87-92.

28   *En lugar de ello, hablan de los síntomas psicofisiológicos:* M. Luisa Figueira y Silvia Ouakinin, "From psychosomatic to psychological

medicine: What's the future?", *Current Opinions in Psychiatry* 21, núm. 4 (2008): 412-416, https://doi.org/10.1097/YCO.0b013e328300c731.

29 *Este proceso de distracción:* Kasia Kozlowska, Peter Walker, Loyola McLeany Pascal Carrive, "Fear and the defense cascade: Clinical implications and management", *Harvard Review of Psychiatry* 23, núm. 4 (2015): 263-287.

29 *Estos químicos aumentan tu frecuencia respiratoria y cardiaca:* Goran Simic, Mladenka Tkalcic, Vana Vukic, Damir Mulc, Ena Spanic, Marina Sagud, Francisco E. Olucha-Bordonau, Mario Vuksicy Patrick R. Hof, "Understanding emotions: Origins and roles of the amygdala", *Biomolecules* 11, núm. 6 (2021): 823.

30 *Sea que tu amígdala te indique:* Bruce S. McEwan, PhD, "The brain on stress: Toward an integrative approach to brain, body and behavior", *Perspectives in Psychological Science* 8, núm. 6 (2013): 673-675.

32 *Una vez que te enfrascas por completo:* John E. Sarno, MD, *Healing Back Pain: The Mind-Body Connection* (Nueva York. Warner Books, 1991). (Versión en español: *Libérese del dolor de espalda*. Málaga, España. Editorial Sirio, 2010.)

35 *Que los diversos análisis, radiografías, sondeos:* N. Boos, Rico Rieder, Volker Schade, K. Spratt, N. Semmery M. Aebi, "The diagnostic accuracy of magnetic resonance imaging, work perception, and psychosocial factors in identifying symptomatic disc herniations", *Spine* 20 (1995): 2613-2625; D. G. Borenstein, J. W. O'Mara Jr., W. C. Lauerman, A. Jacobson, C. Platenberg, D. Schellingery S. W. Wiesel, "The value of magnetic resonance imaging of the lumbar spine to predict lowback pain in asymptomatic subjects: A seven-year follow-up study", *Journal of Bone and Joint Surgery* 83, núm. 9 (2001): 1306-1311; Martin Englund, Ali Guermazi, Daniel Gale, David J. Hunter, Piran Aliabadi, Margaret Clancyy David T. Felson, "Incidental meniscal findings on knee MRI in middle-aged and elder persons", *New England Journal of Medicine* 359, núm. 11 (2008): 1108-1115.

36 *Sin embargo, cuando los investigadores de la Clínica Mayo estudiaron:* W. Brinjikji, P. H. Luetmer, B. Comstock, B. W. Bresnahan, L. E. Chen, R. A. Deyo, S. Halabi, J. A. Turner, A. L. Avins, K. James, J. T. Wald, D. F. Kallmesy J. G. Jarvik, "Systematic literature review of imaging features of spinal degeneration in asymptomatic populations", *American Journal of Neuroradiology* 36, núm. 4 (abril de 2015): 811-816, https://doi.org/10.3174/ajnr.A4173.

CAPÍTULO 2. UN CAPÍTULO ENTERO ACERCA DE LA CIENCIA DEL CEREBRO

47 *La razón por la que cualquier persona sufre:* Eric Garland, "Pain processing in the human nervous system: A selective review of nociceptive and biobehavioral pathways", *Primary Care* 39, núm. 3 (2012): 561-571.

48 *Éste es el sitio:* Goran Simic, Mladenka Tkalcic, Vana Vukic, Damir Mulc, Ena Spanic, Marina Sagud, Francisco E. Olucha-Bordonau, Mario Vuksicy Patrick R. Hof, "Understanding emotions: Origins and roles of the amygdala", *Biomolecules* 11, núm. 6 (2021): 823.

48 *El dolor es el mensajero:* "'Ouch, that hurts!' The science of pain", NIH *MedlinePlus*, 23 de mayo de 2023, https://magazine.medlineplus.gov/article/ouch-that-hurts-the-science-of-pain.

48 *La amígdala, que en ocasiones se conoce como:* James Sullivan, "Know your brain: The amygdala—unlocking your reptilian brain", *Brain World Magazine*, 29 de diciembre de 2021, https://brainworldmagazine.com/know-your-brain-the-amygdala-unlocking-the-reptilian-brain/.

49 *El cerebro no sólo tiene la capacidad:* V. Tabry, T. A. Vogel, M. Lussier, P. Brouillard, J. Buhle, P. Rainville, L. Bherery M. Roy, "Inter-individual predictors of pain inhibition during performance of a competing cognitive task", *Scientific Reports* 10 (2020).

49 *De nuevo, toma nota:* Dirk De Ridder, Divya Adhiay Sven Vanneste, "The anatomy of pain and su-ering in the brain and its clinical implications", *Neuroscience and Biobehavioral Reviews* 130 (2021): 125-146.

50 *La evolución del cerebro:* Alina Stegemann, Sheng Liu, Oscar Andres Retana Romero, Manfred Josef Oswald, Yechao Han, Carlo Antonio Berretta, Zheng Gan, Linette Liqi Tan, William Wisden, Johannes Graff y Rohini Kuner, "Prefrontal engrams of long-term fear memory perpetuate pain perception", *Nature Neuroscience* 26 (2023): 820-829.

51 *La postura de protección más eficaz:* John E. Sarno, MD, *Healing Back Pain: The Mind-Body Connection* (Nueva York. Warner Books, 1991). (Versión en español: *Libérese del dolor de espalda*. Málaga, España. Editorial Sirio, 2010.)

52 *Ahora, muchos están abogando por:* S. M. Meints y R. R. Edwards, "Evaluating psychosocial contributions to chronic pain outcomes", *Progress in Neuro-Psychopharmacology and Biological Psychiatry* 87, Parte B (2018): 168-182.

53 *Y cómo lo están averiguando los científicos:* S. M. Meints y R. R. Edwards, "Evaluating psychosocial contributions to chronic pain outcomes", *Progress in Neuro-Psychopharmocology and Biological Psychiatry* 87, parte B (2018): 168-182.

53 *Pero lo que está pasando dentro de tu cabeza:* Erica B. Baller y David A. Ross, "Your system has been hijacked: The neurobiology of chronic pain", *Biological Psychiatry* 82, núm. 8 (2017): e61-e63.

53 *Las señales y las vías neuronales que se activan:* Ethan Kross, Marc G. Berman, Walter Mischel, Edward E. Smithy Tor D. Wager, "Social rejection shares somatosensory representations with physical pain." PNAS 108, núm. 15 (2011): 6270-6275.

55 *Van der Kolk nos muestra:* Bessel van der Kolk, MD, *The Body Keeps the Score: Brain, Mind, and Body in the Healing of Trauma* (Nueva York. Penguin Books, 2014). (Versión en español: *El cerebro lleva la cuenta: cerebro, mente y cuerpo en la superación del trauma.* Barcelona, España. Editorial Eleftheria, S. L., 2020.)

55 *Maté analiza las conexiones:* Gabor Maté, MD, *When the Body Says No: The Cost of Hidden Stress* (Nueva York. Vermilion, 2019). (Versión en español: *Cuando el cuerpo dice NO: la conexión entre el estrés y la enfermedad.* Madrid, España. Gaia Ediciones, 2018.)

56 *Todos los anteriores son estímulos emocionales:* Edward F. Pace-Schott, Marlissa C. Amole, Tatjana Aue, Michela Balconi, Lauren M. Bylsma, Hugo Critchley, Heath A. Demaree, Bruce H. Friedman, Anne Elizabeth Kotynski Gooding, Olivia Gosseries, Tanja Jovanovic, Lauren A. J. Kirby, Kasa Kozlowska, Steven Laureys, Leroy Lowe, Kelsey Magee, Marie-France Marin, Amanda R. Merner, Jennifer L. Robinson, Robert C. Smith, Derek P. Spangler, Mark Van Overveldy Michael B. VanElzakker, "Physiological feelings", *Neuroscience and Biobehavioral Reviews* 103 (2019): 267-304.

56 *Muchos estereotipos médicos tradicionales:* D. G. Borenstein, J. W. O'Mara Jr., W. C. Lauerman, A. Jacobson, C. Platenberg, D. Schellingery S. W. Wiesel, "The value of magnetic resonance imaging of the lumbar spine to predict low-back pain in asymptomatic subjects: A seven-year follow-up study", *Journal of Bone and Joint Surgery* 83, núm. 9 (2001): 1306-1311.

57 *Eso llevó a Donnino a concluir:* Michael W. Donnino, Garrett S. Thompson, Shivani Mehta, Myrella Paschali, Patricia Howard, Sofie B. Antonsen, Lakshman Balaji, Suzanne M. Bertisch, Robert Edwards, Long H. Ngoy Anne V. Grossestreuer, "Psychophysiologic symptom relief therapy for chronic back pain: A pilot randomized controlled trial", *Pain Reports* 6, núm. 3 (2021), doi:10.1097/PR9.0000000000000959.

58 *De nuevo, cuando Donnino:* Michael Donnino, Patricia Howard, Shivani Mehta, Jeremy Silverman, Maria J. Cabrera, Jolin B. Yamin, Lakshman

Balaji, Katherine M. Berg, Stanley Heydrick, Robert Edwardsy Anne V. Grossestreuer, "Psychophysiologic symptom relief therapy for post-acute sequelae of COVID-19: A nonrandomized interventional study", *Mayo Clinic Proceedings: Innovations, Quality & Outcomes* 7, núm. 4 (2023): 337-348.

58 *Investigadores del Centro Médico Weill Cornell:* Yoni K. Ashar, Alan Gordony Howard Schubiner, "Effect of pain reprocessing therapy vs. placebo and usual care for patients with chronic back pain: A randomized clinical trial", JAMA *Psychiatry* 79, núm. 1 (2021): 1323, doi:10.1001/jamapsychiatry.2021.2669; Hallie Tankha, Mark A. Lumley, Alan Gordon, Howard Schubiner, Christie Uipi, James Harris, Tor D. Wagery Yoni K. Ashar, "'I don't have chronic back pain anymore': Patient experiences in pain reprocessing therapy for chronic back pain", *Journal of Pain* 24, núm. 9 (2023): 1582-1593.

58 *Otro grupo de investigadores:* E. R. Thakur, H. J. Holmes, N. A. Lockhart, J. N. Carty, M. S. Ziadni, H. K. Doherty, J. M. Lacker, H. Schubinery M. A. Lumley, "Emotional awareness and expression training improves irritable bowel syndrome: A randomized controlled trial", *Neurogastroenterology and Motility* 29, núm. 12 (2017): e13143.

58 *Muy aparte de su diagnóstico:* P. J. Quartana y J. W. Burns. "Painful consequences of anger suppression", *Emotion* 7, núm. 2 (2007): 400-414.

CAPÍTULO 3. MENTALIDAD: TU PERCEPCIÓN ES TU REALIDAD

65 *Si percibes que estás en peligro:* Anne Trafton, "How expectation influences perception", MIT *News*, 15 de julio, 2019, https:// news.mit.edu/2019/how-expectation-influences-perception-0715.

67 *Dentro del budismo:* Thich Nhat Hanh, *The Heart of the Buddha's Teaching: Transforming Suffering into Peace, Joy, and Liberation* (Nueva York. Harmony Books, 1999). (Versión en español: *El corazón de las enseñanzas de Buda: el arte de transformar el sufrimiento en paz, alegría y liberación*. Barcelona, España. Editorial Oniro, 2018.)

CAPÍTULO 4. ALGUNAS CUESTIONES QUE CONSIDERAR ACERCA DE TI

83 *"Empieza de la manera en que pretendes continuar":* Tracy Hogg with Melinda Blau, *Secrets of the Baby Whisperer: How to Calm, Connect, and Communicate with Your Baby* (Nueva York. Ballantine Books, 2001).

(Versión en español: *El secreto de tener bebés tranquilos y felices: consejos de una niñera experta*. Bogotá, Colombia. Grupo Editorial Norma, 2005.)

86 *Seguimos adelante:* Ann M. Graybiel y Kyle S. Smith, "How the brain makes and breaks habits", *Scientific American*, junio de 2014.

91 *En su libro* White Hot Truth: Danielle LaPorte, *White Hot Truth: Clarity for Keeping It Real on Your Spiritual Path—from One Seeker to Another* (Vancouver, Canadá. Virtuonica, 2017).

CAPÍTULO 5. EL ESTABLECIMIENTO DE EXPECTATIVAS LO ES TODO (O CÓMO SUPERAR LA RESISTENCIA)

104 *Cuando estás bajo estrés crónico:* Emma Seppälä, "Your high-intensity feelings may be wearing you out", *Harvard Business Review*, febrero de 2016, https://hbr.org/2016/02/your-high-intensity-feelings-may-be-tiring-you-out.

104 *El Filósofo holandés del siglo XVII:* Baruch Spinoza, *Ethics, Demonstrated in Geometrical Order (Ethica, Ordine Geometrico Demonstrata)*, 1677. (Versión en español: *Ética demostrada según el orden geométrico*. Madrid, España. Trotta Editorial, 2020.)

108 *El imperativo sintomático, un término:* John E. Sarno, MD, *Healing Back Pain: The Mind-Body Connection* (Nueva York. Warner Books, 1991). (Versión en español: *Libérese del dolor de espalda*. Málaga, España. Editorial Sirio, 2010.)

111 *Ram Dass, el afamado líder espiritual estadounidense:* Ram Dass, *Be Here Now* (Nueva York. Harmony Books, 1978). (Versión en español: *Aquí ahora*. Madrid, España. Gaia ediciones, 2021.)

112 *Cuando explicaba el SMT:* John E. Sarno, MD, *The Divided Mind: The Epidemic of Mindbody Disorders* (Nueva York. HarperCollins, 2007). (Versión en español: *La mente dividida. La epidemia de los trastornos psicosomáticos*. Málaga, España. Editorial Sirio, 2015.)

CAPÍTULO 8. EL JOURNALSPEAK Y LA MEDITACIÓN TE CONDUCIRÁN A LA LIBERTAD

161 *Docenas de estudios neurocientíficos:* Kayt Sukel, "Understanding the power of meditation", BrainFacts.org, 19 de abril de 2019, https://www.brainfacts.org/thinking-sensing-and-behaving/thinking-and-awareness/2019/understanding-the-power-of-meditation-041919.

162 *Estudios de investigadores:* Haiteng Jiang, Bin He, Xialoi Guo, Xu Wang, Menglin Guo, Zhuo Wang, Ting Xue, Han Li, Tianjiao Xu, Shuai Ye, Daniel Suma, Shanbao Tongy Donghong Cui, "Brainheart interactions underlying traditional Tibetan Buddhist meditation", *Cerebral Cortex* 30, núm. 20 (2020): 439-450.

CAPÍTULO 9: PERFECCIONA TU JOURNALSPEAK

180 *Uno que me fascina en lo personal:* Tara Brach, *Radical Compassion: Learning to Love Yourself and Your World with the Practice of* RAIN (Nueva York. Penguin Life, 2019). (Versión en español: *Compasión radical. Descubre el amor y el perdón que nacen de tu corazón a través de la meditación en cuatro pasos.* Madrid, España. Ediciones Urano, 2021.)

CAPÍTULO 10. DESCUBRE EL PROCESO PNPL Y DEJA QUE TU CUERPO SEA TU COMPROBACIÓN

190 *"La casa de huéspedes":* Rumi, "La casa de huéspedes". (Traducción original.)

191 *"Pequeñitos":* Ram Dass, *Be Here Now* (Nueva York. Harmony Books, 1978). (Versión en español: *Aquí ahora.* Madrid, España. Gaia ediciones, 2021.)

CAPÍTULO 12. LA COMPASIÓN PROPIA Y LA ACEPTACIÓN SON HERRAMIENTAS ESENCIALES

224 *Doctora Kristin Neff:* Kristin Neff, PhD, *Self-Compassion: The Proven Power of Being Kind to Yourself* (Nueva York. Morrow, 2015). (Versión en español: *Sé amable contigo mismo: el arte de la compasión hacia uno mismo.* Barcelona, España. Paidós, 2016.)

228 *El budismo enseña:* Thich Nhat Hanh. *The Heart of the Buddha's Teaching: Transforming Suffering into Peace, Joy, and Liberation* (Nueva York. Harmony Books, 1999). (Versión en español: *El corazón de las enseñanzas de Buda: el arte de transformar el sufrimiento en paz, alegría y liberación.* Barcelona, España. Editorial Oniro, 2018.)

230 *"Autobiografía en cinco breves capítulos":* Portia Nelson, "An Autobiography in Five Short Chapters", *There's a Hole in My Sidewalk: The Romance of Self-Discovery* (Nueva York. Atria Books, 1977).

231   *Ahora que sabes más:* Janet Lowe, *Oprah Winfrey Speaks: Insights from the World's Most Influential Voice* (Nueva York. Wiley, 1998).

231   *Es frecuente que cite:* Danielle LaPorte, *White Hot Truth: Clarity for Keeping It Real on Your Spiritual Path—from One Seeker to Another* (Vancouver, Canadá. Virtuonica, 2017).

232   *Como se sabe que ha dicho la innovadora espiritual Byron Katie:* "Byron Katie > Quotes > Quotable Quote", Goodreads, consultado el 7 de marzo de 2024, https://www.goodreads.com/quotes/132449-when-you-argue-with-reality-you-lose-but-only-100.

CAPÍTULO 14. RECUPERA TU PODER

256   *Como alguna vez dijo el brillante filósofo:* Joseph Campbell, *The Hero with a Thousand Faces* (Nueva York. Pantheon Books, 1949). (Versión en español: *El héroe de las mil caras.* Barcelona, España. Atalanta Ediciones, S.L., 2020.)

263   *¿Qué tal si, como escribió el místico poeta Rumi...?:* "Rumi (Jalal ad-Din Muhammad ar-Rumi) > Quotes > Quotable Quote", Goodreads, consultado el 9 de marzo de 2024, https://www.goodreads.com/quotes/1299504-i-said-what-about-my-eyes-he-said-keep-them.

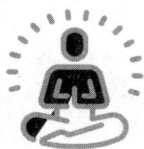

Índice analítico

Esta obra se terminó de imprimir
en el mes de septiembre de 2025,
en los talleres de Litográfica Ingramex S.A. de C.V.,
Ciudad de México.